— 全国高等职业教育口腔医学 / 口腔医学技术专业新形态规划教材 —

口腔正畸学

（供口腔医学、口腔医学技术、口腔卫生保健等专业使用）

主 编 李 泽

中国协和医科大学出版社
北 京

内容提要

本教材是“全国高等职业教育口腔医学/口腔医学技术专业新形态规划教材”之一，系根据本套教材的编写指导思想和原则要求，结合专业培养目标和本课程要求的教学目标编写而成，内容涵盖了常见错𬌗畸形的病因、发病机制、分类、检查和诊断、矫治、预防等基本理论，以及各种矫治器的制作流程、常见错𬌗畸形的矫治程序、口腔卫生保健措施等基本临床技能。此外，本教材还增加了丰富的数字资源，包括教学视频、微课、课件、思维导图、岗位对标考试等知识点总结、能力测试等，丰富了教材内容，增强了线上和线下教学的联动性，以提升学生学习的主动性和积极性。

本教材主要供口腔医学、口腔医学技术、口腔卫生保健等专业使用，还可作为各级口腔医护人员的参考书。

图书在版编目（CIP）数据

口腔正畸学 / 李泽主编. -- 北京：中国协和医科大学出版社，2025. 7. --（全国高等职业教育口腔医学、口腔医学技术专业新形态规划教材）. -- ISBN 978-7-5679-2629-5

Ⅰ. R783.5

中国国家版本馆 CIP 数据核字第 2025ZH6749 号

主　　编　李　泽
策划编辑　张秋艳
责任编辑　张秋艳
封面设计　邱晓俐
责任校对　张　麓
责任印制　黄艳霞
出版发行　**中国协和医科大学出版社**
（北京市东城区东单三条 9 号　邮编 100730　电话 010-65260431）
网　　址　www.pumcp.com
印　　刷　三河市龙大印装有限公司
开　　本　889mm×1194mm　1/16
印　　张　13.75
字　　数　360 千字
版　　次　2025 年 7 月第 1 版
印　　次　2025 年 7 月第 1 次印刷
定　　价　45.00 元

全国高等职业教育口腔医学/口腔医学技术专业新形态规划教材建设指导委员会

编者名单

主　　编 李　泽

副 主 编 刘雅琨　张景华

编　　者（按姓氏笔画排序）

王丹丹（菏泽医学专科学校附属医院）

王巧巧（荆州职业技术学院）

任丽娜（哈尔滨工程大学医院）

刘　洋（哈尔滨医科大学附属第四医院）

刘雅琨（黑龙江护理高等专科学校）

苏　霞（资阳口腔职业学院）

李　泽（齐鲁医药学院）

李晓雨（齐鲁医药学院）

宋双荣（沧州医学高等专科学校）

张景华（菏泽医学专科学校）

范兴涛（山东医学高等专科学校附属医院）

程　芳（红河卫生职业学院）

数字教材编者名单

主　　编 李　泽

编　　者（按姓氏笔画排序）

王巧巧（荆州职业技术学院）

李　泽（齐鲁医药学院）

席海盟（齐鲁医药学院）

出版说明

随着我国人口老龄化进程的加速和居民口腔健康意识的显著提升，口腔医疗行业正迎来前所未有的发展机遇与挑战。人工智能辅助诊断系统、口内扫描仪、3D打印技术等创新工具的应用，正在重塑传统诊疗模式。然而，很多基层医疗机构虽配备了先进设备，却面临专业人才短缺的困境。在此背景下，系统化培养掌握数字化技术、熟悉新型材料与设备操作的专业人才，是填补供需缺口、提升医疗服务质量的核心路径。作为衔接前沿技术与临床实践的核心纽带，新型教材体系将成为破解“技术迭代快于人才培养”困局、实现“数字技术下沉”与“基层能力提升”双向奔赴的核心支撑。

本套教材以实践科学发展观为指导思想，以服务教学、指导教学、规范教学、适应我国医学教育改革为宗旨，立足高等职业教育教学实际，以胜任能力培养为目标，使课程设置与理论实践紧密衔接，突出教材内容的实用性、先进性、科学性和通用性。本套教材为新形态教材，具体体现为：体现教育改革精神与职业教育特色；注重产教融合，突出实践教学；以实际操作技能为导向，融入新技术、新方法；融合思政，强化价值引领；以学生为中心，丰富模块设计；纸质教材与数字教材融合；教材编写在贯彻职业教育理念的同时，亦充分体现现代化的教育思想和方法，以全面提升学生的创新精神、人文素养、胜任能力等综合素质，培养适应医疗卫生体制改革的复合型和应用型人才。

同时，本套教材的编写遵循教材编写的基本规律，秉持“三基、五性、三特定”的原则，注重基础理论、基本知识和基本技能的培养，内容深度和广度适应全国高等职业教育的需求。教材编写以口腔医学 / 口腔医学技术专业的培养目标为导向，着重培养学生的职业技能，满足职业岗位需求、学生学习需求和社会需求。教材内容涵盖了口腔医学 / 口腔医学技术领域工作岗位所需的知识、技能和素质，帮助学生全面理解工作岗位，培养学生科学的临床思维和学习方法，以满足社会对学生知识和技能的要求，强调培养学生的创新能力、信息获取技能和终身学习能力，确保教材的启发性。在编写过程中，我们充分考虑到高等职业教育的多样性，确保教材既能适应不同院校的需求，又能满足学生毕业时的知识和技能要求。

本套教材涵盖口腔内科学、口腔颌面外科学、全口义齿工艺技术、数字化口腔修复技术等16门课程，定位清晰、特色鲜明，具有以下特点。

一、构建高质量、互动性强的创新形态教材体系

本系列教材为创新形态教材，教材所有内容，均实现数字化呈现；同时，为纸质教材提供配套教学视频、微课、思维导图、教学课件、在线练习等丰富教学资源，学生可直接获取与教材内容相关联的课程资源；支持多媒体资源嵌入与实时更新；配套的数字教材平台，支持在线教学、资源共享、数据分析等功能，实现教学全流程数字化管理，满足多样化教学需求。这种创新的学习方式，不仅提高了教学效果，也丰富了学习体验，使学习更加便捷，提升了学生的学习积极性和主动性。

二、强化价值引领，助推专业教育与思政教育相融合

本套教材以专业知识为载体，以思政教育为引领，深度挖掘专业课程蕴含的思政资源，巧妙融入教材内容，全方位助推专业教育与思政教育深度交融，培育德技兼修人才。在教材编写中，我们注重以口腔案例为切入点，将社会主义核心价值观、医者仁心的职业精神、中华优秀传统文化等思政元素自然融入专业知识点。引导学生树立正确的职业价值观，具备社会责任感，在实践教学环节强化人文关怀培养，使学生在掌握专业技能的同时，自觉践行“健康所系，性命相托”的医者担当。

三、体现教育改革精神与职业教育特色

本套教材深入贯彻国家职业教育改革精神，坚持以人为本、能力为重，强调实践操作和技能培训，注重培养学生的职业素养和实际工作能力。内容贴近职业实践，力求使学生能够顺利进入职业领域，成为胜任基层医疗机构或口腔医学 / 口腔医学技术相关岗位的高级技术型专业人才。编写过程中，我们注重教材内容与实际工作岗位匹配，确保教材内容符合基层实际工作的需求。

四、注重产教融合，突出实践教学

高等职业教育强调产教深度融合，创新培养模式，这是职业教育的重要发展方向。本套教材的建设始终把提高人才培养质量放在首位，密切联系实际，突出实践教学，将专业内容设置与行业需求对接；推动教学与行业技术发展同步，使课程内容与职业标准对接；完善职业教育教学过程机制，使教学过程与实际工作过程对接。

五、贴合考试，对接行业需求

本教材严格遵循《国家职业教育改革实施方案》及职业教育规划教材建设要求，以口腔医疗及相关行业职业标准为核心，将岗位技能、职业技能竞赛、职业资格考试内容有机融入教材，实现“岗课赛证”融通，助力学生无缝对接行业需求。

六、以学生为中心，丰富模块设计

考虑到职业教育学生的年龄和学习特点，本套教材的模块设置丰富多样，包括案例导入、思维导图、考试知识点总结、习题等模块。这种结构不仅有助于学生理解和记忆知识点，还能提高学生的学习兴趣和学习效果。每个模块设计精细，既有理论讲解，又有实践应用，旨在全面提升学生的综合素质。

希望本套教材的出版，能够推动高质量口腔医学 / 口腔医学技术专业人才的培养，促进我国口腔医学 / 口腔医学技术专业领域的教材建设与教育发展，为促进我国口腔医疗事业的发展和保障人民健康作出积极贡献。

前　言

本教材是“全国高等职业教育口腔医学 / 口腔医学技术专业新形态规划教材”之一，系根据本套教材的编写指导思想和原则要求，由多所高等院校和医院长期从事口腔医学教学、医疗一线工作的教师、专家悉心编写而成。本教材符合全国高等职业教育口腔医学 / 口腔医学技术专业“十五五”规划的发展需求，结合专业培养目标、主要就业方向及职业能力要求，以专业的培养目标为导向，着重培养职业技能，以满足学生学习需求、职业岗位需求和社会需求为核心原则，建成适应需求、对接岗位的新形态教材。

口腔正畸学是口腔医学的一个分支学科，是口腔医学 / 口腔医学技术专业的专业核心课程。本教材的内容涵盖了常见错𬌗畸形的病因、发病机制、检查、诊断分析、预防和治疗方法等基本理论，以及各种矫治器的制作流程、常见错𬌗畸形的矫治程序、口腔卫生保健措施等临床技能。使用本教材教学，使学生能掌握本专业的基本知识、基本原理和基本技能，并加强学生对基本技能的训练，学会独立制作临床上常见的各种矫治器，对口腔正畸科常见病的防治提供必要的咨询服务，满足职业岗位的要求。此外，本教材还通过案例导入等形式，进一步培养学生的科学思维方法及分析问题和解决问题的能力。

本教材的主要特点是将纸质教材和数字资源充分融合，将思维导图、教学课件、题库、微课、视频等数字化素材加入其中，构建网络化、数字化教材体系，打造多维度融合教材，以满足学生的学习需求。

本教材主要适用于全国高等职业院校口腔医学、口腔医学技术及口腔卫生保健等专业的师生使用学习。

感谢各编委所在单位的大力支持、感谢每位编委的辛勤付出，特此致谢。

尽管我们怀着满腔热情、竭尽全力，但在编写过程中还是难免有所疏漏，请广大师生多提宝贵意见，以利于我们进一步完善。

编　者

2025 年 4 月

目　录

第一章　绪　　论

教学课件

学习目标

素质目标

（1）具备一定的批判性思维，从正畸减数拔牙理论的诞生来理解科学精神。

（2）树立民族自信的观念，从我国矫治器的发展史来增强自信。

知识目标

（1）掌握：错𬌗畸形的概念，理想正常𬌗和个别正常𬌗的定义。

（2）熟悉：错𬌗畸形的临床表现，错𬌗畸形的危害性。

（3）了解：口腔正畸学与相关学科的关系，国内外口腔正畸学的发展情况。

能力目标

能分辨出错𬌗畸形的临床表现，预测错𬌗畸形的危害性，进行口腔正畸的科普教育。

案例导入

【案例】

患儿，女，8 岁。因“龅牙”至口腔颌面外科就诊，颌面外科医师经过临床检查发现患儿上颌前突，将患儿转诊至口腔正畸科进一步检查。正畸科医师经过全面的口腔检查、影像学检查、模型分析及面部软组织评估等方法，诊断为安氏Ⅱ类错𬌗畸形，需于正畸科进行后续治疗。医师询问患儿家属为何先去口腔颌面外科就诊，回答说不知道孩子这种情况应该去哪个科室可以治疗。

【问题】

结合案例分析，思考口腔正畸是什么？

·核心知识拆解·

微课：错𬌗畸形的基本知识

第一节　错𬌗畸形的基本知识

口腔正畸学（orthodontics）是口腔医学中的一个重要分支学科，是研究错𬌗畸形（malocclusion）的症状、病因、发病机制、诊断分析、预防、治疗和保健的一门学科。它是口腔医学的一个重要组成部分。

一、错𬌗畸形的概念

错𬌗畸形是指儿童在生长发育过程中，由于先天的遗传因素或后天的环境因素（疾病、口腔不良习惯、替牙期异常等）导致的牙齿、咬合、颌骨、颅面的畸形，如牙齿排列不齐，上下颌牙弓间的𬌗关系异常，颌骨的大小、形态、位置异常等。产生的机制是牙量与骨量、牙齿与颌骨、上下颌牙弓、上下颌骨、颌骨与颅面之间的不协调。错𬌗畸形不只是牙齿错位和排列不齐，而是包括由牙齿、颌骨、颅骨和面部间关系不调而引起的各种畸形，世界卫生组织（World Health Organization，WHO）把错𬌗畸形定义为“牙面异常（handicapping dentofacial anomaly）”，其不仅影响口腔颌面部功能，也影响颜面美观。

二、错𬌗畸形的临床表现

（一）个别牙错位

个别牙错位（图 1-1）是错𬌗畸形中较为常见的一种情况，它主要表现为单颗或少数几颗牙齿在牙弓中的位置发生异常，出现唇向或颊向错位、腭向或舌向错位、近中或远中错位、高位或低位错位、旋转错位、斜轴、易位等。

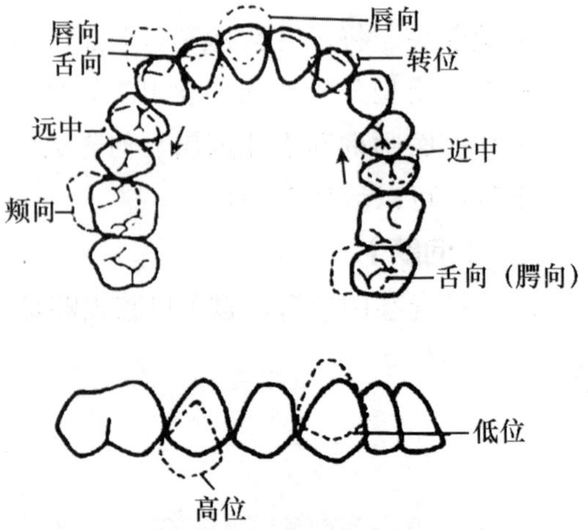

图 1-1　个别牙错位

（二）牙弓形态及牙齿排列异常

1. 牙弓狭窄　常表现为牙列拥挤，上颌牙弓狭窄常伴随着腭盖形态的改变，可见腭盖高拱（图 1-2）。

2. 牙列间隙　常表现为牙齿稀疏，牙齿之间有散在间隙（图 1-3）。

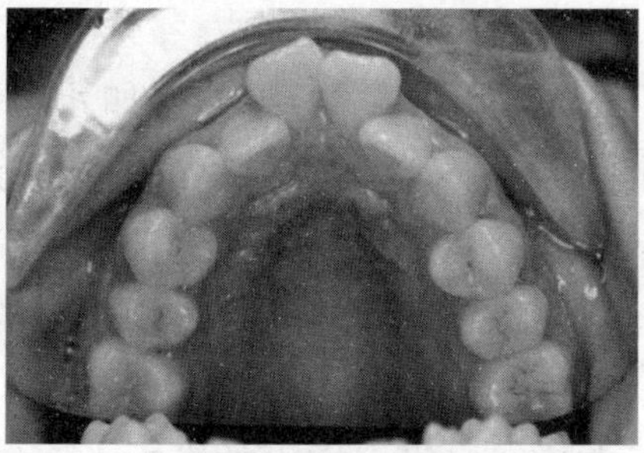

图 1-2 牙弓狭窄

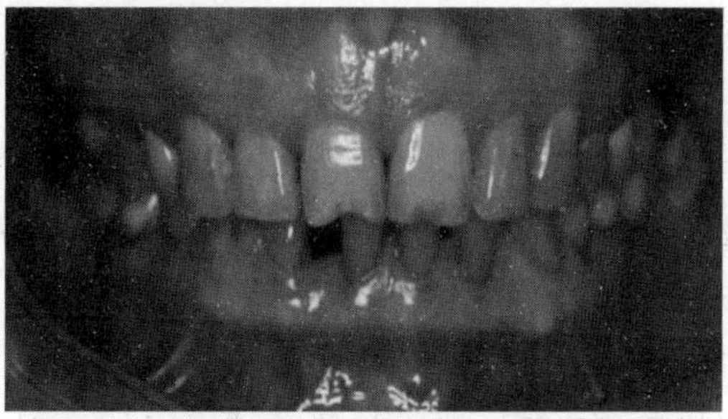

图 1-3 牙列间隙

3. 牙弓不对称 因左右两侧牙弓在形态、大小或位置上存在差异，常表现为上下颌牙弓关系异常。

（三）殆、颌、面关系异常

1. 下颌骨过度发育，前牙反殆，下颌前突。
2. 上颌骨过度发育，前牙深覆盖，上颌前突。
3. 上下颌骨向前过度发育，双颌前突。
4. 一侧反殆，颜面部不对称。
5. 前牙开殆，面下 1/3 高度增加。
6. 前牙深覆殆，面下 1/3 高度不足。

三、错殆畸形的患病率

错殆畸形是口腔三大疾病之一，另外两大疾病是龋齿和牙周病，三者均在全球范围内表现出较高的患病率。错殆畸形的患病率在国内外的许多报告中差异甚大，其原因可能是调查标准不一致，目前世界卫生组织尚未制定统一的错殆畸形流行病学调查标准。但总体来说，错殆畸形的患病率在 40%～70% 之间，这种较高的患病率与多种因素有关，包括遗传因素、环境因素等复杂的交互作用。

中华口腔医学会口腔正畸专业委员会于 2000 年组织了对全国 7 个地区的 25392 名乳牙、替牙和恒牙初期儿童与青少年进行的以个别正常殆为标准的错殆畸形患病率调查，调查结果按安氏错殆畸形分类法进行错殆畸形的分类统计，结果显示我国儿童与青少年错殆畸形患病率为 67.82%，其中乳牙期为 51.84%，替牙期为 71.21%，恒牙初期为 72.92%。

四、错殆畸形的危害性

（一）局部危害性

1. 影响牙颌面发育 有的错殆畸形将影响儿童及青少年牙颌面软组织和硬组织的正常发育。例如，前牙反殆治疗不及时，下颌处于前伸位置，会对上颌骨向前生长产生抑制作用。随着生长发育，上颌骨的发育不足会越发明显，表现为上颌后缩，面中部凹陷，形成月牙脸。在反殆状态下，下颌骨由于失去了正常的咬合引导和限制，会过度向前生长，导致下颌骨过长、过宽，面下 1/3 过长，加重面部畸形的程度。此外，单侧个别牙错位、单侧后牙反殆和单侧后牙锁殆都可能造成面部发育不对称畸形。

2. 影响口腔健康 错𬌗畸形常导致牙列不齐，牙与牙之间的邻接关系异常。如牙齿拥挤错位，妨碍食物的自洁作用及刷牙清洁，使得食物残渣容易残留于牙间隙，为口腔细菌提供良好的生长环境，长期积累易导致龋齿。同时，牙菌斑也更容易附着在不整齐的牙齿表面。牙菌斑是引起牙周炎的主要因素之一，它会刺激牙龈，导致牙龈发炎、红肿，长期发展可能会引起牙周组织的破坏，出现牙龈萎缩、牙槽骨吸收等牙周疾病。

3. 影响口腔功能 严重的错𬌗畸形可能会对口腔正常功能产生多方面的影响。例如，前牙反𬌗、开𬌗等错𬌗畸形可能会导致患者在发音时出现困难，发音不准确，含混不清，影响语言表达和交流；后牙锁𬌗导致咀嚼功能受限，严重下颌前突造成吞咽功能障碍，严重下颌后缩影响正常呼吸，前牙或后牙的开𬌗造成咬合紊乱，降低咀嚼效能。研究发现，安氏Ⅲ类骨性错𬌗畸形的咀嚼效能比正常𬌗低 40%；严重下颌前突造成吞咽活动各期舌与牙的位置关系改变而使吞咽功能异常；前牙开𬌗、下颌前突等均可影响发音；错𬌗畸形产生的𬌗干扰、早接触，会使下颌做开闭口运动、前伸运动和侧方运动的轨迹出现异常，进一步可能会影响颞下颌关节的功能，严重者会产生器质性病变。此外，腭裂等颌面部畸形导致的错𬌗畸形，不仅会影响口腔的正常闭合，还会使口腔与鼻腔相通，在发音时造成鼻音过重等发音障碍，严重影响语言交流。

4. 影响颜面美观 各类错𬌗畸形均可能影响颜面美观，可呈现上颌前突、下颌前突、双颌前突、开唇露齿、小下颌畸形、长面或短面等畸形。颌骨的大小、形态和位置异常是错𬌗畸形影响面部美观的重要因素。此外，还可能会导致面部不对称，颌骨的不对称发育是导致面部不对称的主要原因之一。

（二）全身危害性

错𬌗畸形不只是影响口腔局部，对全身健康也可能造成一系列危害。例如，错𬌗畸形可导致咀嚼功能受限，加重胃肠道的消化负担，引起消化不良、胃胀、胃痛、食欲缺乏等胃肠道问题，影响营养的吸收。此外，影响颜面美观的错𬌗畸形对于患者可造成外貌焦虑和自卑心理，长期处于这种不良的心理状态下，患者可能会发展出各种心理障碍，严重影响心理健康和生活质量。

五、错𬌗畸形的矫治方法和矫治器

（一）矫治方法

1. 预防性矫治 先天和后天因素均可影响牙颌面的发育而造成错𬌗畸形，在错𬌗畸形发生之前或在其早期阶段，通过一些简单的措施来预防错𬌗畸形的发生或者阻止其进一步发展，称为预防性矫治。例如，母亲妊娠期要注意营养，注意药物的使用，防止过量放射线照射影响胚胎发育等。儿童牙萌出后要注意口腔预防保健，定期进行口腔检查，早期发现问题早治疗，如龋齿及乳牙外伤的早期治疗，乳牙早失的缺隙保持，口腔不良习惯的早期破除，滞留牙、额外牙的及时拔除，及时发现影响牙颌面生长发育的全身性疾病并治疗等，以降低错𬌗畸形的发生风险。

2. 阻断性矫治 指对正在发生或刚发生的错𬌗畸形进行早期干预，阻断其进一步发展，引导牙颌面朝着正常方向生长发育。阻断性矫治是口腔正畸学中非常关键的环节。如吮指习惯，可使用带刺的指套或腭屏矫治器来阻止手指放入口中，从而帮助患者戒除吮指习惯。

3. 一般矫治 指在替牙期或恒牙期，根据不同类型的牙颌面畸形，通过佩戴各类矫治器，采用各种治疗方式，对错㭇畸形进行矫治，达到改善牙颌面结构、功能和美观的目的。

4. 正畸－正颌联合治疗 对某些严重的骨性错㭇畸形的治疗，不能单纯采用一般矫治，而是需要通过术前正畸治疗去除牙齿代偿和调整咬合关系、纠正颌骨畸形的正颌外科手术、精细调整咬合及稳定治疗效果的术后正畸治疗等主要过程，以达到良好的治疗效果，称为正畸－正颌联合治疗。

（二）矫治器

1. 固定矫治器 通常指用粘接剂将托槽等矫治装置粘接于牙齿表面，利用结扎或自锁方式安装弓丝于托槽槽沟内，通过弓丝或弹性附件加力实现牙齿的精确移动和咬合关系的精细调整来矫治错㭇畸形的装置。这种矫治器患者不能自行摘戴。固定矫治器能够持续地对牙齿施加矫治力，并可以根据矫治计划精确地调整矫治力的大小、方向和作用时间，实现对牙齿的精细移动。目前世界上应用最为广泛的固定矫治器是方丝弓、直丝弓系列矫治器。

2. 活动矫治器 通常由基托、卡环、邻间钩、唇弓、弹簧等固位和加力装置组成，可由患者自行摘戴，便于清洁和维护，并可灵活调整矫治力和矫治方案。无托槽隐形矫治技术所用的透明矫治器也是一种特殊的活动矫治器。

3. 功能性矫治器 是一种用于矫正错㭇畸形的特殊矫治装置，它主要通过改变口腔颌面部肌肉的功能，来引导牙齿和颌骨朝着正常的方向生长发育，从而促进颌骨的生长发育和牙齿的移动，达到矫治错㭇畸形的目的。功能性矫治器绝大部分属于活动矫治器，如功能调节器、肌激动器等。

六、错㭇畸形的矫治标准和目标

1897 年，安格尔（Angle）提出要建立牙颌面良好协调的关系必须达到理想正常㭇的标准，即保存全副牙列，牙齿排列整齐，牙弓形态协调一致，尖窝关系完全正确，上下颌牙的关系非常理想。这一标准为口腔正畸学奠定了基础，但是大量以此为标准进行矫治的临床病例由于必须保存全副牙列而超出基骨范围扩大牙弓，矫治效果并不稳定，而且出现不同程度的复发。实际上，随着人类不断进化，由于咀嚼食物更为精细等原因，颌骨逐渐缩小不能容纳全副牙列，导致牙列拥挤等错㭇畸形，采用牙齿减数治疗符合生物进化的客观规律。理想正常㭇标准是基于一种理想化的状态，它没有充分考虑到个体之间的差异、遗传因素的影响及口腔颌面部生长发育过程中的复杂性，因而对于错㭇畸形的矫治标准应该是个别正常㭇，即不一定保存全副牙列，凡是轻微的错㭇畸形，对于生理功能没有很大妨碍者，都可以列入正常㭇的范畴。这种正常㭇范畴内的个体㭇情况，彼此之间又有所不同，故而称为个别正常㭇。个别正常㭇标准的提出，使得口腔正畸治疗更加注重个性化和生理性，避免了过度追求完美咬合而进行不必要的复杂治疗，从而提高了治疗的安全性和有效性，同时更好地满足了患者的需求。

错㭇畸形的矫治目标是平衡、稳定和美观。平衡应包括㭇、肌肉与颞下颌关节三者之间的协调统一。咬合平衡是错㭇畸形矫治的重要目标之一，正常的咬合关系能够保证牙齿在咀嚼过程中的高效配合。在理想的咬合状态下，上下颌牙齿的尖窝相对，能够均匀地分担咀嚼压力。同时，舌肌、唇肌和颊肌的力量相互协调，共同维持牙齿的正常位置和牙弓形态。颞下颌关节平衡指的是颞下颌关节在运动过程中，关节盘、髁突和关节窝之间能够保持良好的协调关系，关节的运动轨迹正常。此外，吞咽、呼吸、发音等功能也应正常。稳定是指正畸治疗完成后，牙颌颅面形态和功能取得新的平衡和协调关系的矫治结果应该是稳定的，而不出现复发。要取得稳定的治疗结果，并不能仅仅依靠矫治后佩戴保持器，还依赖于对错𬌗畸形正确的诊断、选择正确的矫治方案、使用正确的矫治技术等。美观近年来越来越受到重视，在牙齿自身美观方面，正畸治疗可以使牙齿排列整齐，色泽和形态更加自然。正畸治疗对改善面部美观有着重要的作用，从正面看，整齐的牙齿和协调的牙弓形态能够提升面部的整体美感。面部的对称性也是美观的重要因素，正畸治疗可以纠正因错𬌗畸形导致的面部不对称。而且，正畸治疗后还可以结合口腔修复技术，如贴面、全冠等，进一步改善牙齿的色泽和形态，提升牙齿的美观程度。

第二节　口腔正畸学与其他学科的关系及其发展史

一、口腔正畸学与其他学科的关系

口腔正畸学属于口腔科学的一大分支学科，与其他口腔专业学科联系密切。例如，对于某些牙周病，可以通过正畸治疗消除𬌗创伤、排齐整平牙列、关闭散在间隙和改善深覆𬌗等，利于牙周专科治疗。佩戴矫治器后不能保持口腔卫生，或由于正畸治疗不当出现𬌗创伤，则会导致牙龈炎或牙周炎。可以通过正畸治疗调整余留牙齿的位置，为修复体提供合适的空间和良好的咬合基础。而对某些严重的骨性错𬌗畸形，单纯的正畸治疗难以达到理想的矫治效果，则必须与正颌外科合作，通过正畸－正颌联合治疗共同完成，先进行术前正畸治疗，为正颌手术创造条件，口腔颌面外科则通过手术方式移动颌骨，改变其位置和形态，术后正畸再进行精细调整，使牙齿达到理想的咬合状态。

口腔正畸学作为一门综合性学科，与一般医学基础学科、力学学科、生物学科等也有着广泛的联系。错𬌗畸形的形成受多种因素的影响，其中遗传因素占据重要地位，因而遗传学与口腔正畸学亦密切相关，许多研究表明，基因在牙齿形态、数目、萌出顺序及颌骨大小和形态等方面发挥着重要作用。力学学科的基本原理，如力的大小、方向、作用点等，在正畸治疗中得到充分体现。生物学主要体现在牙齿受力后牙周膜、牙槽骨等组织发生一系列生物学行为变化，以及这些变化对牙齿移动和矫治效果的影响，因而牙颌面畸形矫治的生物学也是口腔正畸学的重要内容。此外，在口腔正畸学中，生物力学原理和方法的应用贯穿于整个正畸治疗过程，对于理解牙齿移动的机制、设计合理的矫治器和矫治方案及评估矫治效果等方面都具有至关重要的意义，因而生物力学又成为口腔正畸学基础和临床研究中的重要组成部分。材料力学是研究材料在各种外力作用下产生的应变、应力、强度、刚度和稳定性等力学性能的学科，它在口腔正畸学中也有着广泛的应用。近年来，错𬌗畸形的数字化技术应用在口腔正畸领域引发了重大变革，显著提升了诊断的准确性、治疗的精确性和效率。数字化模型技术、数字化影像技术、数字化模拟与设计技术及数字化矫治技术等应运而生，发展前景广阔。

二、国内外口腔正畸学的发展简史

（一）国外口腔正畸学的发展简史

古希腊的希波克拉底于公元前460—377年最早论述了牙颌颅面畸形。公元1世纪时，罗马医师塞尔苏斯（Celsus）教人用手指推牙矫治错位牙，这被视为最原始的矫治技术。考古发现，古埃及人会在死者牙齿上添加金属杆，罗马人用细金线穿过错位牙来移动牙齿。1728年，法国医师福歇尔（Fauchard）首先报道了使用由贵金属制成、形状像马蹄铁的机械性矫治器，可视为最原始的矫治技术。1771年，英国伦福特（Lfunter）出版了第一本具有口腔正畸内容的书籍 *Natural History of Human Teeth*（《人类牙齿的自然历史》）。

口腔正畸学的发展是从19世纪末开始的。美国学者Angle使口腔正畸学发展为口腔医学的一个分支科学。他于1899年提出了安氏错㖞畸形分类法，用于诊断和描述患者的咬合情况，对口腔正畸学的发展产生了深远的影响，至今仍被世界各国广泛应用于口腔正畸临床实践和研究中。1901年，Angle在美国组织成立了美国正畸学会，并于1907年创立了第一本正畸学杂志。Angle先后于1907年、1912年、1915年提出了E型弓（E-arch）、钉管弓（pin and tube arch）、带状弓（ribbon arch）矫治技术，直至1928年发明了方丝弓矫治器（edgewise appliance），建立了固定矫治器的矫治体系，简化了矫治过程，提高了矫治效率，方丝弓矫治技术的发明是口腔正畸学发展史上的一个重要里程碑，它为后来各种正畸矫治技术和装置的研发和应用奠定了坚实的基础。Angle被誉为“现代正畸学之父”，但是他所提出的牙弓决定基骨的理论（即矫治必须保存全副牙列）有一定片面性，对拔牙矫治的认识存在一定的偏差。后来，他的学生经多年的临床实践发现，80%的患者发生畸形复发的情况，从而认识到扩大牙弓的作用是有限的。1940年，特威德（Tweed）确立了使用减数拔牙的矫治理论。1961年，澳大利亚的贝格（Begg）以差动力理论为基础提出了Begg细丝弓矫治技术及Begg矫治器（Begg appliance），开创了细丝技术的先河。1976年，美国安德鲁斯（Andrews）在方丝弓矫治技术的基础上发明了直丝弓矫治技术，是现代口腔正畸治疗的主要技术之一。近年来，为了达到低摩擦力、精确的力量控制、轻力矫治，各种自锁托槽矫治技术也在临床广泛应用。

1982年出现了舌侧矫治技术，近年来，随着3D技术的引入，舌侧矫治器的生产效率、精度都有提高，矫治器也更小巧光滑，而且大大简化了医师的操作，并提高了治疗效果，从而得到更广泛的应用。

在固定矫治技术的发展过程中，20世纪70年代直接粘接托槽技术的出现，为正畸治疗带来了新的技术手段和方法，推动了正畸技术的不断发展和创新。在口腔正畸的发展过程中，欧洲学者们在通过改变口周肌的动力平衡来影响牙弓颌骨的发育的功能性矫治器应用方面，具有明显的推动作用，使功能矫治器成为错㖞畸形矫治技术中的一个重要组成部分。例如，1936年挪威的安德森（Andresen）和乌普（Houpl）长期合作，发明了肌激动器（activator）体系，1950年Balters首先提出生物调节器（bionator）及1960年德国弗兰克尔（Fränkel）设计出功能调节器（functional regulator，FR）等。

1997年，随着透明压模式矫正器概念与三维数字化技术的结合，无托槽隐形矫正器诞生。它作为一种数字化正畸技术，正在不断进步发展中。因其透明矫治器美观、舒适等优势，近年来在临床上的应用日益增多。

（二）国内口腔正畸学的发展简史

在我国，最早引入正牙学（orthodontics）的是加拿大人吉士道（Harrison J. Mullett）博士。

1917 年，他受华西协合大学（现四川大学华西口腔医学院）新成立的牙科系林则博士（AshelyW. Lindsay）的邀请来到中国，讲授《正牙学》。毛燮均、陈华、席应忠和罗宗赉四位教授从华西协合大学毕业后，先后赴美国研修正牙学并学成归来，分别回到北京医学院（现北京大学医学部）、第四军医大学（现空军军医大学）、上海第二医学院（现上海交通大学医学院）和四川医学院（现四川大学），创建了口腔正畸学学科，成为我国早期正畸学核心骨干，是我国口腔正畸学科的奠基人。

20 世纪 50 年代，在上一辈正畸专家的倡议下，我国将正牙学（orthodontics）的学科中文命名定为“口腔正畸学”。20 世纪 60 年代，毛燮均教授《从口腔理解大自然》和《演化途中的人类口腔》的发表，强调正畸治疗不仅要解决牙齿排列问题，还要考虑个体的生物学特征和人类演化的规律，扩展了口腔正畸学的知识边界，提出了新的理论框架，为口腔正畸学注入了新的生物学内容，毛燮均教授还提出了毛氏错𬌗畸形分类法，为中国口腔正畸学的理论和临床实践奠定了基础。傅民魁教授率先将 X 线头影测量技术引入中国，在 60 年代就开展相关研究，为错𬌗畸形的诊断和治疗计划的制订奠定基础。20 世纪 80 年代初，先进的固定矫治技术被带回中国，推动了标准方丝弓矫治器的国产化研究。

▶知识拓展

减数拔牙——口腔正畸学发展史的重要事件

现代口腔正畸学之父 Angle 医师提出了错𬌗畸形的矫治标准为理想正常𬌗，在这个概念中首要的一个标准就是保持全副牙齿完整，所以当时的矫治是在不拔牙理念下的完整牙弓设计，牙列拥挤患者的矫治思路就是扩弓。Angle 的得意门生 Tweed 却提出了减数拔牙的理念，通过拔牙来协调牙量与骨量的关系，同时建立良好的面部美观和咬合功能。在 100 年前这被认为是背叛师门的行为，但 Tweed 医师敢于挑战，并用临床病例证明减数拔牙的科学性和可行性，这在口腔正畸学的发展史上具有里程碑意义。

—• 考试知识点总结 •—

—• 本章小结 •—

—• 协和云课堂…… 拓展练习及参考答案 •—

（李　泽　李晓雨）

第二章　错殆畸形的病因及发病机制

教学课件

学习目标

素质目标

（1）具备一定的系统化病因整合思维，能将错殆畸形的各类病因置于整体框架中理解，把握不同病因间的内在联系与相互作用，形成对疾病病因的整合认知。

（2）基于对病因及机制的宏观理解，形成从预防到干预的整体思维，认识病因研究对口腔健康防控体系的支撑价值。

知识目标

（1）掌握：错殆畸形的病因类型及相关发病机制，常见胚胎发育障碍的类型，乳牙与替牙期局部障碍与错殆畸形的关系，口腔不良习惯的种类。

（2）熟悉：种族演化及个体发育对错殆畸形的影响。

（3）了解：错殆畸形发病的全身因素。

能力目标

（1）能分析和判断错殆畸形发生的病因。

（2）能结合相关知识对常见错殆畸形进行病因分析。

案例导入

【案例】

患者，男，15 岁。主诉牙齿不齐，影响咀嚼和发音。经过临床检查和 X 线检查等专科检查，诊断为安氏Ⅲ类错殆畸形，具体表现为前牙反殆伴上颌后缩，下颌前突。家族史：其母王某曾被诊断为安氏Ⅲ类错殆畸形，未治疗。患者无既往病史，病因调查发现自小便有咬嘴唇的习惯，具体表现为放松状态下无意识咬上唇动作，情绪紧张或思考问题时更为明显。查体及问诊过程中观察到患者有无意识咬上唇动作。

【问题】

结合案例分析，患者出现的错殆畸形与哪些因素有关？

·核心知识拆解·

在整个口腔正畸学的研究学习中，错㊣畸形病因的学习至关重要，深入分析各类错㊣畸形的病因及形成机制能够对错㊣畸形的预防、诊断和治疗提供重要依据。但错㊣畸形的病因复杂多样，错㊣畸形并不只是单纯的一种因素所导致的疾病，而是多种因素共同作用下的结果。尽管当前大多数错㊣畸形的发生仍未有明确的病因及形成机制，但在进行正畸治疗的过程中调查分析其可能的致病因素却是必不可少的。从当前现有的文献治疗及研究中，我们可以知道的是，大部分错㊣畸形都是其遗传因素及环境因素共同作用、相互影响的结果。

第一节　错㊣畸形的遗传因素

遗传（heredity）也称为生物遗传（biological inheritance），指生物亲代（父母）通过无性生殖或者有性生殖，把自身具有的相同性状的基因传递给子代（后代），使后代获取父母的遗传信息。这些遗传信息能够决定后代的外貌、血型等诸多生理特征。遗传因素（genetic factors）是从上代遗传下来的生理解剖上的特点，如机体的形态、结构等。随着细胞遗传学及分子遗传学等学科研究的快速发展，错㊣畸形的发病机制中关于遗传因素的研究受到了越来越多的关注。从目前的大部分研究来看，错㊣畸形的遗传并不是简单的单基因遗传，它具有多基因遗传的特征，这种多基因遗传特征常有一定的家族遗传倾向。但有时同一个家庭的成员之间所表现出来的临床症状又不完全相同，这恰恰说明了错㊣畸形的发生和发展其实是遗传因素及环境因素共同作用的结果。

关于遗传因素在错㊣畸形方面的影响，主要表现在两个部分：一是牙齿大小和颌骨大小不协调，也就是牙量和骨量不匹配的情况有可能遗传给后代，例如，若父母存在牙量大于骨量的情况，孩子也可能出现同样的问题，进而导致牙列拥挤；反之，若牙量小于骨量，后代就可能会有牙列间隙的现象。二是上颌骨和下颌骨的大小或者形态不适配的情况也可能遗传，例如，父母一方上颌骨宽大、下颌骨窄小，孩子有一定概率遗传这种骨骼形态，这也会对牙齿的正常排列和咬合产生影响，造成上、下颌骨的异常或上、下牙列的异常。这两方面特征的遗传越是独立，那么后代所表现出来的错㊣畸形就越严重。

但也有学者在研究中指出，大部分人都会继承亲代的某些生理解剖特征，这些特征又受到环境、不良习惯、疾病等多种因素的影响，呈现出变异的可能性。口腔方面，颅面骨骼的最终形态一般具有很高的遗传性，但牙列形态特征的遗传率却偏低，这是由于环境因素所造成的变异。

明确来说，错㊣畸形的形成确实存在一定的遗传因素，而错㊣畸形的遗传主要来源于种族演化及个体发育两个方面。

一、种族演化

错㊣畸形的发生及发展与人类种族的演化有着密不可分的联系。考古研究表明人类的种族演化经历了多个阶段，从古猿到现代人类的转变是一个漫长而复杂的过程。错殆畸形在古人类中几乎没有出现，而如今已是现代人类中普遍存在的现象。这是因为人类数十万年的进化过程中，周围生态环境、饮食习惯、生活方式等的改变造成了人类颌面部骨骼及咀嚼器官的退化。一方面，人类行走方式由爬行转为直立，直立后身体重心发生变化，支撑头部的颈部背部肌群力量逐渐减弱，为了保持身体的前后平衡，颌骨逐渐适应缩小（图 2-1）；反之，由于进化中人类的脑容量在不断增加，智力水平逐渐提高，颅骨由小增大，逐渐形成现代人的面容。另一方面，随着人类制造和使用工具的水平逐渐提高，人类饮食结构的改变经历了由生到熟、由粗到细、由硬到软的过程，在这个过程中食物的精细化使人类的咀嚼器官得不到足够的功能刺激从而出现相应的退化。但咀嚼器官的退化是不平衡的，咀嚼肌退化速度最快，骨骼次之，牙齿则是最慢的，此种现象使得颌骨缩小但牙齿体积依旧较大，便出现了牙量骨量的不协调，即牙列拥挤畸形。

微课：种族演化对咀嚼器官的影响

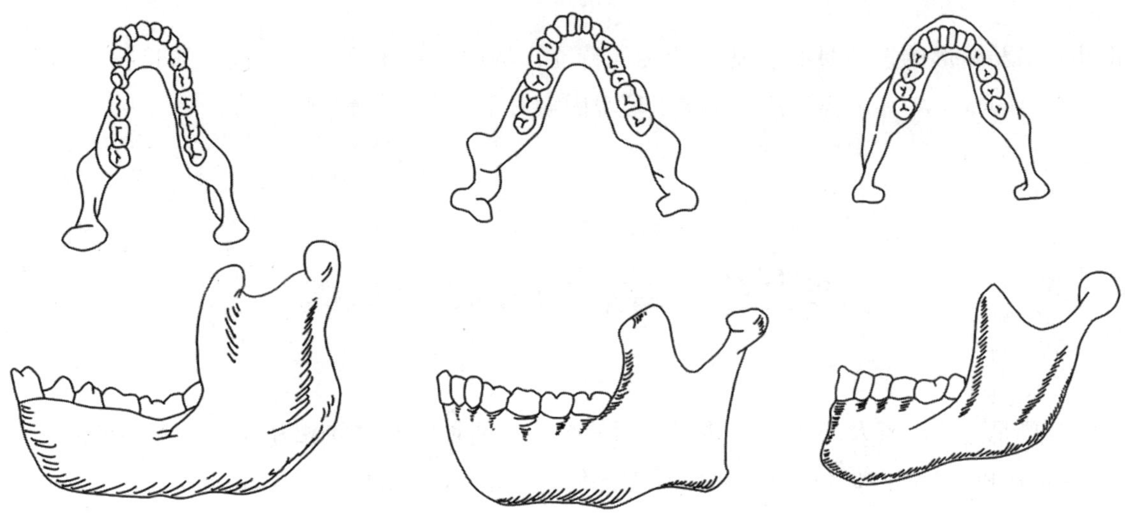

A　　B　　C

图 2-1　人类下颌骨的演化

A. 类人猿；B. 北京人；C. 现代人。

二、个体发育

从个体发育的角度来分析，错殆畸形多与双亲的遗传特性有关。在现代人群中，牙齿排列整齐且上下颌骨及咬合关系都正常的人只占少数，大部分人都存在各种各样程度不一的错殆畸形。父母自身有错殆畸形，就很有可能把这种错殆的特征遗传给他们的子女（图 2-2），使得子女的颌面形态与父母相似。但并非所有的错殆都会遗传给子女，子女的颌面形态也会有不像父母者，这是基因的变异所致。在基因遗传过程中，染色体扮演着关键角色，它是父母和子女之间传递遗传信息的载体，简单来说，父母的某些基因是凭借染色体传递给子女的。当子女获得这些遗传基因后，在生理特征和外貌形态等方面就会和父母有一定的相似性。由此可见，染色体在基因遗传中非常重要，如果染色体的数目出现异常，或者发生染色体移位、染色体消失等情况，就会引发不同程度的颌面部畸形，如 21- 三体综合征很大可能会表现为前牙开殆、后牙反殆。

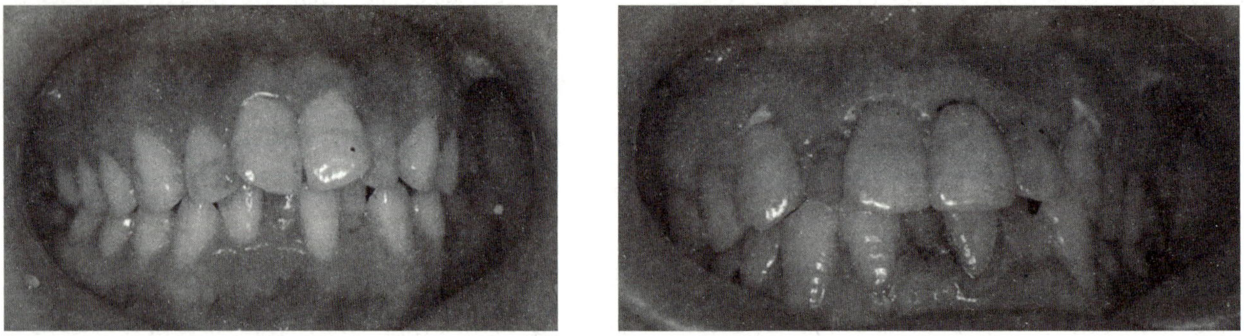

A　　B

图 2-2　父女表现相似的错𬌗畸形

A. 父亲；B. 女儿。

此外，错𬌗畸形的遗传具有多基因遗传的特征，例如，单卵双生子之间，遗传特征基本相同，但最终表现出的特点却有显著差异，反映了环境因素对个体发育的影响。

第二节　错𬌗畸形的环境因素

错𬌗畸形是遗传因素及环境因素共同作用的结果，两种因素之间相互联系，密不可分，在研究错𬌗畸形的病因时，除了遗传因素，还应重点评估造成错𬌗畸形的各类环境因素。

一、先天因素

错𬌗畸形的先天因素（congenital causes）是指损害胎儿牙列或颌骨生长发育的一切有害因素，如某些化学物质、辐射、致病性微生物等。不同于遗传因素的是，先天因素并不是指遗传物质的变化，而是指可能损害发育中胎儿的有害因子。从受孕直到胎儿出生以前，任何可以导致错𬌗畸形的因素都称为错𬌗畸形的先天因素。

母体受孕后会逐渐在母体内形成胚胎，在胚胎发育期间，由于各种因素的影响，使得颌面部及牙列生长发育的某一阶段异常，均会导致先天性的牙齿及颌骨发育障碍与缺陷。

1. 牙列及颌骨胚胎发育障碍的原因　包括母体因素及胎儿因素两个方面。

妊娠期间，孕妇的身体健康及机体营养状况直接影响着胎儿颌面部的生长发育。妊娠期若母体出现营养不良，则会导致胎儿摄入的生长所需营养物质（矿物质、维生素）缺乏，从而出现胎儿发育障碍或异常。在妊娠初期，母体如果患上某些特定的疾病，如疱疹、梅毒，或者出现内分泌功能紊乱之类的情况，便可能对胎儿骨骼的钙化程度产生一定的影响，同时也会干扰牙胚的正常生长发育。妊娠期间如母体受到外伤、大剂量放射线的照射或吸烟等因素的影响，也可能会导致胎儿出现颌骨及牙齿发育畸形。

胎儿在子宫内的正常生长发育受宫腔压力的影响。若某些生理因素造成宫腔压力异常，如创伤、体位、脐带绕颈、羊水压力异常等，这些异常压力又恰好压在胎儿面部的某个部位，那么这个位置的生长发育大概率会受到影响，严重的甚至还会导致颜面、颌骨发育的畸形。例如，胎儿手臂位置长时间压迫在面部的上颌骨区域时，会导致上颌骨的发育不足；若胎儿头部长期扭曲压迫在胎儿胸前，则会出现下颌骨发育不足的情况。

2. 牙列及颌骨常见的胚胎发育障碍类型 包括额外牙、先天性缺牙、牙体大小形态异常、系带异常及舌体大小异常等。错㖞畸形的发生与胚胎发育障碍关系密切，具体发生机制如下。

（1）额外牙（supernumerary tooth）：指在正常牙齿数量之外，额外生长的牙齿，也称为超数牙、多生牙，它是牙胚增殖期发育障碍所导致的一种现象，亦是遗传或发育障碍的结果。临床上，额外牙的生长通常没有确切时间，多发生于恒牙列，乳牙列较少见，可在口腔内任意位置萌出，部分也可埋伏阻生（图 2-3）。

额外牙的牙体形态多呈圆锥形，其次为结节形，有的也与正常牙齿形态相似。最常见的部位在恒牙列上颌左右中切牙之间（图 2-4）。除此之外，额外牙还好发于各段牙齿序列的远端，如切牙段好发于侧切牙远中、前磨牙段好发于第二前磨牙远中、磨牙段则好发于第三磨牙的远中。腭裂患儿及颅骨发育异常者常伴有额外牙的发生，可以是单个，也可以是多个，对称或不对称发生。

额外牙的牙胚生长在颌骨上，萌出后，会占据正常牙齿的位置，造成牙列拥挤畸形。额外牙阻生时，应通过 X 线成像和其他方法评估其对恒牙列的影响，如果影响不明显且没有病理变化，可不进行处理，但如果它影响恒牙的发育，应尽快将其拔除。

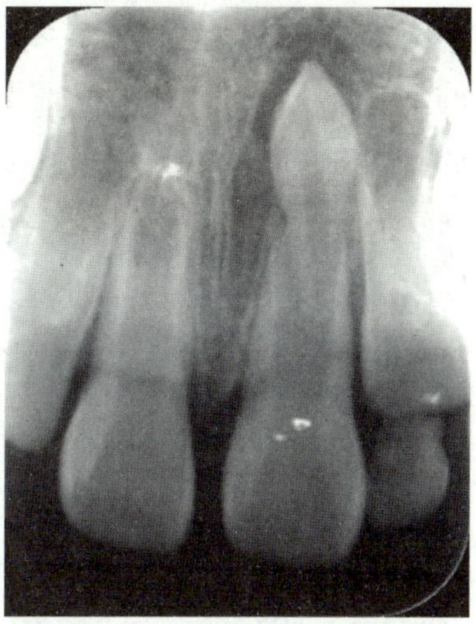

图 2-3 上颌前牙区倒置额外牙

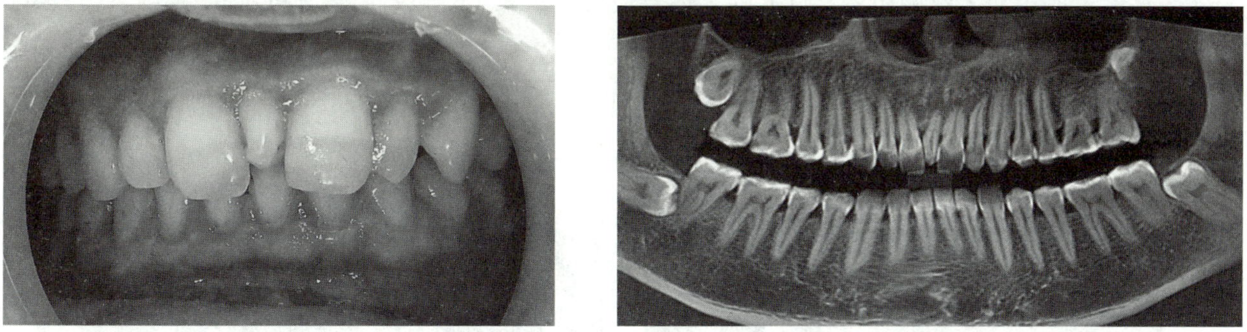

A B

图 2-4 上颌中切牙之间的额外牙

A. 口内照；B. 影像学表现。

（2）先天性缺牙（congenitally missing tooth）：又称牙齿数目不足，是牙胚形成过程中未能发育和未形成牙齿的先天异常现象。先天性缺牙的出现，主要和基因遗传或外胚叶发育异常有关。这其实也是人类在演化进程中，咀嚼器官发生退化的一种现象。常见于恒牙列，按照缺牙的数目可分为个别牙缺失（图 2-5）、多数牙缺失（图 2-6）和先天无牙症，先天无牙症较为少见。

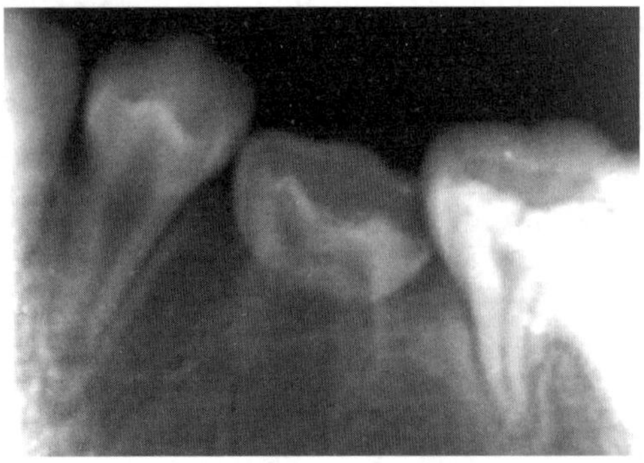

图 2-5　个别牙缺失

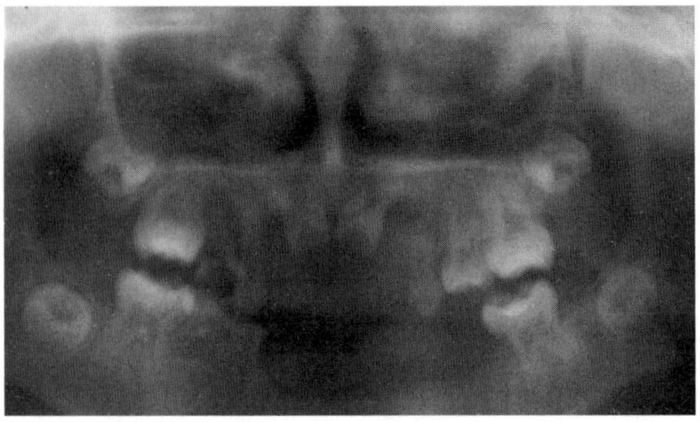

图 2-6　多数牙缺失

先天性缺牙与额外牙一样常好发于各段牙齿序列远中部位的牙齿，如切牙段好发于侧切牙、前磨牙段好发于第二前磨牙、磨牙段则好发于第三磨牙，好发顺序为上下颌第三磨牙、下颌切牙、上颌第二前磨牙、下颌第二前磨牙及上颌侧切牙。其中，第三磨牙的缺失多是咀嚼器官退化的结果，同时，因第三磨牙功能相对较弱，除了容易发生先天缺失，其大小、形态的变异率也极高。先天性缺牙时，邻牙的位置、牙弓的形态与排列都会受到一定的影响，从而出现牙列间隙、牙弓不对称及上下颌牙弓不协调等表现。多数牙缺失时，还会对口腔功能和颜面美观造成损害。

（3）牙体大小、形态异常（abnormalities in tooth size and shape）：即牙齿的大小、形态与正常牙体不同，这种畸形大部分是遗传因素所致，属于牙胚发育中形态分化的异常，包括牙体大小的异常及形态的异常，大小异常时往往伴随形态异常。

牙体大小异常一般分为过大牙及过小牙，形态异常主要包括畸形牙尖、畸形牙窝、双牙畸形（融合牙、结合牙、双生牙）、弯曲牙等，与错殆畸形有密切关系的主要是牙体大小的异常。

在错殆畸形的发病机制中，牙体大小与颌骨大小的不协调会导致牙列拥挤或出现牙列间隙，过大牙多见于上颌中切牙及侧切牙，过大的牙体会使得牙量大于骨量，出现牙列拥挤；相反，过小牙时，牙量小于骨量，便会出现牙列间隙（图 2-7）。当然，某些情况下，牙体形态的异常也是错殆畸形发生发展的促进因素，如特殊牙位的畸形牙尖（图 2-8）会影响患者的咬合，从而促使错殆畸形的发展；牙冠不分开的双生牙有可能会导致牙齿数目的增多，引起牙列拥挤等。

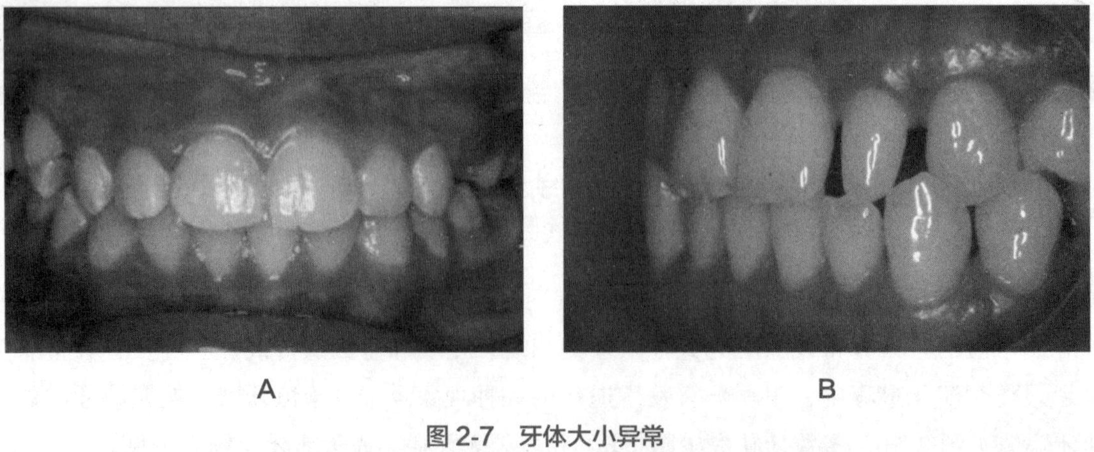

图 2-7　牙体大小异常

A. 上颌中切牙过大导致牙列拥挤；B. 上颌侧切牙过小出现牙列间隙。

（4）系带异常（abnormal frenum）：包括唇系带异常及舌系带异常。舌系带异常通常与发音、咀嚼有关，而唇系带异常则可能会导致错㓚畸形的发生。婴幼儿时期，唇系带较宽并且附着的位置也比较低，随着年龄增长，牙齿陆续萌出、牙槽嵴高度也逐渐增加，唇系带纤维束会慢慢萎缩，变得窄而薄。通常在10～12岁，上唇系带的附着点已退至中切牙龈缘上方约3mm处。如果上唇系带到了年龄却还未萎缩，仍附着在牙槽嵴顶或附近时，则会使上颌中切牙之间出现间隙（图2-9）。

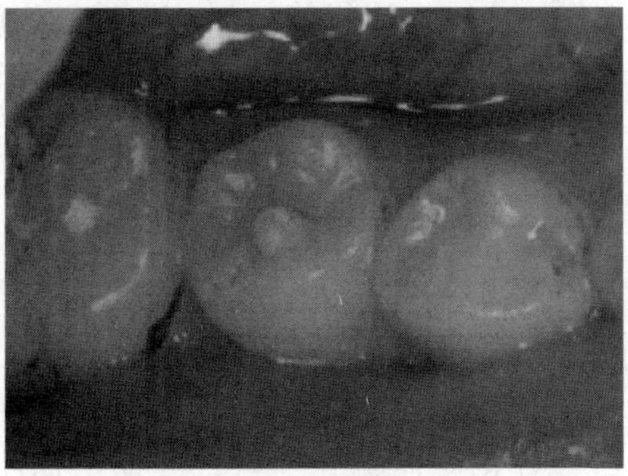

图2-8　畸形牙尖

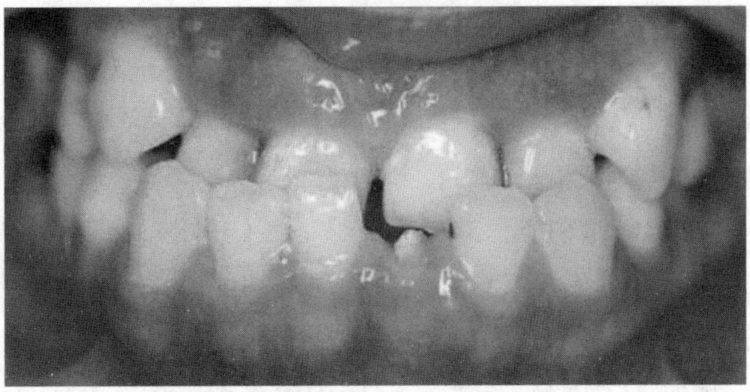

图2-9　唇系带异常导致的前牙间隙

（5）舌体大小异常：舌体大小异常会影响牙弓内部的压力。舌体过大称为巨舌症（macroglossia），增大的舌体通常会向牙弓内部施加一定的压力，导致牙弓异常扩大并向唇、颊侧倾斜，出现牙列间隙；而下颌前牙因过度唇倾还会导致前牙反㓚，此时，舌体边缘常伸至口外而在舌体两侧缘出现牙齿的压痕。下颌姿势位时，如果过大的舌体常伸到上下颌前牙之间，则会形成局部或广泛性开㓚。舌体体积较小被称为小舌综合征，这在临床实践中相对罕见。如果舌体的体积太小，通常无法对牙弓施加正常的功能压力，便会导致牙弓狭窄和牙列拥挤等错㓚畸形。

二、全身因素

机体各部位之间相互联系、相互影响。错㓚畸形虽然是口腔颌面部的疾病，但却对全身健康有着重要的影响，例如，错㓚畸形的发生会影响咀嚼功能的发挥，造成营养不足而致身体发育的迟缓。相反，一些全身因素也是形成错㓚畸形的病因，例如，某些特殊疾病会影响颌骨、面部、牙齿的发育，从而导致错㓚畸形。

（一）某些特殊疾病

1. 儿童时期某些急性病　急性病指发病急剧、病情变化很快、症状较重的疾病，发生在儿童时期的急性病如果治疗不当则会影响小儿全身骨骼系统的正常发育，如急性传染病麻疹与水痘。这类疾病侵犯儿童上皮系统，会使上皮系统的成釉器萎缩，引起牙釉质发育不全及牙体形态的异常，从而导致错㓚畸形的发生。

2. 长期消耗性疾病　通常情况下，长期消耗性疾病会过度消耗身体能量物质或使能量摄入不足，造成机体能量负平衡。结核病、消化不良、肠胃炎、系统性红斑狼疮等慢性消耗性疾病如果出现在儿童生长发育期间，会因为营养物质的缺乏，造成身体重要部位的发育减慢，影响正常牙列及颌骨的生长发育，从而引起错𬌗畸形的发生。

（二）内分泌功能异常

机体内多种内分泌腺体及组织细胞共同构成了内分泌系统。它通过分泌各种激素发挥作用，例如，甲状腺激素可以促进新陈代谢和生长发育，尤其对中枢神经系统的发育和功能具有重要影响；生长激素能促进骨骼、肌肉等组织的生长；胰岛素能调节血糖水平。这些激素在血液中运输，作用于特定的靶细胞或靶器官，和神经系统一起精细地调节身体的各种功能，让机体的生长发育、代谢、生殖等活动得以正常进行，维持机体内环境的稳定。如果患者出现内分泌紊乱的情况，则会引起一系列的疾病，出现身体不适症状。在各种内分泌腺体中，与错𬌗畸形发病相关的主要是甲状腺和垂体。

1. 甲状腺功能异常 甲状腺是人体内一个非常重要的内分泌腺体，它合成和释放的甲状腺激素，具有促进生长发育、调节代谢等功能。甲状腺功能异常时，牙齿及颌骨的发育会出现异常，增加错𬌗畸形发生的风险。甲状腺功能亢进时，整体骨骼发育迅速，眼球突出，心率加快，患者甚至会出现肌无力等全身症状；口腔内会出现乳牙、恒牙早萌，乳牙牙根吸收减慢，乳牙滞留、牙体颜色变为青灰色等症状。若甲状腺功能减退，则会引起全身骨骼发育迟缓，患者可表现为目光呆滞、习惯性开口、舌体厚重并伸出口外；婴幼儿还会出现前囟门闭合迟缓；颅面部则会出现下颌骨发育不足、牙弓狭窄、腭盖高拱、牙齿迟萌、牙齿萌出顺序紊乱、乳牙滞留、恒牙牙根吸收、牙齿发育不良、牙槽骨钙化不全等症状。

2. 垂体功能异常 垂体是大脑下部的一个内分泌腺体，主要功能是分泌和调节多种激素，具有调节代谢、促进生长发育等作用。牙齿及骨骼的正常生长发育受垂体功能的直接影响。垂体功能亢进时，生长激素分泌过多，会出现巨人症；上下颌牙弓发生错位，严重者可出现全牙弓反𬌗；因生长激素过剩，舌体体积会增大，巨大的舌体挤压会导致牙列间隙增大；在生长激素促进下，牙齿萌出过早，呈灰黄色，恒牙牙根吸收。若亢进发生在骨骺融合前，患者除表现为身高超常的垂体性巨大畸形外，局部还会出现前额、两侧颧骨及下颌骨前突；若亢进发生在骨骺融合以后，则会出现肢端肥大症。

垂体功能减退时，患者骨骼发育迟缓，身材矮小；头部大、手足小；由于生长激素的不足，颌骨发育受到限制，下颌骨较小、牙弓狭窄、腭盖高拱；同时，因为生长激素分泌的不足，牙齿萌出迟缓、乳牙牙根吸收缓慢、乳牙滞留、恒牙发育迟缓；牙槽骨发育不足等。若垂体功能减退发生在儿童及青少年生长发育期，会导致生长发育停止或青春期缺如，严重的还可能会出现侏儒症。

（三）营养不良

儿童及青少年在生长发育期间，需要摄入多种营养物质，如维生素、蛋白质、脂肪、钙、铁等来维持机体各方面的正常生长发育，如果机体缺乏这些营养物质，很可能会出现不同程度的营养不良，从而引起生长发育异常，导致错𬌗畸形的发生。

维生素 A 能促进蛋白质的合成与骨细胞的分裂，促进骨骼与牙齿的正常生长发育；当牙釉质受损时，维生素 A 能对其进行有效的修复。若机体缺乏维生素 A，则会出现牙体发育障碍，影响牙齿的萌出及牙釉质的矿化，导致牙齿萌出迟缓、乳牙滞留，严重时，牙呈白垩色。

B 族维生素种类繁多，作用多样，对人体发育有一定影响。如维生素 B_6、维生素 B_9、维生素 B_{12} 等可参与细胞的生长与分裂，对维持机体正常的生长发育有重要作用。若缺乏 B 族维生素，轻者会有口角炎、唇炎等，严重时甚至可出现牙、颌面的生长停滞，牙槽骨萎缩等症状，从而导致错殆畸形的发生。

维生素 C 可参与机体内抗体及胶原形成，帮助组织修补，参与一些代谢、利用与合成过程，维持机体免疫功能，促进非血红素铁吸收；此外，维生素 C 还参与牙釉质、牙本质、牙骨质的基质形成。当机体严重缺乏维生素 C 时，牙龈会出现水肿、充血、出血等症状，而牙体组织则会因为维生素 C 的缺乏而发育不良，牙本质细胞退化甚至失去造牙本质能力，从而引起错殆畸形的发生。

维生素 D 的作用主要是促进肠道对钙、磷的吸收，维持骨骼的正常生长与发育。当维生素 D 缺乏时，肠道对钙、磷的吸收减弱，全身骨骼的钙化便会受到影响，骨骼的生长发育亦会出现异常，引起骨质软化症、佝偻病等。由于机体的钙、磷吸收障碍，口腔内会出现乳牙、恒牙萌出迟缓；还会出现颌骨发育畸形，主要表现为上颌牙弓狭窄、腭盖高拱、上颌牙列拥挤、上颌前突、前牙开殆等。

三、乳牙期及替牙期的局部障碍

人类的一生中共有两副牙列，乳牙大概在 2 岁半到 3 岁完全萌出。6 岁左右，恒牙开始逐渐萌出继替乳牙。正常的恒牙列都是在正常乳牙列的基础上替换得来的，在替换的过程中，若出现任何的局部障碍，都会成为未来恒牙列错殆畸形的病因。

（一）乳牙早失（premature loss of deciduous tooth）

乳牙早失是指某些乳牙由于龋齿、炎症、外伤等原因，尚未到正常替牙年龄而过早脱落。健康生长的乳牙不但保证了儿童咀嚼功能的正常发挥，还对恒牙的萌出、牙弓长度的保持、颌骨的正常发育及颌间关系的维持有着重要的作用。儿童出现乳牙早失后，便会引起周围的牙齿发生异常倾斜，后续恒牙萌出的间隙便会不足，从而导致牙齿异位萌出或埋伏阻生；此外，乳牙的早失还会使得牙弓长度缩小、牙列拥挤。因此，保护乳牙的健康至关重要。

常见的乳牙早失与错殆畸形的关系：上颌乳前牙早失时可能会出现前牙的反殆，而下颌的乳前牙早失则有可能导致深覆殆。乳尖牙早失时，恒切牙向远中倾斜或移位，继替的恒尖牙则因萌出位置不足而异位萌出或埋伏阻生；若是下颌的乳尖牙早失，则还有可能会导致下颌切牙向舌侧倾斜，造成前牙深覆盖；如果是一侧的乳尖牙早失，牙弓的中线便会向缺牙侧发生倾斜。若发生早失的是第二乳磨牙，第一磨牙有可能在萌出前便出现骨内移位的情况，从而造成轻度的牙列拥挤；第二乳磨牙早失若在第一磨牙萌出后出现，则会引起第一磨牙的位置向近中倾斜或移位，使得牙弓长度缩短，造成牙列拥挤及咬合紊乱。多数乳磨牙早失时，由于颌骨长期得不到足够咀嚼力的功能刺激，会出现颌骨的发育不良，增加了骨性错殆畸形的发生概率。如果多数乳磨牙早失发生在第一磨牙萌出之前，由于缺乏后牙，患儿不得不用前牙完成咀嚼动作，这时，患儿的下颌是向前移位的，久而久之，便出现了近中错殆。在早期，这种错殆只是一种假性关系，但如果乳磨牙全部缺失，患儿必须将下颌完全前伸，以达到前牙接触才能咀嚼，时间久了以后便可能形成真性下颌前突。

（二）乳牙滞留（retained deciduous tooth）

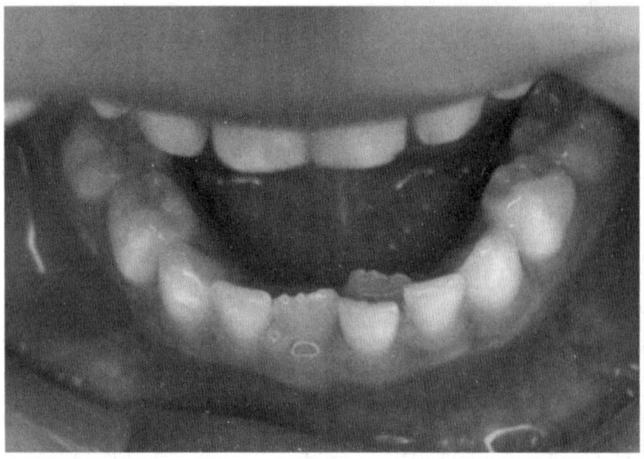

图 2-10　乳牙滞留

乳牙滞留指继替恒牙已经萌出，但乳牙未按时脱落的现象。在正常情况下，当恒牙胚发育成熟后，乳牙的牙根便会慢慢吸收，直至最终乳牙自然脱落。由于乳牙牙髓炎或牙周组织炎症而继发乳牙根尖感染时，该乳牙可能会发生牙根不完全吸收或完全不吸收的情况，严重时，牙根可能还会粘连在牙槽上，这样到了替牙年龄，乳牙便不会自然脱落（图 2-10）。此外，某些特殊患者因为恒牙先天缺失或者继替牙胚的位置不正等，会出现乳牙牙根吸收缓慢，乳牙滞留口腔的现象。

乳牙滞留的影响：继替恒牙异位萌出或埋伏阻生。乳牙滞留后，因位置不足，恒牙会在异位萌出，异位萌出一般在正常牙位的唇、颊侧或舌、腭侧，如此便会出现牙列拥挤、牙齿错位。如果上下乳前牙滞留，恒牙便会从唇侧或舌侧萌出，形成双重牙列，甚至还会出现深覆𬌗、深覆盖、反𬌗等。

乳牙滞留时，应首先进行 X 线检查，如果存在继替恒牙胚，那么可以在继替恒牙的牙根发育超过应有牙根长度的 1/2 时拔除滞留的乳牙；如果没有继替恒牙胚存在（恒牙先天缺失），应根据滞留的乳牙情况而定，如果乳牙根部吸收不明显，周围组织功能正常且可以行使正常咀嚼功能，应尽可能长时间保留。

（三）乳牙下沉（ankylosis of primary teeth）

乳牙下沉又称为乳牙粘连或低位乳牙，指乳牙牙根吸收间隙中沉积的牙骨质又和牙槽骨粘连，使该乳牙高度不能达到咬合平面的现象。之所以出现这一现象是因为乳牙根部吸收时会有新的牙骨质和牙槽骨沉积，而且，乳牙根部的吸收并不是连续的，而是在“进行”与“静止”间相互交替。如果这种过程过于活跃，便会产生过多的牙槽骨，导致根部和骨骼之间的粘连，从而阻止根部吸收，乳牙便被固定在这个位置，但周围的牙槽骨却在继续生长，附近相邻牙齿也在不断替换萌出。这样一来，与周围的牙齿和牙槽骨相比，该乳牙便会表现出类似于“下沉”的现象（图 2-11）。这种“下沉”现象会导致乳牙逾期不脱落，继而影响继替恒牙的萌出，引起错𬌗畸形的发生。

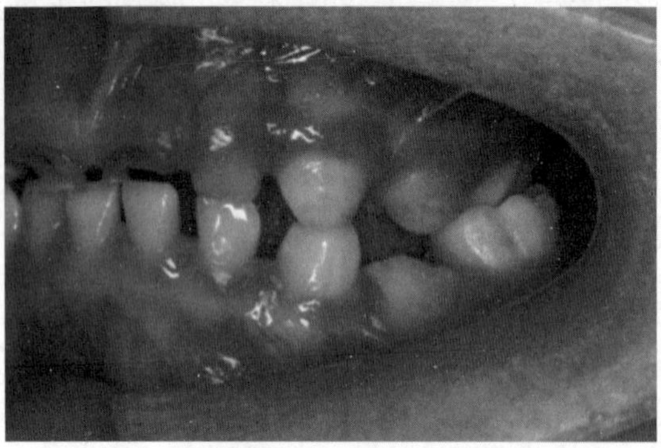

图 2-11　乳牙下沉

（四）乳尖牙磨耗不足（insufficient attrition of primary canine）

正常情况下，乳牙完全萌出后，在咀嚼力的作用下，某些原本尖锐的牙尖会逐渐发生磨耗，若因食物柔软或其他因素导致乳尖牙的磨耗比其他牙齿少时，便称为乳尖牙磨耗不足。当乳尖牙磨耗不足的时候，它常会高出咬合平面，在咬合过程中，这样的乳尖牙就容易出现早期接触，进而引发创伤性疼痛。为了躲避这种疼痛，患儿在进行咬合动作时，身体会本能地让下颌向前方或者侧方伸展。这种下意识的动作持续下去，就会导致假性下颌前突、偏殆或者反殆的情况出现。临床上若遇到此类情况，只需将乳尖牙高出咬合平面的部分磨除即可。

（五）恒牙早失（early loss of permanent tooth）

在青少年时期，由于创伤、龋齿、炎症或误拔等因素引起的恒牙丧失被称为恒牙早失。恒牙早失后，相邻的牙齿会逐渐移向缺牙间隙，对颌牙也会伸长，引起咬合紊乱现象。第一磨牙在青少年建殆期尤为重要，保证了建殆时期的咬合高度，若第一磨牙早失，势必会对青少年建殆有一定的影响。

当第一磨牙过早缺失时，如果第二磨牙还未萌出，那么第二磨牙的牙胚有可能在颌骨内向前移动，进而占据第一磨牙原本的位置，这无疑是最为理想的状况。然而，如果第一磨牙早失的情况发生在第二磨牙已经萌出，但咬合关系尚未完全建立的时候，第二磨牙就会朝着近中方向倾斜移位，第二前磨牙也会往远中方向倾斜移位，如此一来，第一磨牙缺失所留下的间隙，就会被不规则地占据，从而引起咬合紊乱。同时，由于对颌牙的伸长，更是加重了这种紊乱。此外，还有一种情形，如果第一磨牙在替牙期就过早缺失，咀嚼力便会全部集中在第一、二乳磨牙上，乳磨牙便存在被压低的风险，进而有可能导致后部牙槽骨高度的增长受到限制，最终出现前牙深覆殆。

恒尖牙早失在临床中较少发生。恒尖牙除了正常的撕裂食物功能，还起到了维护牙弓形态、保持颜面美观的作用。若恒尖牙过早丧失，除了破坏牙弓形态和功能，还会损害颜面的美观，特别是上颌尖牙，起到了支撑口角的作用，当上颌一侧尖牙早失时，便会出现颜面不对称。

（六）恒牙早萌（early eruption of permanent tooth）

替牙期间，恒牙萌出时间早于正常称为恒牙早萌。此时，恒牙牙根可能尚未发育成熟，附着不牢固且容易发生根尖的感染。这样的恒牙不但无法承担咀嚼功能，还会因为咀嚼力的作用导致恒牙早失，继而引起一系列错殆畸形。

（七）恒牙萌出顺序紊乱（irregular eruption sequence of permanent tooth）

恒牙萌出遵循特定次序，但遗传因素、乳牙过早缺失及乳牙根尖炎症等都可能致使恒牙萌出顺序出现紊乱。恒牙萌出顺序对维持咬合关系的稳定起着举足轻重的作用，正常的萌出顺序是正常咬合形成的关键，一旦萌出顺序异常，就极有可能导致错殆畸形发生。

正常的恒牙萌出顺序：①上颌，6、1、2、4、（3、5）、7、8。②下颌，（6、1）、2、3、4、（5、7）、8。其中括号表示可同时萌出，下颌牙萌出略早于上颌同名牙。

恒牙萌出顺序紊乱与错殆畸形的关系：上颌第一磨牙若早于下颌同名牙萌出，容易造成远中错殆；而上颌第二磨牙若比前磨牙和尖牙更早萌出，就会导致上颌第一磨牙朝着近中方向倾斜移位，致使上颌牙弓长度缩短，如此一来，后续前磨牙和尖牙萌出时，由于位置空间不够，便会出现牙列拥挤的情况。

（八）恒牙异位萌出（ectopic eruption of permanent tooth）

恒牙在萌出过程中偏离正常位置称为异位萌出（图 2-12），以第一磨牙及上颌尖牙较为多见，多因萌出位置不足或牙胚位置偏移导致。恒牙异位萌出后会造成个别牙齿错位或牙列拥挤畸形。

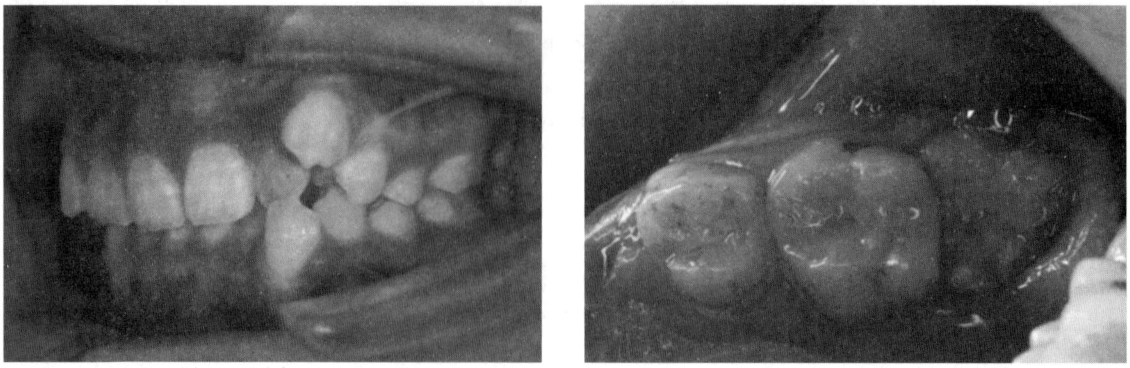

图 2-12 恒牙异位萌出

四、功能异常

口腔的主要功能是咀嚼食物，除了咀嚼，口腔还具备吞咽、呼吸、言语等辅助功能。儿童生长发育的过程中，颌骨、牙、面部肌肉的发育障碍会导致口腔功能不能正常发挥；而口腔功能出现异常时，也会对颌骨、牙、面部的生长发育造成影响，引发错㖞畸形。简单来说，功能和形态相辅相成，相互影响。

功能平衡理论认为，正常情况下，作用在牙齿上的力基本是平衡的。生活中，牙齿要参与咀嚼、吞咽、发音等正常生理活动，但却并未发生移动，只有持续作用时间每天约 6 小时的轻力，才能引发平衡失调导致牙齿移动。所以，持续时间短、力值较大的咀嚼力根本不足以令牙齿移动，反倒是放松状态下口唇、颊肌、舌肌对牙齿持续的轻力才是致使牙齿移动的关键因素。正常吞咽和说话时，舌肌、口唇与牙齿产生的间隙压力对牙齿位置的影响并不大，但当口腔功能（咀嚼、吞咽、吮吸、呼吸等）出现异常时，会致使口腔颌面部对应的部位，受到强度过高或过低的功能刺激，进而引发形态上的异常变化，导致错㖞畸形的发生。

（一）咀嚼功能异常

咀嚼功能异常也称为咀嚼功能障碍，指在咀嚼过程中无法正常将食物嚼碎，是咀嚼力下降的表现。口周咀嚼肌群在发挥咀嚼功能的过程中，会对牙齿、颌骨及面部施加适宜的功能性刺激，推动它们正常发育。一旦咀嚼功能出现异常，咀嚼力量就会随之降低，这不仅会致使咀嚼肌群的结构产生退化，还会使上下颌骨得不到足够的刺激而出现发育不良，造成错㖞畸形。

现代饮食结构并不利于咀嚼功能的有效发挥，这也是错㖞畸形发病率越来越高的原因之一。研究表明，过软过细的食物无法充分刺激咀嚼器官促进其发育，对于生长发育期的青少年儿童而言，饮食除了要考虑营养性，日常应多挑选富含纤维、质地粗糙且耐咀嚼的食物，借助这类食物更高效地锻炼口腔咀嚼功能，助力颌骨、牙齿及面部的正常发育，预防错㖞畸形的出现。

（二）异常吞咽

吞咽是食团由舌背通过咽、食管到达胃部的过程，这属于正常的口腔生理功能活动，依赖舌体、口周肌群、咽、喉等组织协同配合才能完成。正常吞咽时，口周咀嚼肌收缩，使上下颌牙列在正中关系位紧密固定，同时上下唇自然闭合，舌体处于牙弓内，与牙齿舌面、硬腭接触。固有口腔内部，舌体向牙弓施加压力，而唇颊肌从外侧对牙弓施压，这两种压力趋于平衡，保障了牙弓的正常生长。正常吞咽动作时面部表情呈放松状态（图 2-13）。

异常吞咽，实则是一直延续的婴儿式吞咽。婴儿阶段，乳牙未完全萌出，发育相对超前的舌体填满整个口腔，与硬腭及上下唇紧密贴合。婴儿依靠唇、舌及下颌的协同运动来完成吞咽动作。婴儿吃奶，特别是使用奶瓶人工喂养时，舌体处在上、下颌牙槽嵴中间，吞咽时会与唇肌接触，这是婴儿独有的吞咽模式。伴随牙齿的萌出和颌骨的生长，这种吞咽方式会慢慢过渡为正常吞咽，此时舌体不再占据整个口腔，吞咽过程中也不再与唇肌接触。

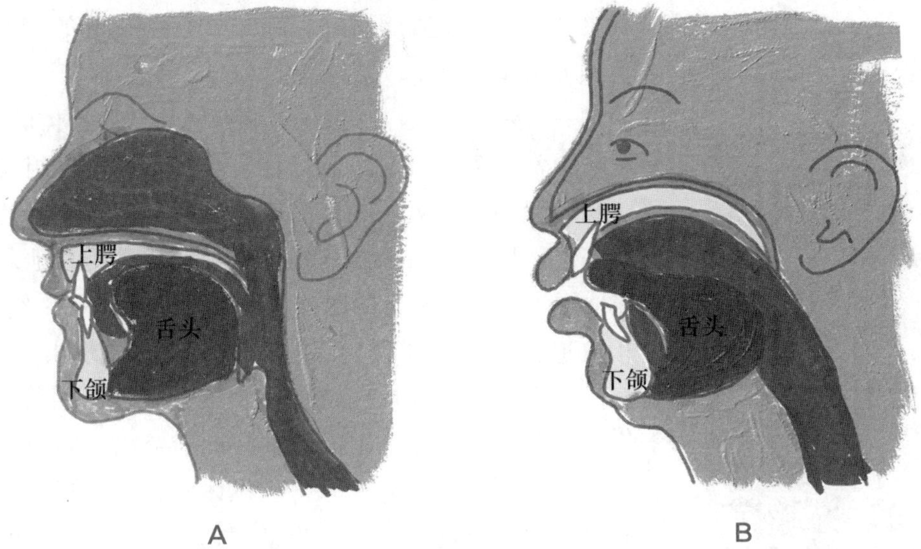

图 2-13　正常吞咽与异常吞咽方式

A. 正常吞咽；B. 异常吞咽。

然而，部分患儿因特定因素，致使婴儿式吞咽持续存在，进而演变为异常吞咽。在异常吞咽状态下，舌体依旧处在上、下颌牙列中间，致使上、下牙列无法正常咬合，上下唇也无法正常闭合，面部表情肌还会产生异常活动。此时，牙弓内外压力原本的动态平衡被破坏，错殆畸形就容易出现，其中较为典型的是上颌牙弓前突及前牙开殆；如果舌体两侧同样位于上、下后牙之间，便会形成后牙开殆畸形。

（三）吮吸功能异常

吮吸功能是婴儿获取营养不可缺少的能力，对婴儿时期的成长极为关键。哺乳与婴儿颌骨的发育密切相关。婴儿刚诞生的时候，下颌骨处于上颌骨的远中位置。母乳喂养能对下颌骨产生一定的功能性刺激，促使下颌骨调整至中性位置。但人工喂养也许会因奶瓶放置不正、喂养姿势有误等因素，导致婴儿下颌前伸不够或者前伸过度，进而出现下颌后缩或者下颌前突的情况。此外，在吮吸期间，翼外肌的功能状态与错殆畸形的形成也存在某种关联，例如，当翼外肌功能欠佳时，可能会出现远中错殆；而翼外肌功能过强时，则会引发近中错殆。

（四）呼吸功能异常

呼吸是指气体的交换，正常的呼吸功能依靠鼻腔完成，气体从鼻腔进入。正常的呼吸功能不仅使机体获得了足够的氧气，维持了机体的生命活动，还促进了颌面部的正常生长发育。在某些生理条件下，为了获得更多的氧气，机体也会选择性地使用口呼吸。例如，运动时，机体氧气需求量增加，单纯的鼻呼吸摄入的氧气不足以维持高强度的运动，呼吸形式便会转换为口呼吸，但这并不会影响颌面部的正常发育。

然而，出现慢性鼻炎、鼻窦炎、慢性呼吸道感染等疾病时，正常的鼻腔通道被部分或者全部堵塞，患儿只能长时间被迫使用口腔来呼吸，便会引起颌面部及𬌗的发育畸形。一方面，口呼吸时，下颌骨下移，舌体被向下牵引，上颌牙弓内侧失去舌肌力量的支持，而牙弓外侧由于面颊部肌张力的增加受到异常压迫，牙弓内外压力失衡，上颌牙弓的宽度便不能正常发育；另一方面，由于口呼吸，气体从口腔经过，腭顶的正常下降也会受到一定的影响。因此，口呼吸引起的畸形可表现为牙弓狭窄、腭盖高拱、上颌牙列拥挤、上颌前突畸形、下颌后缩等。

微课：腺样体肥大与错𬌗畸形的关系

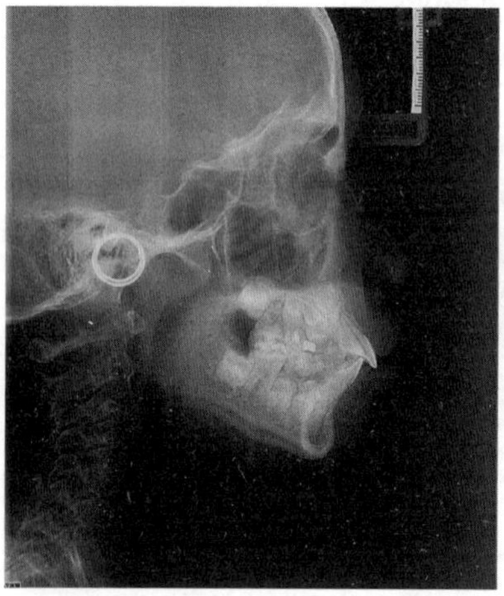

图 2-14　腺样体肥大的影像学表现

在一系列可导致口呼吸的鼻腔疾患中，腺样体肥大（图 2-14）是正畸中常遇到的问题。腺样体是鼻咽部的淋巴组织，位于鼻咽顶壁和后壁的交界处，在幼儿时期明显，随着年龄的增长会逐渐退缩。但如果儿童时期腺样体发生炎症或遭受其他刺激便会造成腺样体增生肥大，肥大的腺体向前会阻塞后鼻孔，使鼻呼吸受阻，患儿被迫转变为口呼吸。腺样体肥大能够展现出一种特殊面容，即腺样体面容（adenoid facies），其表现如下：用口呼吸、鼻根处下陷、鼻翼出现萎缩、上颌的前牙向前突出、腭盖高拱、牙列拥挤、下颌后缩等。此外，当腭扁桃体肥大时，咽喉腔隙变窄，患儿会出现呼吸困难的症状，为了减轻这种呼吸困难的状况，舌体会向前伸，让舌根离开会厌，与此同时，下颌也会被带着向前。如果这种情况长时间持续，就会导致下颌前突畸形。

（五）肌功能异常

口周肌群及面部肌群的功能对牙齿、颌骨结构的发育有一定影响，主要体现在下列两个方面：一是通过肌功能活动影响附着处骨骼的生长和改建；二是正常功能下，使下颌骨向下或向前生长。在儿童的生长发育时期，倘若肌肉群遭受损伤或者出现功能异常，那么与之相对应部位的骨骼，其生长发育也会被波及。

肌肉过度收紧会对骨骼生长起到抑制作用。例如，胸锁乳突肌出现强直性收缩，就会让头部发生歪斜，面部骨骼的生长也会受到限制，进而导致面部不对称的情况出现。与之相反，若是肌肉萎缩，就会引发肌无力的症状，使得下颌出现移位，下颌在垂直方向上过度生长、后牙萌出过度，还会出现前牙开𬌗等问题。

五、口腔不良习惯

习惯是指积久养成的生活方式，也就是在特定的间隔时段里，有意或者无意地不断重复一模一样的动作，而且这种情况长期持续存在。口腔不良习惯（oral habits）就是影响口腔结构生长发育并存在一定危害性的持续性相同动作，常会引起口腔颌面部功能的异常，破坏牙列、颌骨正常的发育环境。儿童口腔不良习惯是造成错𬌗畸形的重要病因之一，错𬌗畸形的发生发展与口腔不良习惯持续的时间、发生的频率等因素密切相关。比较常见的口腔不良习惯有吮指习惯、舌习惯、唇习惯、偏侧咀嚼习惯、咬物习惯等。在众多口腔不良习惯中，比较特殊的是托腮、不良睡姿等习惯，虽不在口腔内发生，却对口腔颌面部发育有着一定影响，亦会造成不同程度的错𬌗畸形。

▶知识拓展

不良睡姿与错𬌗畸形的发生

不良睡姿对颌骨和牙齿的发育有显著影响，在青少年儿童颌骨及牙列生长发育期间若出现不良睡姿，则可能导致多种错𬌗畸形的发生。如果儿童经常趴着睡觉，特别是仰头姿势趴着睡觉，可能会导致下颌骨的过度前伸，引起反𬌗畸形；如果是低头姿势趴着睡觉，则可能会导致下颌骨发育不足，出现下颌后缩畸形。长期同一方向侧卧睡姿会使受压迫的一侧面部发育障碍而出现颜面不对称。使用过高枕头亦是不良睡姿的一种，枕头过高时，下颌位置会向前向上抬，长此以往，下颌骨的发育便会受到影响，导致错𬌗畸形的发生。

（一）吮指习惯（finger-sucking habits）

吮指习惯即吮吸手指。研究表明，吮指是胎儿尚在宫腔内便会存在的动作，一般情况下 3 岁前有吮指习惯可视为正常。但一些孩子常会在压力过大或缺乏安全感时吮吸手指，如果 3 岁后这种习惯不但未消失，反而持续存在且达到一定强度，便会引发明显的错𬌗畸形。

吮指习惯引发的错𬌗畸形类型和吮指的部位、吮吸时的姿势息息相关。其严重程度主要取决于吮吸持续的时间长短和频率高低。如果患儿长时间吮吸拇指，在吮指过程中，舌体处于较低位置，这样就会使舌肌对上颌牙弓内侧的力量减弱。同时，由于吮吸力的作用，两侧颊肌会发生收缩，从而对上颌牙弓外侧形成一定的压力（图 2-15），内外压力的失衡便会出现上颌牙弓狭窄、上颌前牙前突、开唇露齿等。此外，吮吸拇指时，若上、下颌前牙处于萌出阶段，则会影响上、下颌前牙的萌出，造成前牙圆形开𬌗。

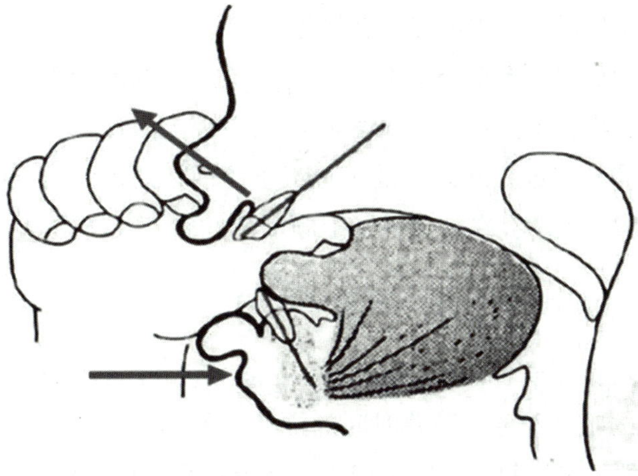

图 2-15　过度吮指对口腔及其周围组织造成异常压力示意

如果患儿长期吮小指或示指，有可能会出现局部小开㓭的情况。如果在此基础上又出现了伸舌习惯，开㓭的程度就会进一步加重。长期有吮指习惯的儿童，手指上通常会有胼胝，这也是用于判断是否有吮指习惯的关键标志之一。

吮指习惯导致错㓭畸形的发生和发展程度和施加在牙齿上的力量大小关联不大，主要是和这种习惯持续的时间及出现的频率有关。假如一个儿童每次吮指的力量很大，但是吮指持续的时间很短，而且频率也不高，那么就不会引发很严重的错㓭畸形；相反，若该儿童吮指持续时间很长，甚至含着手指睡觉，那么就算他吮指的力度再小，也势必会造成较为严重的错㓭畸形。

（二）舌习惯（tongue habits）

舌习惯是指舌体在口腔内反复进行某些不正常的动作，这些动作若长时间存在便会对颌面部骨骼和牙齿的发育产生不良影响。常见的舌习惯包括舔牙、吐舌或伸舌等。舌习惯种类不一，性质不同，所致错㓭畸形的机制与表现也各不相同。

舔牙习惯即儿童在换牙期常会用舌尖舔初萌的恒牙，舌体会给初萌的恒牙一个向外的力，就有可能造成局部的开㓭；若舔下颌前牙则会引起下颌前牙唇倾及牙间隙，严重的甚至会出现前牙反㓭；若儿童舔的是上颌前牙，有可能致使上颌前牙朝着唇侧倾斜，出现深覆盖之类的问题；若舔牙习惯在上下颌前牙区域同时出现，那么就会引发双牙弓或者双颌前突畸形。

伸舌习惯指儿童将舌头伸出放在上、下颌前牙之间，这种动作会压低上、下颌前牙，造成局部开㓭；由于舌体的形状是中间厚、两边薄，所以会形成前牙呈梭形的开㓭间隙。若舌体向前面伸展，下颌也会跟着向前移位，进而导致下颌前突畸形或者反㓭。

（三）唇习惯（lip habits）

经常咬嘴唇这一行为被称作唇习惯，这种情况在女孩中较为常见。唇习惯可能会和吮指之类的不良习惯同时出现。单纯的唇习惯包含咬下唇习惯、咬上唇习惯及覆盖下唇习惯。

当咬下唇的时候，下唇处于上颌前牙的舌侧和下颌前牙的唇侧。这样一来，上颌前牙所受的舌向压力与下颌前牙所受的唇向压力都会增大，从而会引起上颌前牙向唇侧倾斜或者前突，还会造成上颌牙列出现间隙；而下颌牙弓及下颌骨由于唇向压力的存在，向前发育会受到阻碍，引起下颌骨的发育不足，造成下颌后缩畸形或下颌前牙区拥挤等。

咬上唇时，错㓭畸形形成机制与咬下唇相反。上唇位于下颌前牙舌侧和上颌前牙的唇侧，压力的存在可造成前牙开㓭、上颌前牙舌倾、下颌骨前突及近中错㓭等。

覆盖下唇习惯是指下唇自然放松状态时处于上、下颌前牙之前，被上颌前牙覆盖，这是严重的深覆盖所致。此时由于下唇压力的存在，加重了上颌前牙的唇倾及下颌远中错㓭的程度。

（四）偏侧咀嚼习惯（unilateral chewing habits）

在一侧后牙因为龋齿、炎症或者缺失等情况，没办法进行正常咀嚼功能的时候，就只能依靠健康一侧的牙齿来完成全部的咀嚼任务，随着时间的推移，偏侧咀嚼的习惯就形成了。在偏侧咀嚼期间，下颌骨会朝着咀嚼的那一侧倾斜，下颌中线也会慢慢偏移，咀嚼侧的咬合关系会逐渐变成远中，而失用侧的咬合关系则会逐渐变为近中，这样一来，面部就会出现偏斜、不对称的情况。若偏侧咀嚼习惯发生在青少年儿童生长发育期，还会影响咀嚼器官的正常发育，咀嚼侧由于功能刺激发育良好，但失用侧却因缺乏功能刺激而发育不足，患儿便会出现颜面骨骼结构的不对称。

（五）咬物习惯（biting habits）

儿童经常用牙齿咬嚼各类非食物的物品（如玩具、铅笔、指甲等）习惯称为咬物习惯。这些习惯短时间不会产生不良影响，如果长时间存在便会影响口腔颌面部的生长发育。由于咬物时，物品存在于上、下颌牙之间，所以常形成局部开殆。

六、外伤

颌面部的外伤也是错殆畸形的病因之一。例如，乳牙外伤除了会导致乳牙早失，还会影响继替恒牙胚的生长发育而出现恒牙大小形态异常、恒牙阻生等；恒牙外伤会引起恒牙的移位、早失，从而出现牙列不齐、咬合紊乱等。此外，颌骨的外伤亦会使颌骨骨折、颌骨变形，引起牙错位、开殆、下颌偏斜等错殆畸形。

在颌面部的外伤中，髁突骨折是儿童颌面部骨折中较常见的类型之一。髁突位置特殊，骨质薄弱，外伤后疼痛也较轻，多数不易被察觉。但髁突骨折也比较容易恢复，大部分髁突骨折的儿童下颌骨都能正常生长发育且不出现错殆畸形。少数情况下，单侧髁突骨折有可能会导致患侧下颌骨发育异常，患儿颏部偏向患侧；双侧髁突骨折时，下颌支高度不足便会出现开殆畸形。

考试知识点总结　　**本章小结**

协和云课堂……　拓展练习及参考答案

（程　芳）

教学课件

第三章　错𬌗畸形的分类

学习目标

素质目标

（1）具备严谨科学的职业态度，精准运用错𬌗畸形分类标准分析病例，杜绝主观臆断。

（2）具备批判性思维，对比不同分类法的优劣并探索优化方向。

（3）增强人文关怀，关注患者因错𬌗畸形产生的心理问题，提供心理支持。

知识目标

（1）掌握：安氏错𬌗畸形分类法。

（2）熟悉：安氏错𬌗畸形分类法的优缺点。

（3）了解：毛燮均错𬌗畸形分类法、Moyers 错𬌗畸形分类法。

能力目标

（1）能参照安氏错𬌗畸形分类法为常见错𬌗畸形合理分类。

（2）能说出安氏错𬌗畸形分类法和毛燮均错𬌗畸形分类法的优缺点。

案例导入

【案例】

1．患儿，女，12 岁。因牙齿不齐前来就诊。口腔检查：直面型，均角；恒牙𬌗；前牙牙列拥挤，11、21 唇向错位，上颌牙列拥挤约 6mm，下颌牙列拥挤约 10mm。双侧第一磨牙均为中性关系，即上颌第一磨牙的近中颊尖咬合于下颌第一磨牙的近中颊沟。

2．患者，男，18 岁。因上牙前突，影响美观前来就诊。口腔检查：凸面型，恒牙𬌗；上唇闭合不全，开唇露齿；上颌前牙唇倾，前牙深覆盖约 9mm；双侧上颌第一磨牙近中颊尖咬在下颌第二前磨牙和第一磨牙之间。

3．患儿，男，10 岁。因前牙“地包天”就诊。口腔检查：面中部凹陷，侧面观呈凹面型，高角；替牙𬌗；前牙反𬌗，下颌前牙舌倾，上颌前牙唇倾，反覆盖为 3mm，反覆𬌗较深；双侧上颌第一磨牙近中颊尖咬在下颌第一磨牙和第二磨牙之间。

【问题】

参照安氏错𬌗畸形分类法的分类依据，上述 3 个病例分别属于哪一类错𬌗？

·核心知识拆解·

临床上，错𬌗畸形的表现多种多样，发病原因也各不相同，为了便于临床诊断治疗和学术交流研究，口腔正畸学发展一个多世纪以来，国内外众多学者对各种错𬌗畸形提出了多种分类方法。目前，常用的分类法主要有安氏错𬌗畸形分类法、毛燮均错𬌗畸形分类法和 Moyers 错𬌗畸形分类法等。

微课：安氏错𬌗畸形分类法核心解读

第一节　安氏错𬌗畸形分类法

现代口腔正畸学的创始人 Angle 医师在 1899 年提出的错𬌗畸形分类法，被称为安氏错𬌗畸形分类法，是目前国际上公认的、应用最为广泛的一种分类方法，至今已经被应用了一个多世纪。Angle 指出，上颌第一磨牙是𬌗的关键，各类错𬌗畸形的发生都是因为下颌或下颌牙弓在近远中方向上发生了错位而引起的。理由是，上颌第一磨牙不易发生错位，因为它位置恒定，位于上颌骨的颧突根之下，而上颌骨与颅骨相连，也不会发生错位。基于此，他以上颌第一磨牙为基准，将错𬌗畸形分为三大类型，即中性错𬌗、远中错𬌗与近中错𬌗。安氏错𬌗畸形分类法的提出在口腔正畸学发展过程中有重要的里程碑意义，它不仅是一种错𬌗畸形分类方法，也是对自然牙列的第一次清晰而简要的阐明。

一、安氏Ⅰ类错𬌗——中性错𬌗

中性错𬌗时上下颌骨或牙弓的近、远中关系正常，即上下颌第一磨牙为中性关系，在正中咬合时，上颌第一磨牙的近中颊尖咬合于下颌第一磨牙的近中颊沟内。若磨牙为中性关系，其他牙齿排列整齐无错位，则称为正常𬌗；若磨牙为中性关系，但牙列中其他牙齿存在错位表现为拥挤、上颌前突、双颌弓前突、前牙反𬌗、前牙深覆𬌗或后牙颊舌向错位等，则称为中性错𬌗或安氏Ⅰ类错𬌗（图 3-1）。

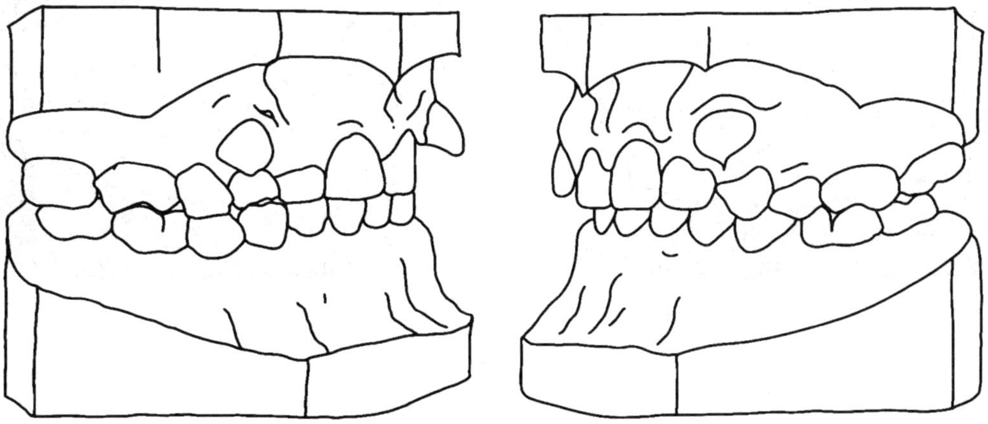

图 3-1　安氏Ⅰ类错𬌗——中性错𬌗

二、安氏Ⅱ类错𬌗——远中错𬌗

远中错𬌗时下颌或下颌牙弓处于远中位置，即磨牙为远中关系。根据下颌或下颌牙弓远中错位的程度，又分为轻度远中错𬌗和完全远中错𬌗。若下颌或下颌牙弓仅向远中轻微错位了 1/4 个磨牙的距离，致使上下颌第一磨牙的近中颊尖相对，则称为轻度远中错𬌗；若下颌或下颌牙弓远中错位更为严重，致使上颌第一磨牙的近中颊尖咬合在下颌第一磨牙与下颌第二前磨牙之间，则称为完全远中错𬌗。远中错𬌗又根据前牙的位置关系不同，分为 1 分类和 2 分类。

（一）安氏Ⅱ类 1 分类错𬌗

磨牙为远中错𬌗，若上颌切牙唇向倾斜，则称为安氏Ⅱ类一分类错𬌗（图 3-2），简写为安氏Ⅱ^{1}，此类错𬌗可表现为上颌前牙前突、前牙深覆𬌗、深覆盖、开唇露齿等。

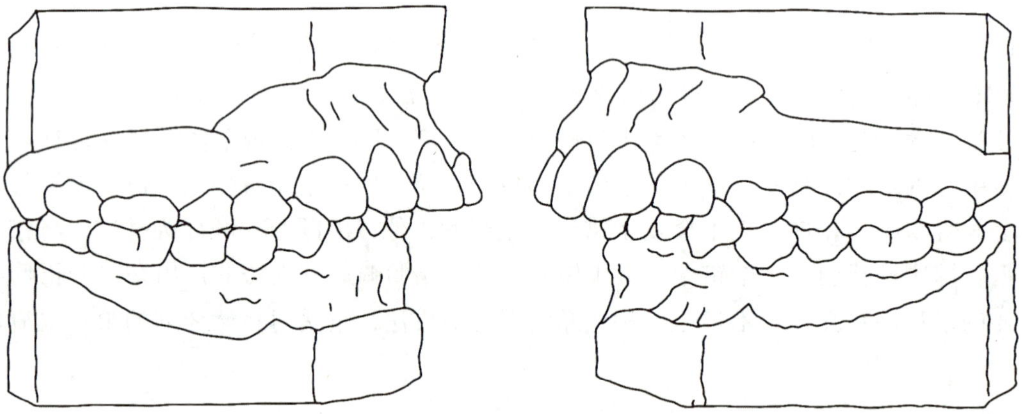

图 3-2　安氏Ⅱ类 1 分类错𬌗

若一侧磨牙为远中关系，但另一侧磨牙为中性关系，且上颌切牙唇向倾斜，则称为安氏Ⅱ类 1 分类亚类错𬌗（图 3-3），简写为安氏Ⅱ^{1S}。

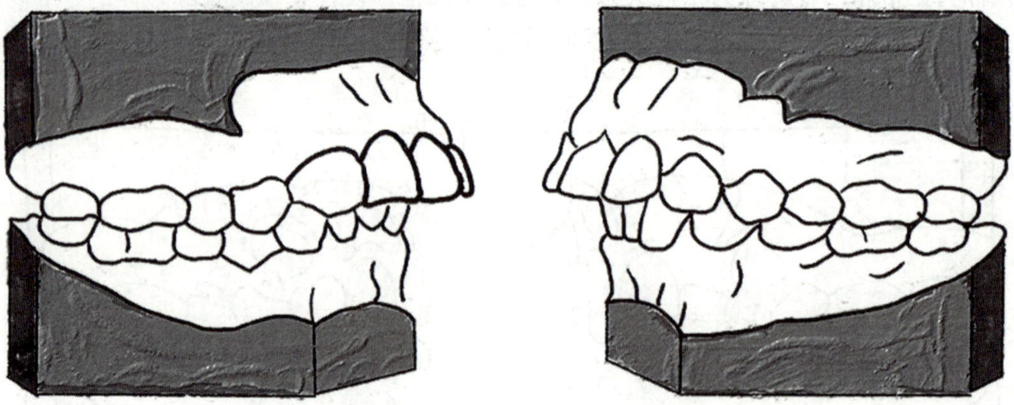

图 3-3　安氏Ⅱ类 1 分类亚类错𬌗

（二）安氏Ⅱ类 2 分类错𬌗

磨牙为远中错𬌗，若上颌切牙舌向倾斜，则称为安氏Ⅱ类 2 分类错𬌗（图 3-4），简写为安氏

Ⅱ [2]，此类错𬌗可表现为上颌前牙内倾、前牙深覆𬌗、面下 1/3 过短、颏唇沟较深等。

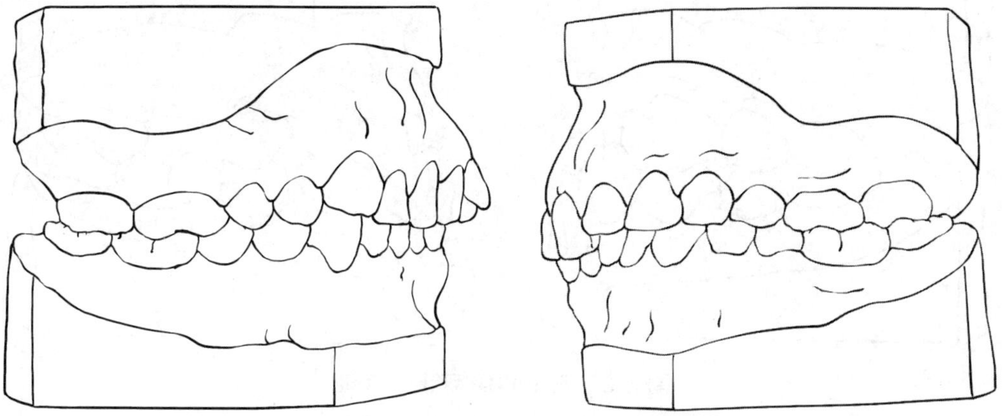

图 3-4　安氏Ⅱ类 2 分类错𬌗

若一侧磨牙为远中错𬌗，但另一侧磨牙为中性关系，且上颌前牙舌向倾斜，则称为安氏Ⅱ类 2 分类亚类错𬌗（图 3-5），简写为安氏Ⅱ [2S]。

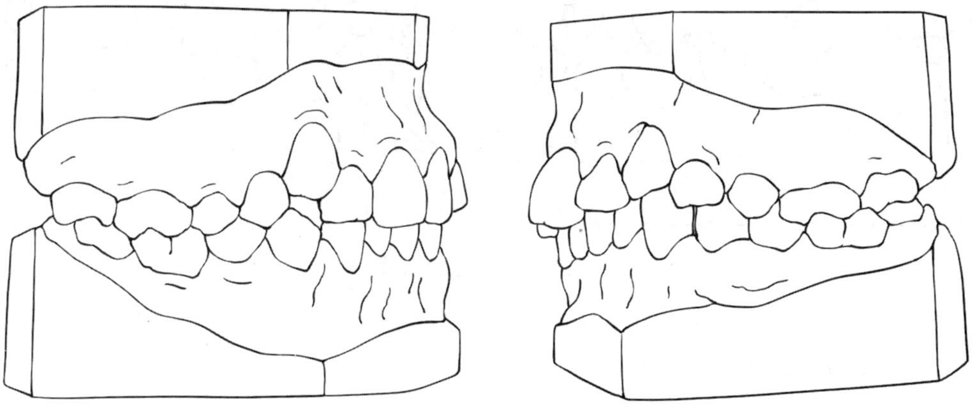

图 3-5　安氏Ⅱ类 2 分类亚类错𬌗

三、安氏Ⅲ类错𬌗——近中错𬌗

近中错𬌗时下颌或下颌牙弓处于近中位置，磨牙为近中关系。根据下颌或下颌牙弓近中错位的程度，分为轻度近中错𬌗和完全近中错𬌗。如果下颌或下颌牙弓仅近中错位 1/4 个磨牙的距离，致使上颌第一磨牙的近中颊尖与下颌第一磨牙的远中颊尖相对，则称为轻度近中错𬌗；若下颌或下颌牙弓近中错位更为严重，以至于上颌第一磨牙的近中颊尖咬合在下颌第一磨牙与第二磨牙之间，则称为完全近中错𬌗（图 3-6）。

若一侧磨牙为近中错𬌗，但另一侧磨牙为中性关系，则称为安氏Ⅲ类亚类错𬌗（图 3-7）。

安氏Ⅲ类错𬌗可表现为前牙对刃、反𬌗或开𬌗，面型可表现为凹面型、上颌后缩或 / 和下颌前突等。

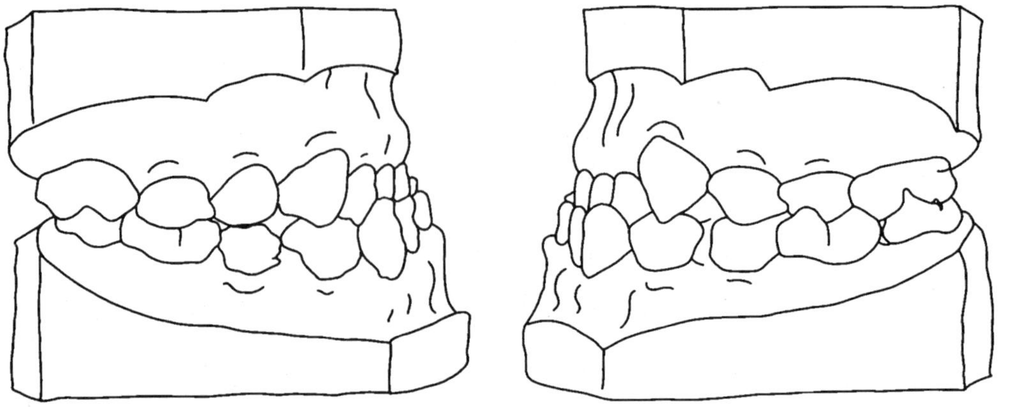

图 3-6　安氏Ⅲ类错𬌗近中错𬌗

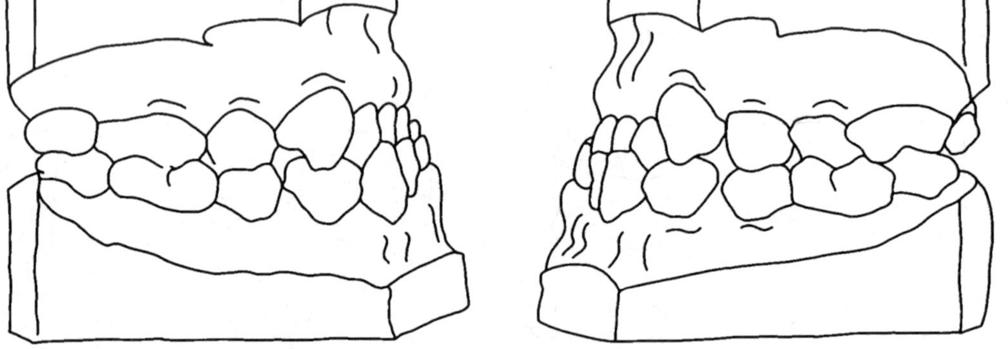

图 3-7　安氏Ⅲ类亚类错𬌗

四、安氏错𬌗畸形分类法的评价

安氏错𬌗畸形分类法有一定的理论基础，简单明了，便于学习和应用，对临床诊断和治疗设计有一定的指导意义。到目前为止，仍是世界范围内应用最广泛的一种错𬌗畸形分类方法。但是，由于认识上的局限性，该分类法也存在着一些不足之处。

1. 上颌第一磨牙的位置并非绝对恒定不变　安氏错𬌗畸形分类法是以“上颌第一磨牙的位置恒定不变”为前提对错𬌗畸形进行分类的。而实际上上颌第一磨牙的位置并非绝对稳定，也会因为某些因素的影响而发生移位。例如，上颌第二乳磨牙早失后，若未及时干预，其远中的第一磨牙则会向近中移动，临床上可表现为磨牙远中关系而被诊断为安氏Ⅱ类远中错𬌗。因此，对于某些远中错𬌗，也可能由于上颌第一磨牙或上颌牙弓的位置发生了近中移动，而非绝对是下颌或下颌牙弓远中错位所引起。

2. 错𬌗畸形形成机制考虑不全　该分类法仅考虑了上下颌骨或牙弓在近远中方向上的错位，而没有考虑到牙、颌、面在长、宽、高三维方向上形成错𬌗畸形的综合机制。错𬌗畸形的发生不仅包括牙、牙弓、颌骨与颅部结构在矢状向上的异常，也常伴有垂直向及横向关系的异常。因此，错𬌗畸形的分类也应从长、宽、高三维方向全面考虑。此外，对于现代人类来说，牙列拥挤是常见畸形之一，是由于牙量与骨量的不调这一矛盾造成的，这也是错殆畸形形成的重要机制之一，但安氏错殆畸形分类法并未将该因素考虑进去，忽略了牙量、骨量不调导致错殆畸形这一重要机制。

第二节 毛燮均错殆畸形分类法

毛燮均错殆畸形分类法是我国口腔正畸学科奠基人之一毛燮均教授在1959年提出来的，他根据多年对人类咀嚼器官进化过程的研究，结合咀嚼器官为立体结构的观点，综合考虑错殆畸形的发生机制、主要症状和矫治原则，提出新的分类方法，被后人称为毛燮均错殆畸形分类法。1978年，该分类法又得到了进一步补充完善，具体分类如下。

一、第Ⅰ类——牙量骨量不调

（一）第1分类（$Ⅰ^{1}$）（图3-8）

（1）发病机制：牙量大于骨量。
（2）主要症状：牙列拥挤、牙齿错位。
（3）矫治原则：扩大牙弓，推磨牙向后，拔牙矫治或邻面去釉。

（二）第2分类（$Ⅰ^{2}$）（图3-9）

（1）发病机制：牙量小于骨量。
（2）主要症状：牙间隙，牙列稀疏。
（3）矫治原则：缩小牙弓或集中间隙结合修复治疗。

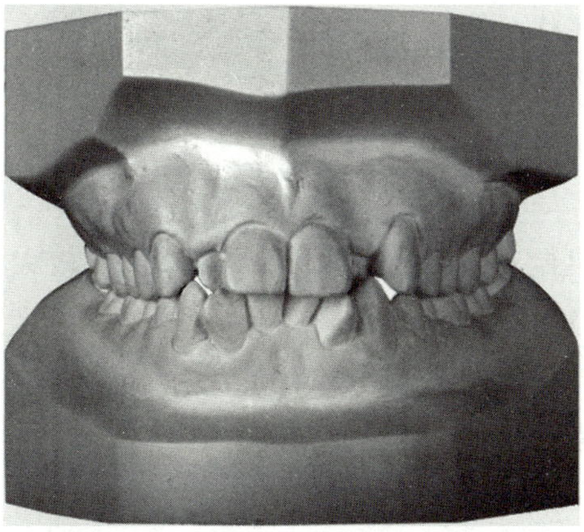

图3-8 毛燮均$Ⅰ^{1}$类错殆畸形模型

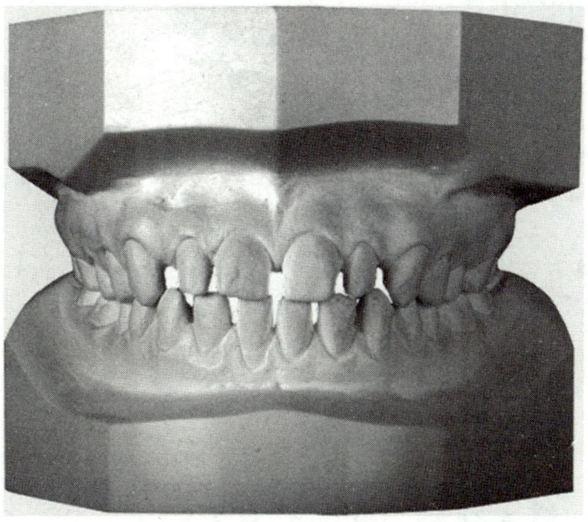

图3-9 毛燮均$Ⅰ^{2}$类错殆畸形模型

二、第Ⅱ类——长度不调

（一）第 1 分类（Ⅱ¹）——近中错𬌗（图 3-10）

（1）发病机制：上颌或上颌牙弓长度较小，或 / 和下颌或下颌牙弓长度较大。

（2）主要症状：磨牙为近中错𬌗，前牙为对刃或反𬌗，颏部可前突。

（3）矫治原则：矫治颌间关系。推下颌向后，或 / 和牵引上颌向前。

（二）第 2 分类（Ⅱ²）——远中错𬌗（图 3-11）

（1）发病机制：上颌或上颌牙弓长度较大，或 / 和下颌或下颌牙弓长度较小。

（2）主要症状：磨牙为远中错𬌗，前牙深覆盖，颏部可后缩。

（3）矫治原则：矫治颌间关系。推上颌向后，或 / 和导下颌向前。

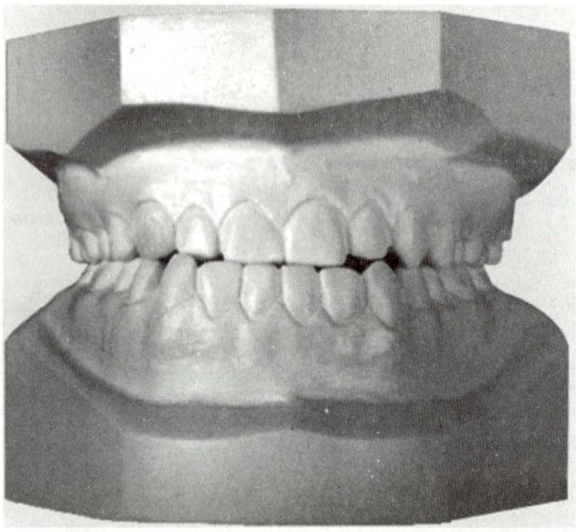

图 3-10　毛燮均Ⅱ¹类错𬌗畸形模型

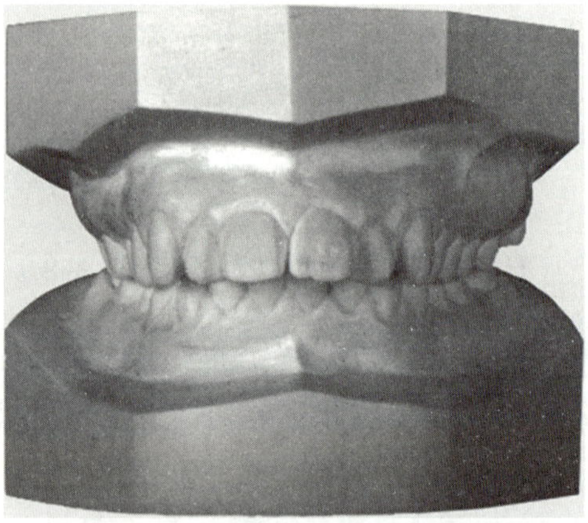

图 3-11　毛燮均Ⅱ²类错𬌗畸形模型

（三）第 3 分类（Ⅱ³）（图 3-12）

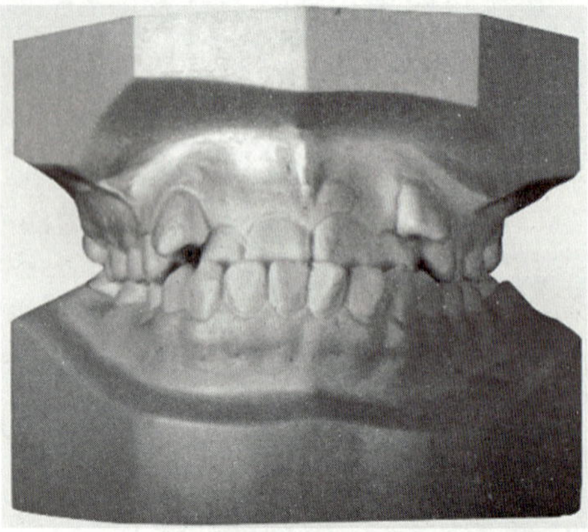

图 3-12　毛燮均Ⅱ³类错𬌗畸形模型

（1）发病机制：上颌或上颌牙弓前部长度较小，或 / 和下颌或下颌牙弓前部长度较大。

（2）主要症状：磨牙为中性关系，前牙反𬌗。

（3）矫治原则：矫治前牙反𬌗。

（四）第 4 分类（Ⅱ⁴）（图 3-13）

（1）发病机制：上颌或上颌牙弓前部长度较大，或 / 和下颌或下颌牙弓前部长度较小。

（2）主要症状：磨牙为中性关系，前牙深覆盖。

（3）矫治原则：矫治前牙深覆盖。

（五）第 5 分类（Ⅱ⁵）（图 3-14）

（1）发病机制：上下颌或上下颌牙弓长度过大。

（2）主要症状：双颌前突或双牙弓前突。

（3）矫治原则：拔牙矫治或邻面去釉，或推上下颌牙弓向后，以减小上下颌牙弓突度。

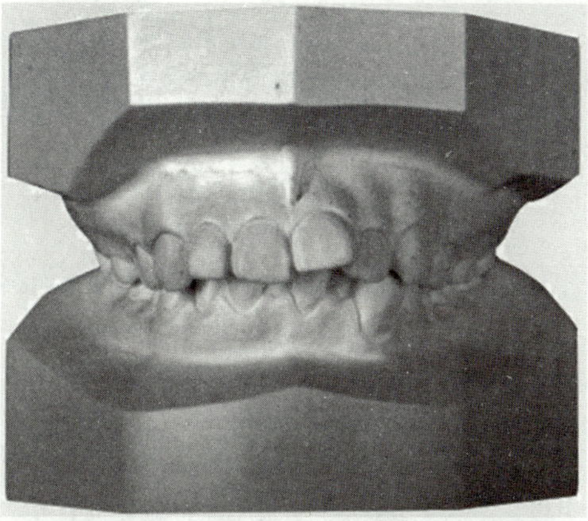

图 3-13　毛燮均Ⅱ⁴类错殆畸形模型

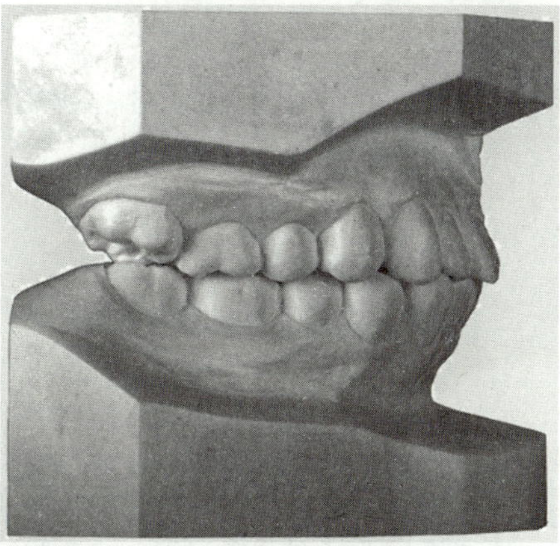

图 3-14　毛燮均Ⅱ⁵类错殆畸形模型

三、第Ⅲ类——宽度不调

（一）第 1 分类（Ⅲ¹）（图 3-15）

（1）发病机制：上颌或上颌牙弓宽度较大，或/和下颌或下颌牙弓宽度较小。

（2）主要症状：上颌牙弓宽于下颌牙弓，后牙深覆盖或正锁殆。

（3）矫治原则：缩小上颌牙弓宽度，或/和扩大下颌牙弓宽度。

（二）第 2 分类（Ⅲ²）（图 3-16）

（1）发病机制：上颌或上颌牙弓宽度较小，或/和下颌或下颌牙弓宽度较大。

（2）主要症状：上颌牙弓窄于下颌牙弓，后牙覆盖浅或反锁殆。

（3）矫治原则：扩大上颌牙弓宽度，或/和缩小下颌牙弓宽度。

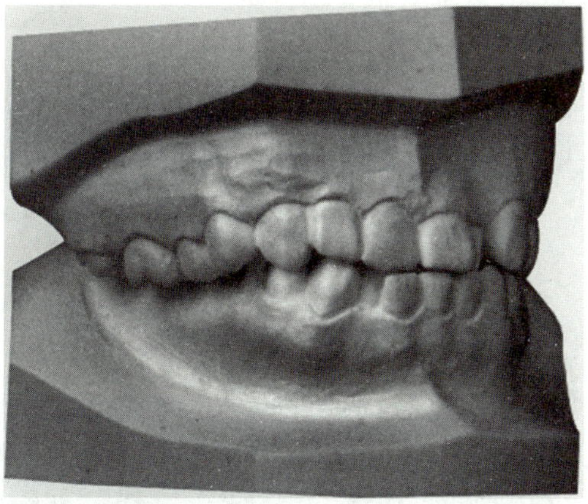

图 3-15　毛燮均Ⅲ¹类错殆畸形模型

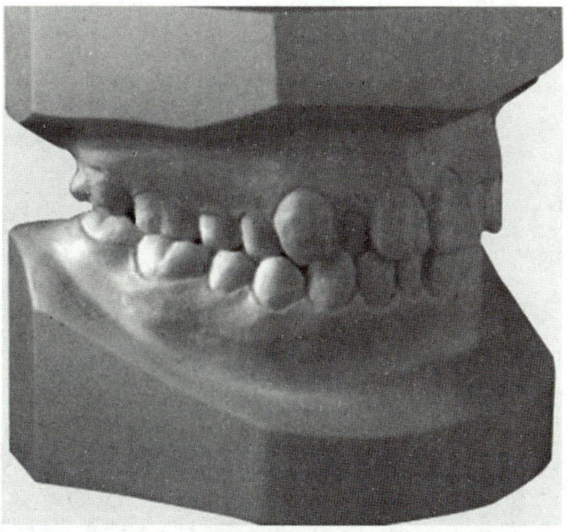

图 3-16　毛燮均Ⅲ²类错殆畸形模型

（三）第 3 分类（Ⅲ^{3}）（图 3-17）

（1）发病机制：上下颌或上下颌牙弓宽度均小。
（2）主要症状：上下颌牙弓狭窄。
（3）矫治原则：扩大上下颌牙弓，或用肌功能训练矫治法，以促进颌骨及牙弓的宽度发育。

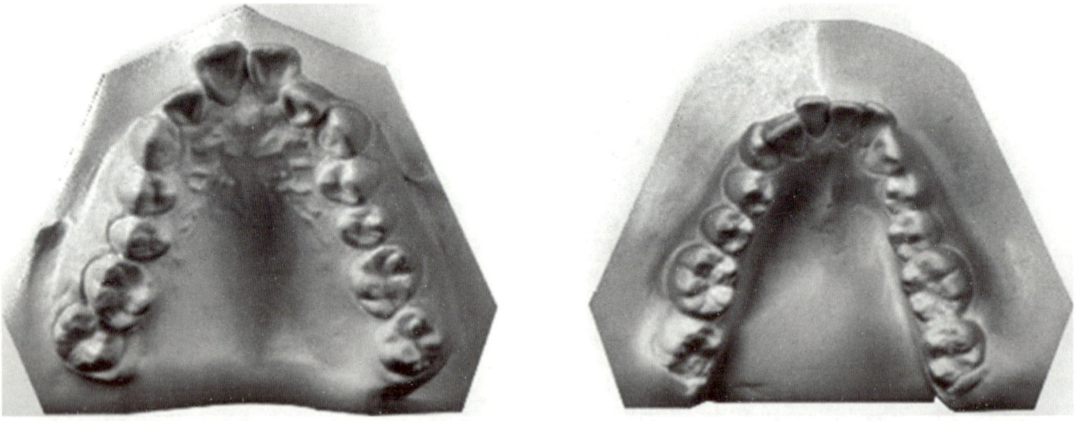

图 3-17　毛燮均Ⅲ^{3}类错𬌗畸形模型

四、第Ⅳ类——高度不调

（一）第 1 分类（Ⅳ^{1}）（图 3-18）

（1）发病机制：前部牙槽过高，或 / 和后部牙槽过低。
（2）主要症状：前牙深覆𬌗，可表现为面下 1/3 过低。
（3）矫治原则：压低前牙，或 / 和升高后牙。

（二）第 2 分类（Ⅳ^{2}）（图 3-19）

（1）发病机制：前部牙槽过低，或 / 和后部牙槽过高。
（2）主要症状：前牙开𬌗，可表现为面下 1/3 过高。
（3）矫治原则：升高前牙，或 / 和压低后牙，或需矫治颌骨畸形。

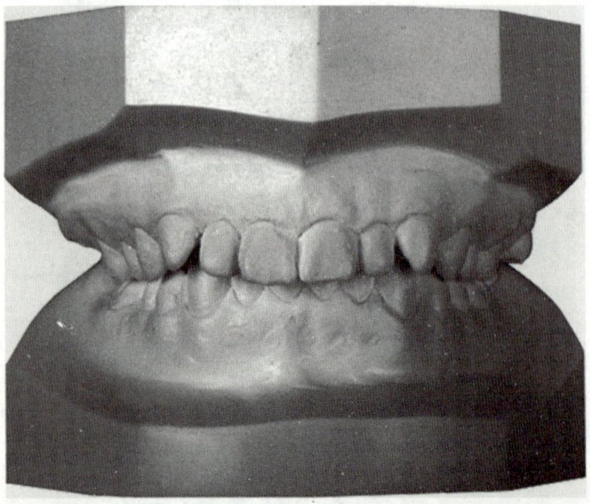

图 3-18　毛燮均Ⅳ^{1}类错𬌗畸形模型

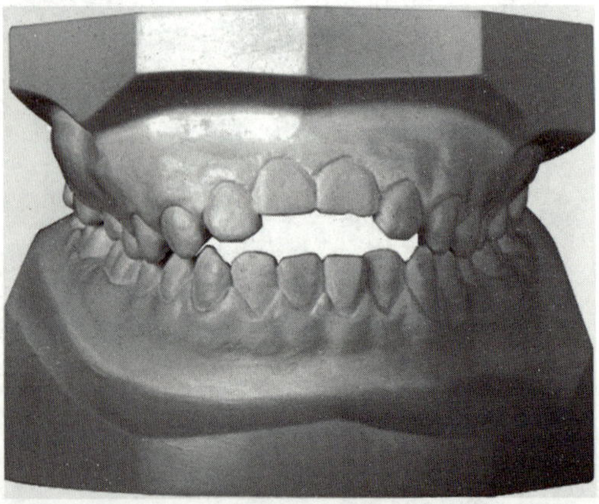

图 3-19　毛燮均Ⅳ^{2}类错𬌗畸形模型

五、第Ⅴ类——个别牙错位

（1）发病机制：由局部因素造成的个别牙齿错位，不代表殆、颌、面的发育情况，不存在牙量和骨量的不调。

（2）主要症状：一般可表现为牙齿舌向、唇（颊）向、近中、远中、高位、低位、扭转、异位或倾斜等（图 3-20），也可几种情况同时出现，如唇向－低位－扭转等。

（3）矫治原则：按具体情况处理。

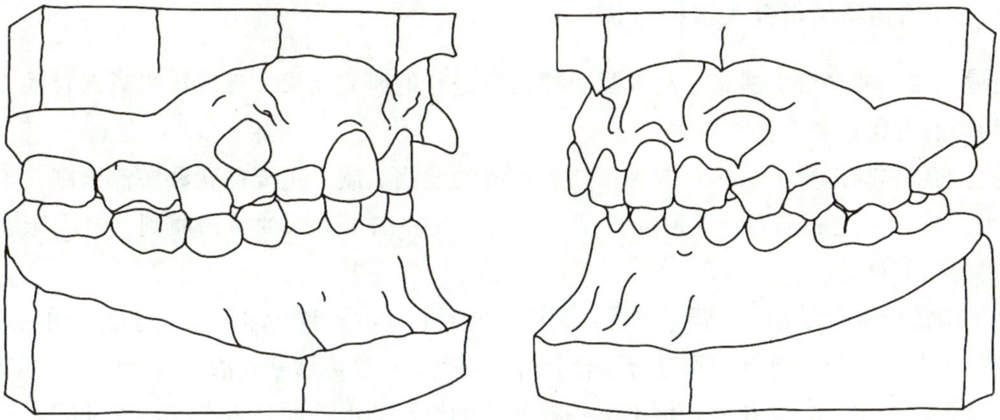

图 3-20　毛燮均Ⅴ类错殆畸形

六、第Ⅵ类——特殊类型

无法归入前五类者，称为第Ⅵ类错殆畸形，其矫治方法根据具体情况处理。

七、毛燮均错殆畸形分类法的临床应用及评价

（一）毛燮均错殆畸形分类法的临床应用

毛燮均教授对该分类方法的临床应用做了以下几点说明。

1. 临床记录方法　错殆畸形临床记录时，不同类别可用相应符号书写，如第Ⅰ类第 1 分类，记为Ⅰ^{1}，第Ⅲ类第 2 分类记为Ⅲ^{2}，第Ⅳ类第 1 分类记为Ⅳ^{1}等。错殆畸形多为复合机制，复合型错殆按畸形的轻、重、缓、急，依次罗列，可用加号表示，如Ⅰ^{1}+Ⅲ^{1}、Ⅱ^{5}+Ⅲ^{3}。应把畸形程度重、危害性大，且迫切需要治疗者放在首位，其余的放在次要位置。例如，患者下颌后缩、前牙深覆盖（属于第Ⅱ类第 2 分类，Ⅱ^{2}）较重，是患者主诉症状，也是矫治的重点，则将它放在诊断的首位；虽然患者上下颌切牙同时有牙列拥挤（第Ⅰ类第 1 分类，Ⅰ^{1}）的表现，但程度较轻，而且随着Ⅱ^{2}的矫治，上颌切牙的轻度拥挤也能得到治疗。因此，Ⅰ^{1}的诊断位置应放在Ⅱ^{2}之后，最后诊断记为Ⅱ^{2}+Ⅰ^{1}。

2. 个别牙错位的诊断　当个别牙错位且间隙不足时，发病机制为牙量大于骨量，则应诊断为第

Ⅰ类第 1 分类（Ⅰ[1]）；若个别牙错位但无拥挤存在时，则应该诊断为第Ⅴ类。个别牙错位诊断时，是将上下颌牙弓分别分为 3 段，即 1 个前牙段和 2 个后牙段，若一段牙弓内只有 1～2 颗牙齿错位，则视为个别牙问题；若有 3 个以上的牙齿错位则可以诊断为牙弓的关系异常。因为 3 个牙齿对前牙段来说是半数，对后牙段来说已超过半数。例如，1～2 个前牙反𬌗，若不存在牙量、骨量的不调，应归于第Ⅴ类；若存在骨量不足，则诊断为第Ⅰ类。3 个以上的前牙反𬌗则为第Ⅱ类。同样道理，1～2 个后牙发生对𬌗、反𬌗或锁𬌗，归为第Ⅴ类或第Ⅰ类，若 3 个以上的后牙出现对𬌗、反𬌗或锁𬌗，则诊断为Ⅲ[2]类。

（二）毛燮均错𬌗畸形分类法的评价

1．毛燮均错𬌗畸形分类法基于对人类咀嚼器官进化的研究结果，反映了咀嚼器官的立体结构和咀嚼器官的形态变化这两个科学依据。

2．毛燮均错𬌗畸形分类法综合考虑了错𬌗畸形的发病机制、主要症状和矫治原则，不仅从形态上进行分类，还较为全面地划分了形成机制，同时，又提出了大致的矫治原则，对临床、教学和科研具有重要的指导意义。

3．毛燮均错𬌗畸形分类法强调了现代人类错𬌗畸形的基本机制，即牙量、骨量不调的原则，并从长、宽、高三个方面对各类错𬌗畸形进行综合分析和归类，为临床诊断和治疗设计提供了可靠的依据。

4．此分类法的不足之处在于，仍不能解释所有的错𬌗畸形，而且未考虑功能性因素及软组织的因素。

毛燮均错𬌗畸形分类法虽然较为科学和完善，对我国口腔正畸学事业的发展有着极大的推动作用，在口腔正畸临床教学和科研工作中也具备重要的指导意义，然而，其条目繁杂，这就导致在实际运用时，初学者往往觉得难以记忆和掌握。

▶知识拓展

守正创新、引领未来

——纪念我国口腔正畸学科奠基人毛燮均教授

毛燮均（1901—1979），四川省仁寿县人，北京大学口腔医学院首任牙医学系主任，我国著名的口腔医学专家、口腔医学教育家、口腔正畸学科的奠基人。

（一）主要教育和工作经历

1930 年，毛燮均毕业于华西协合大学，获牙医学博士学位。1935—1936 年，他前往美国明尼苏达大学牙科学院及塔夫兹大学牙科学院进行进修。到了 1947 年，他再度踏上赴美之旅，前往哈佛大学对牙医教育展开考察，与此同时，还进修了口腔正畸专业课程。

毛燮均教授两次赴美留学后，凭着一颗报效祖国、发展口腔医学事业的赤子之心毅然回到了祖国，为我国口腔医学事业的发展作出了卓越的贡献。他努力学习马克思列宁主义、毛泽东思想，努力改造世界观。在大是大非面前，他态度明朗，旗帜鲜明，当有人企图否认党的领导时，他明确地说：没有共产党就没有新中国，没有共产党就没有口腔医学事业。

1930—1942 年，毛燮均在北京协和医学院任教；1942—1945 年在北京协和医院所属的北京市第一卫生事务所任牙科主任；1945 年 9 月起任北京大学医学院牙医学系教授、系主任；

1949 年从美国哈佛大学医学院进修后回国，立即在北京医学院内开设口腔正畸学科。

他曾先后出任多个重要职位，包括《中华口腔科杂志》(现更名为《口腔医学杂志》) 总编辑、中华医学会理事、卫生部医学科学委员会委员，同时还担任口腔医学专委会主任委员一职，并且在中国科学院古生物研究所兼任研究员。1957 年，他担任龋齿、牙周病全国调查委员会主任，亲自主持制定了全国统一的调查标准。

(二) 主要成就

1. 毛燮均教授为中国口腔医学事业的创立和发展，尤其是中国口腔医学教育事业的发展作出了卓越贡献，也为他赢得了“中国口腔医学之父”的称号。

2. 毛燮均教授创造性地把中国牙医学扩展为口腔医学，扩大了口腔专业的服务范围，提高了学科地位。

3. 毛燮均教授是口腔正畸学科的创始人之一，发明了环托式活动矫正器，主编的《口腔矫形学》被列为全国统编教材，提出的“毛燮均错𬌗畸形分类法”至今仍被广泛应用。

第三节　Moyers 错𬌗畸形分类法

莫耶斯 (Moyers) 认为，认识错𬌗畸形的发生部位和形成机制，才能将临床表现相似的错𬌗畸形加以鉴别，从而制订正确可行的治疗方案。于是，他提出将错𬌗畸形分为牙性错𬌗、功能性错𬌗与骨性错𬌗三类。

一、牙性错𬌗

牙性错𬌗表现为牙齿的数目、形态、大小、位置的异常，而无明显的颌面部骨骼关系的异常。临床上大部分的错𬌗畸形都存在牙性问题。

二、功能性错𬌗

功能性错𬌗是由于口颌系统的神经－肌肉功能异常所导致的错𬌗畸形，如吮指习惯引起的前牙开𬌗、口呼吸引起的错𬌗及下颌后缩等。此外，咬合干扰所导致的下颌前伸、偏斜也是临床上常见的功能性错𬌗，此类患者在牙尖交错位时颌面部畸形较为明显，而在下颌姿势位时面型则有明显改善，甚至趋于正常。由于功能性错𬌗往往会引起牙列、牙槽骨甚至颌骨的畸形，因此对于功能性错𬌗畸形，应尽早进行矫治。

三、骨性错𬌗

骨性错𬌗是由于颅面复合体中骨骼的形态、大小、比例和生长异常所致的畸形，如由于下颌骨发育不足导致的安氏Ⅱ类错䫘畸形、由于下颌骨发育过度导致的安氏Ⅲ类错䫘畸形。临床上骨性错䫘可能是由遗传因素或严重的异常环境因素等所引起。骨性错䫘是指上下颌基骨的发育异常，该部位的骨骼受牙齿移动的影响较小。而牙槽骨则很容易受正畸牙齿移动的影响而发生改建和变化。X线头影测量分析对骨性错䫘的部位、程度有着重要的诊断价值。

实际上，临床上很少有单纯的牙性、功能性或骨性错䫘。上述三种类型常互相影响而表现为复合性错䫘畸形。例如，功能性错䫘早期未得到矫治，往往会导致骨骼发育异常，发展成骨性错䫘畸形；而骨性错䫘畸形又常伴有牙齿错位，错位的牙齿未及时得到矫治，可能会引起功能性的错䫘畸形。因此，对于复合性错䫘畸形，在诊断分析时应注意区别哪种因素是主要的，哪类畸形是原发的，这些将决定矫治方案的制订以及预后的判断，值得正畸医师重点关注。

Moyers 错䫘畸形分类法简便、明晰，可以帮助临床医师更好地认识错䫘畸形的性质、发生部位和形成机制，对于作出正确的诊断分析、制订适宜的治疗方案以及进行疗效判断有着重要的临床指导意义。

考试知识点总结

本章小结

协和云课堂…… 拓展练习及参考答案

（张景华）

第四章　错殆畸形的检查、诊断与矫治计划

教学课件

学习目标

素质目标

（1）具备一定的沟通能力和人文关怀意识，在获取患者相关信息时能够耐心倾听、有效沟通，给予患者充分的理解和支持。

（2）培养严谨细致的工作态度，在错殆畸形的检查与诊断中，精确识别各类特征和数据，提高诊断的准确性。

知识目标

（1）掌握：错殆畸形的病史采集与记录、一般检查。

（2）熟悉：X 线头影测量、错殆畸形的诊断与矫治计划。

（3）了解：模型分析、CBCT 检查。

能力目标

（1）能够通过与患者的充分沟通，完成病史采集并准确记录。

（2）能够完成对患者的一般情况检查。

案例导入

【案例】

患儿，女，14 岁。因龅牙、嘴突、闭不上嘴唇，要求正畸治疗。家长诉患儿睡觉时张嘴呼吸。

面部检查：凸面型，开唇露齿。

口内检查：恒牙列，中度氟牙症，口腔卫生状况一般，无明显龋坏，上、下颌前牙唇倾，咬合关系可，上下牙列中线对齐，前牙区深覆殆深覆盖。

【问题】

1．该患儿在开始正畸治疗之前，需要做哪些准备工作？

2．该患儿的前突是牙性前突还是骨性前突？如何鉴别？

·核心知识拆解·

第一节　病史采集与记录

准确的诊断是制订矫治方案并确保治疗成功的基石。要对疾病作出精准诊断，首先需全面了解患者的病史、症状与体征，随后开展临床口腔的常规检查或特殊检查，最后对收集到的信息进行系统梳理与综合分析。这一过程不仅要求医师具备扎实丰富的理论知识、娴熟的临床经验，还需对患者怀有高度的责任心与耐心。错𬌗畸形的检查主要涵盖病史采集、一般检查和特殊检查三个方面。

进行病史采集时，医师的态度要和蔼，语言要通顺，层次要分明。与患者交流时，要尽量使用患者能够理解的生活化语言，避免使用专业化的正畸术语。

一、患者基本情况的记录

患者基本情况包括姓名、性别、出生日期、民族、通讯地址、职业、电话号码（儿童应当包括家长信息）等。

二、询问病史及其他相关情况

1. 主诉　患者本次就诊的主要目的和要求。了解患者最关心的问题，即患者最迫切要解决的问题。

2. 现病史　与主诉有关疾病的发生情况，包括患者（或患儿家长）什么时候发现的畸形，是否有进行性加重，是否做过相应的治疗，在哪做过治疗，做过怎样的治疗等。

3. 既往史　是否有全身性疾病、呼吸系统疾病等；有无过敏史（特别是对橡胶类和镍金属等过敏）、外伤史；有无口腔不良习惯，如口呼吸、吮指、吮颊、咬唇等；用药情况、哺乳情况等。

4. 遗传家族史　询问患者三代及其他近亲属是否有类似畸形，是否有正畸治疗或正颌治疗史，了解是否为遗传因素导致的错𬌗畸形；询问父母是否为龋齿易感者，有无牙周病等。

5. 口腔科病史　患者有无牙齿外伤史、拔牙史；患者的替牙情况，有无乳牙早失、滞留，牙齿龋坏情况；有无牙龈炎、牙周炎及其他疾病，做过何种治疗。

6. 生长发育状态的评估　患者的生长发育状况对正畸矫治方案的制订起着关键作用。对于骨性畸形患者而言，青春快速生长期堪称最佳治疗时机，在此阶段，借助矫形治疗能够有效调整上下颌骨的关系。然而，当患者处于生长停滞期且伴有严重骨性畸形时，由于其生长基本停止，仅依靠常规正畸手段难以实现理想效果，往往需要采用正畸 - 外科联合治疗的方式，才能对上下颌骨关系进行改善。

在临床实践中，通过询问患者年龄，并持续关注其身高、体重的动态变化，或运用标准生长曲线图进行比对分析，医师能够初步掌握患者的全身生长态势，进而估计其是否仍具备生长潜力。

骨龄作为评估全身骨骼发育状态的重要指标，在正畸治疗中意义重大。学者 Grave 经长期追踪研究发现，青春生长期可细分为 3 个阶段，即加速阶段、高峰阶段和减速阶段，可以通过观察患者手腕骨 X 线片来判断其处于哪个阶段。另有学者提出，可以通过观察手腕 X 线片上中指中节指骨的骨骺钙化程度，了解患者的生长发育状态。也有学者认为，可以通过颈椎发育状况估计骨龄，并将颈椎的发育分为 6 个阶段，以此判断全身发育状态。

第二性征的显现同样是评估全身发育状况的重要指标。在女性群体中，月经初潮的来临、乳房的逐步发育及体毛的生长；在男性群体中嗓音的变粗、喉结的突出及体毛的出现，这些生理特征均标志着第二性征的到来。而第二性征的出现，通常意味着个体的快速生长期已过。

对牙齿发育情况的评估，能够为判断患者全身及骨骼的发育状态提供有力支持。目前临床常依据牙齿的萌出状态与矿化程度来判定牙龄。赫尔曼（Hellman）依据牙齿发育的不同进程，将牙龄细致划分为 9 个阶段。德米尔吉安（Demirjian）等学者则通过对左侧下颌 7 颗恒牙的发育与钙化情形展开观察，把牙龄划分为从 A 到 H 的 8 个阶段，针对每个发育阶段赋予相应的分值，7 颗牙齿的分值总和即为牙齿成熟度指数，借助专门的标准表，可将该指数转化为具体的牙龄数值。当患者的牙龄与实际年龄相差达到 2 年左右时，便可判定为发育过早或过晚。一般而言，牙龄显著小于实际年龄的患者，往往具备更为可观的生长潜力。

综上所述，正畸医师在广泛收集患者各项资料的基础上，需要进行全方位、深层次的分析，从而准确判断患者当前处于生长高峰前期、高峰期、高峰后期及生长停滞期中的哪一期。

三、心理及治疗动机分析

近年来，对错**殆**畸形患者的心理评测、了解患者的治疗动机、预估患者的合作程度已成为正畸检查诊断及临床治疗的一个重要环节。

1. 对错殆畸形患者的心理评测　错殆畸形，尤其是骨性错殆畸形，常对颜面部美观造成影响，进而可能在不同程度上对患者心理产生负面效应。相关调查表明，患有错殆畸形的儿童，较易沦为同班同学或身边伙伴的嘲笑目标，这种外界的不良反馈，使得众多错殆畸形儿童在公开场合不敢毫无顾忌地开怀大笑，内心逐渐产生自我封闭倾向。步入青年或成年阶段后，错殆畸形患者在工作场景及社交场合与人互动交流时，往往存在一定程度的心理障碍。部分错殆畸形患者甚至并发某些精神方面的疾病，如焦虑症、抑郁症等。正畸临床医师在进行检查诊断工作时，务必要对患者的心理状况进行全面且清晰的评估与判断。

2. 了解错殆畸形患者的治疗动机　从心理学层面剖析，患者的治疗动机主要源于以下两个关键因素。①内在驱动因素：患者自身深刻地感受到，错殆畸形所导致的颜面部美观受损及口腔功能障碍，对其工作、学习与日常生活产生了颇为负面的影响。患者内心自然萌生出强烈的矫治意愿。在临床实践中，这类因内在动机驱动而寻求治疗的患者，通常能够与医师达成良好的配合。从儿童阶段到成年阶段，内在治疗动机的比重会随着年龄增长逐步增加。②外在推动因素：患者并未主动察觉到错殆畸形对颜面部美观及口腔功能造成的不良影响，而是在父母、亲朋好友等身边人的要求或建议下，才考虑接受矫治。这类患者在矫治过程中，往往与医师之间缺乏积极有效的合作。从儿童阶段到成年阶段，外在治疗动机的占比会不断减少。

3. 预估错殆畸形患者的合作程度 在全面了解患者的心理状态与治疗动机后，医师能够初步预估患者在矫治过程中的合作程度。正畸医师应具备敏锐的洞察力与出色的引导能力，促使患者从受外界推动的外在治疗动机，逐步转变为源自自身需求的内在治疗动机。此外，医师还需密切留意患者的精神心理状况，深入了解患者及其家属对治疗的预期目标，只有这样，才能有效避免因患者情绪、心理波动或期望偏差而引发不必要的医疗纠纷。对于合作程度较低的患者，在矫治方案的设计与实施上需格外谨慎，应尽量不要使用高度依赖患者配合的矫治装置，如口外弓等。同时，医师应以清晰、明确的方式告知患者及其家属，倘若在治疗期间不积极配合医师，极有可能对最终的治疗效果产生严重的负面影响。这不仅是对患者治疗负责的体现，更是保障正畸治疗顺利推进、达成理想效果的关键环节。

第二节　检查方法及内容

一、一般检查

（一）口内检查

1. 口腔卫生

检查牙结石、软垢等情况，询问患者的刷牙习惯。对于口腔卫生较差的患者，应积极进行口腔卫生宣教。对于口腔卫生太差的患者，可以暂缓正畸治疗。

2. 口腔软组织情况

（1）唇舌系带：检查上唇系带的形态及附着情况。应充分注意，幼儿时期上唇系带附着较低，而随着牙槽骨的生长，上唇系带附着逐渐变高。但有时会出现上唇系带附着并不升高，而是较低且肥厚，从而导致上颌中切牙间出现间隙。检查时牵动上唇系带，上颌切牙间乳突变白，表明唇系带附着较低，上颌中切牙间的间隙可能由唇系带附着过低，以及粗壮的系带嵌入腭中缝所致（X 线牙片及上咬合片可辅助诊断）。矫治时应先关闭间隙，再行唇系带矫治术，否则手术后的瘢痕将影响间隙的关闭。

（2）牙龈：检查牙龈和牙周组织状态，有无牙龈炎、牙龈萎缩及牙周袋。对于牙周状态不好的患者，正畸治疗开始前必须先行牙周治疗。

（3）舌体：检查舌的大小、形态、位置和姿势，有无牙齿印迹，判断舌体的大小与口腔大小的关系，是否与错殆畸形有关。

（4）腭咽部：检查有无腭裂、咽炎、扁桃体炎、腺样体增生等。

3. 牙齿

（1）殆的发育阶段：乳牙期、替牙期、恒牙期。

（2）牙的基本状况：如牙齿数目、形态、大小、颜色、釉质发育状况、龋齿等情况。

（3）牙的萌出、替换状况：①替牙期，有无局部障碍，如乳牙早失（特别是第一乳磨牙早失）、恒牙早萌、萌出顺序紊乱等。②恒牙期，有无乳牙滞留、恒牙早失；观察第二磨牙建殆情况。

（4）重要的牙齿错位

1）前牙：如个别牙的唇（颊）向错位、舌向错位、高位、低位、扭转、拥挤、反殆、开殆、前突等。对牙齿的拥挤程度可做定量评价，牙冠宽度的总和与牙弓现有弧形的长度之差即为拥挤度，一般分为以下 3 度。①Ⅰ度拥挤，拥挤度≤ 4mm。②Ⅱ度拥挤，拥挤度为 4～8mm。③Ⅲ度拥挤，拥挤度＞ 8mm。

2）后牙：常见有拥挤、反殆、锁殆等。后牙颊舌向错位严重，咬合时无殆面接触而呈上颌牙舌面与下颌牙颊面接触为正锁殆，上颌牙颊面与下颌牙舌面接触为反锁殆。

（5）龋齿、牙周病及口腔卫生状况。

4. 牙弓

（1）上下颌牙弓的矢状向关系

1）磨牙关系：分为中性殆、远中殆和近中殆，即安氏Ⅰ、Ⅱ、Ⅲ类关系。上颌第一磨牙的近中颊尖咬在下颌第一磨牙的近中颊沟，为中性殆。上颌第一磨牙的近中颊尖咬在下颌第一磨牙的近中颊尖，为开始远中殆（远中尖对尖）。上颌第一磨牙的远中颊尖咬在下颌第一磨牙的近中颊沟，为完全远中殆。上颌第一磨牙的近中颊尖咬在下颌第一磨牙的远中颊尖时，为开始近中殆（近中尖对尖）。上颌第一磨牙的近中颊尖咬在下颌第一、第二磨牙之间，为完全近中殆。

2）尖牙关系：分为中性关系、远中关系和近中关系。上颌尖牙咬在下颌尖牙和下颌第一前磨牙颊尖之间，为中性关系。上颌尖牙咬在下颌尖牙的唇面或其近中缘，为远中关系。上颌尖牙咬在下颌尖牙的远中，为近中关系。

3）前牙间的覆盖关系：指上颌前牙盖过下颌前牙的水平距离，即上颌切牙切缘至下颌切牙唇面的水平距离。上颌切牙切缘到下颌切牙唇面的水平距离在 3mm 以内者，为正常覆盖，超过者称为深覆盖。深覆盖分为以下 3 度。①Ⅰ度深覆盖，3mm ＜覆盖≤ 5mm。②Ⅱ度深覆盖，5mm ＜覆盖≤ 8mm。③Ⅲ度深覆盖：覆盖＞ 8mm。下颌前牙切端位于上颌前牙切端的唇侧时，称为反覆盖。上下颌前牙突度增加指上下颌前牙均唇向倾斜，上下唇闭合困难，常见于双颌前突病例。上颌前牙内倾指上颌前牙向腭侧倾斜，常见于安氏Ⅱ类 2 分类错殆。

（2）上下颌牙弓的横向关系：上下颌牙弓宽度是否协调，有无牙弓狭窄、腭盖高拱；上下颌后部牙弓有无对殆、反殆或锁殆。

（3）上下颌牙弓的垂直向关系：前牙有无深覆殆或开殆。

1）正常覆殆：指上颌前牙盖过下颌前牙唇面不超过切 1/3 且下颌前牙切缘咬在上颌前牙舌面切 1/3 以内。

2）深覆殆：指上颌前牙盖过下颌前牙唇面超过切 1/3 或下颌前牙切缘咬在上颌前牙舌面切 1/3 以上，可分为 3 度。①Ⅰ度深覆殆，上颌前牙覆盖下颌前牙唇面超过切 1/3 而不足 1/2，或下颌前牙切缘咬在上颌前牙舌面超过切 1/3 而不足 1/2 者。②Ⅱ度深覆殆，上颌前牙覆盖下颌前牙唇面超过切 1/2 而不足 2/3，或下颌前牙切缘咬在上颌前牙舌面超过切 1/2 而不足 2/3 者。③Ⅲ度深覆殆：上颌前牙覆盖下颌前牙唇面超过切 2/3，或下颌前牙切缘咬在上颌前牙舌面超过颈 1/3 者。

3）开殆：上下颌前牙切端间无覆殆关系，垂直向呈现间隙者为前牙开殆。开殆同样可以分为 3 度。①Ⅰ度开殆：0 ＜开殆≤ 3mm。②Ⅱ度开殆：3mm ＜开殆≤ 5mm。③Ⅲ度开殆：开殆＞ 5mm。

4）反覆殆：指咬合时下颌前牙舌面覆盖上颌前牙牙冠的唇面。常在下颌前突或反殆时出现。

（4）上下颌牙弓的中线关系：上下颌中切牙之间、上下颌中切牙与颌面部之间中线是否对齐、协调。

5. 其他

（1）牙槽、基骨及腭盖情况：牙槽的突度、基骨的丰满度及腭盖的高度等。

（2）缺损：有无唇腭裂及其术后修复情况。

（3）功能：咀嚼、呼吸、吞咽及发音等功能是否正常。

（二）口外及面部形态检查

1. 颌骨

（1）上下颌骨形态、大小、位置：有无上颌前突或发育不足，下颌前突或后缩。

（2）下颌平面陡度：下颌骨体下缘向下向前的方向，下颌角的钝锐度。

2. 面部

进行颜面部检查时，患者应处于自然头位，使面部肌肉自然放松，两眼平视前方。

（1）正面观

1）正面高比例：正常人面部可平分为三等份，即发际点至眉间点、眉间点至鼻下点、鼻下点至颏下点，这三部分的长度基本相等（图 4-1）。面高与面宽应该协调，有学者报道四川籍美貌青年面高与面宽之比男性为 1.36，女性为 1.31。根据面高与面宽比值的变化，临床上将面型分为三型。①平均面型：面部上、中、下三部分比例均等，面高与面宽协调，软组织对称协调。②长面型：呈垂直生长型，面型窄长，常因上颌骨和颏部垂直向发育过度所致，多见于骨性开𬌗和下颌前突患者。③短面型：呈水平生长型，面型方短，常因上下颌骨垂直向发育不足所致，有些患者还伴有咬肌肥大，多见于骨性深覆𬌗和宽面畸形的患者。

牙颌面畸形多表现在面中 1/3 和面下 1/3，特别是面下 1/3，并且在治疗前后，此区域的变化最为明显。上唇高是指鼻底点至上唇下缘的间距，唇颏高是指下唇上缘至软组织颏下点的间距。上唇高与唇颏高的正常比例约为 1∶2（图 4-1）。在上唇自然松弛状态下，上下唇应接触或上中切牙切缘在上唇唇缘下 2mm，微笑时应暴露上颌切牙牙冠的 3/4 或上唇缘位于上颌切牙颈缘水平，下唇缘弧形在上切缘下方，大笑时应只有少许牙龈暴露。上唇发育不足、上唇肌张力不全、上颌骨及上颌前牙前突均可导致开唇露齿和微笑露龈。此外，闭唇位也可以反映骨与软组织之间是否协调，当唇从松弛位至闭合位时，唇、颊、颏肌张力正常，说明颌骨与软组织之间协调，反之则不协调。

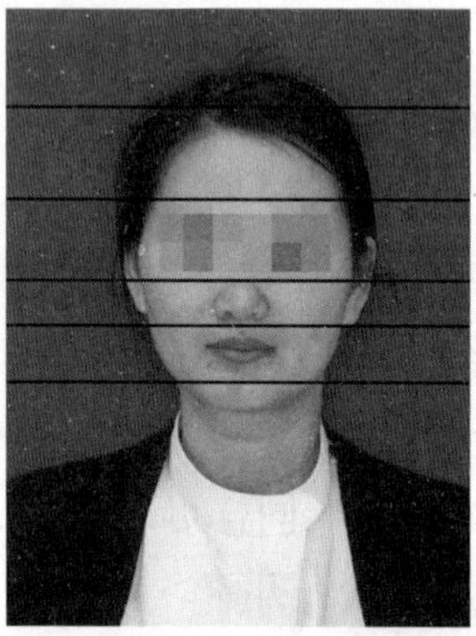

图 4-1 正常面部正面比例

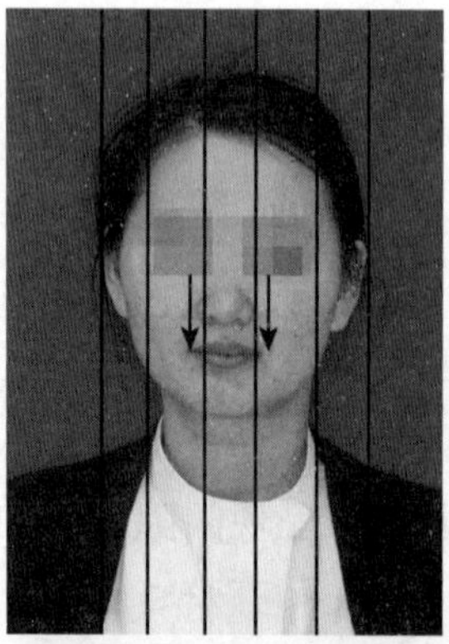

图 4-2 面部的五等份

2）面中线与对称性：正常情况下，眉间点、鼻尖点、上唇最凹点与颏部中点基本上位于正中矢状面上。左右眉、眼、耳、颧突、鼻翼、口角和下颌角均应对称。面部从一侧耳郭至另一侧耳郭分为五等份，每一等份大约等于眼裂的宽度，鼻翼宽约等于内眦间距，口裂宽约等于虹膜内缘间距（图 4-2）。

3）水平平面：主要观察双侧瞳孔的水平面、口角水平面、上颌牙弓平面、下颌牙弓平面、颏平面是否平行。临床检查时上颌牙弓平面以双侧尖牙顶点的连线为准，下颌牙弓平面以双侧下颌尖牙顶点的连线为准，颏平面是通过软组织颏下缘的切面。正常时，这五个平面是彼此平行的，并与地平面平行。

（2）侧面观

1）侧貌轮廓：侧面高比例关系与正面观一样，也分为上、中、下三部分，各占 1/3，口裂约位于面下份的上 1/3 与中 1/3 交界处（图 4-3）。根据面部侧貌轮廓可以将面型分为三种。①直面型：上下颌骨前后关系协调，软组织额点、鼻底点和颏前点基本在一条直线上。②凸面型：鼻底点在额点和颏前点连线的前方，提示骨性Ⅱ类错殆畸形存在，可能是上颌前突或下颌后缩。③凹面型：鼻底点在额点和颏前点连线之后，提示骨性Ⅲ类错殆畸形存在，可能是下颌前突或上颌发育不足。

侧面观察时应注意额、鼻、唇、颏的相对位置。高鼻子和发育较好的颏部将掩盖较突的上唇，而小鼻子和后缩的颏部将使唇部显得更加前突。面型存在一定的种族差异，正常白种人一般为直面型，黄种人以一定程度的凸面型为多见，而黑种人凸面型更为突出。但面型的种族特征只是表现在一定范围内，明显的面型变化表明颌骨大小与位置发生异常。

2）鼻唇角：是鼻小柱与上唇前缘线间形成的一个侧面角。鼻唇角在一定程度上反映上颌骨前后位置和上颌前牙长轴倾斜程度。该角大小由鼻小柱和上唇的倾斜度共同决定，同一类错殆畸形由于两者倾斜度不同可以表现出大小不同的鼻唇角。如上颌前突的患者，由于鼻小柱的倾斜度不同，鼻唇角可能变大，也可能变小，所以检查时应注意鼻小柱（长短、仰角）和上唇的长短、肌张力及倾斜情况，分析引起鼻唇角变化的真正原因（图 4-4）。

3）审美平面：鼻尖点与颏前点的连线称为审美平面，又称 E 线，由 Ricketts 所提出。该平面反映鼻、唇和颏相互之间的协调关系，常用来评估上下唇的突度。在观察时应注意鼻和颏部本身的发育状态。有研究表明，不同国家、不同地区、不同年龄的人群上下唇与该平面的位置有所不同。中国人唇位较白种人偏前；南方人唇位较北方人偏前。随着年龄的增长唇逐渐后退。正常情况下，成人上唇在审美平面后方 1～2mm，下唇稍靠前几乎接触审美平面（图 4-5）。

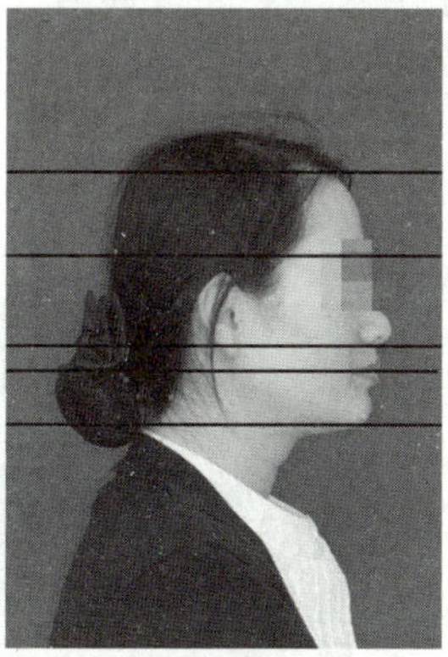

图 4-3　正常面部侧面比例

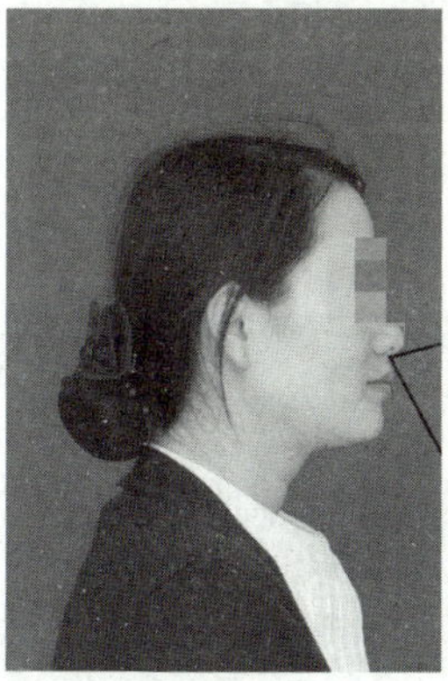

图 4-4　鼻唇角

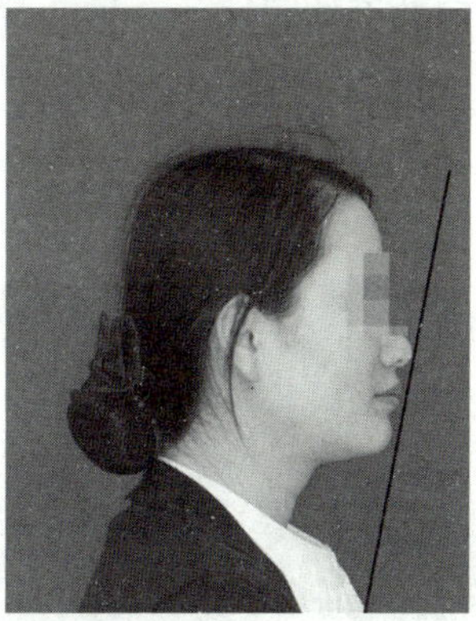

图 4-5　审美平面

4）唇沟：正常时上唇及下唇侧面外轮廓线略弯曲成浅沟。上唇沟的深浅与唇肌张力有关，上唇沟深说明口轮匝肌张力不足；上唇沟变浅则反映张力较大。下唇沟深，下唇外翻前突，多见于垂直向发育不足的患者，如骨性深覆殆；下唇沟变浅，常见于下唇张力较大，下颌前突的患者，此外颏部的发育也会影响颏唇沟的形态。

5）下颌角：检查时可将示指或口镜柄置于患者的下颌下缘，观察下颌支后缘与下颌下缘的关系，估计下颌角的大小。正常人下颌角为 120°～125°，下颌角变小表明下颌呈水平生长型趋势，前下面高较短，多见于骨性深覆𬌗或宽面患者；下颌角变大表明下颌呈垂直生长型趋势，下颌骨表现为向下后方旋转，前下面高较大，常见于下颌前突或骨性开𬌗患者。

6）颏位：通过软组织鼻根点和眶点分别作眶耳平面的垂线，两者形成“颌面区”。理想的颏位应在颌面区内，当下颌后缩或前突，颏发育差或过度，颏位离开此区域时，均会影响面部美观和协调。有学者根据软组织颏前点相对于鼻下点的位置将侧貌分为直颌型、后倾型及前倾型侧貌。直颌型侧貌是指软组织颏前点和鼻下点向前或向后移位程度相同；后倾型侧貌是指软组织颏前点相对于鼻下点过多后移；而前倾型侧貌是指软组织颏前点相对于鼻下点过多前移。

3. 颞下颌关节情况　𬌗因素是颞下颌关节紊乱病的重要病因之一，所以对错𬌗畸形患者进行初诊检查时，必须要对颞下颌关节进行检查。检查两侧关节区是否有压痛，做开闭口运动时关节有无弹响、下颌运动是否受限，髁突的滑动是否异常，做开闭口、侧方运动时下颌的轨迹及开口度是否有异常等。

（三）全身情况检查

1. 发育状况　与身高及体重曲线对照，测定其生长发育状态。

2. 相关疾病　有无全身性疾病及鼻咽部疾病，如鼻炎、扁桃体肥大等；是否有传染性疾病及目前的治疗情况。

（四）一般 X 线检查分析

1. 根尖片　显示额外牙、阻生牙、缺失牙、牙长轴倾斜、恒牙胚发育状况，牙根有无吸收、牙根弯曲、牙根长度及粗细，髓腔及牙体、牙周、根尖病变等情况。

2. 咬合片　显示额外牙、埋伏牙的位置，牙根病变、腭裂间隙等情况。

3. 颞下颌关节开闭口位片　显示髁突及关节凹情况。

4. 全口曲面体层片　又称全景片。可全面观察全口牙发育情况及上、下颌骨情况（图 4-6）。

5. 手腕部 X 线片　牙颌发育与全身发育是一致的，通过手腕各骨的钙化情况，可以了解生长发育情况，评估生长发育潜力，判断是否处于快速生长期等，从而对矫治设计提供帮助（图 4-7）。

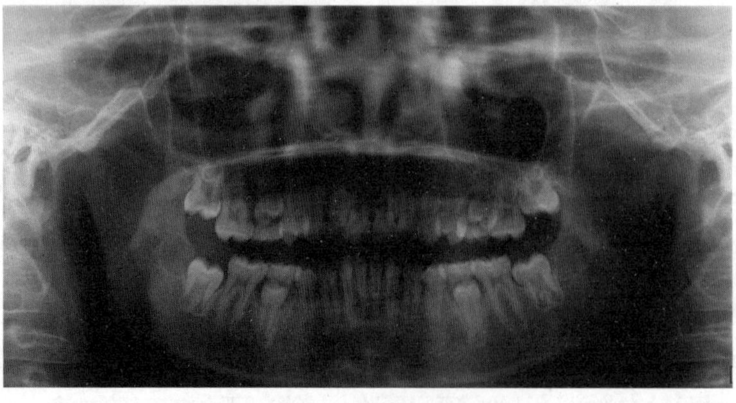

图 4-6　全口曲面体层片

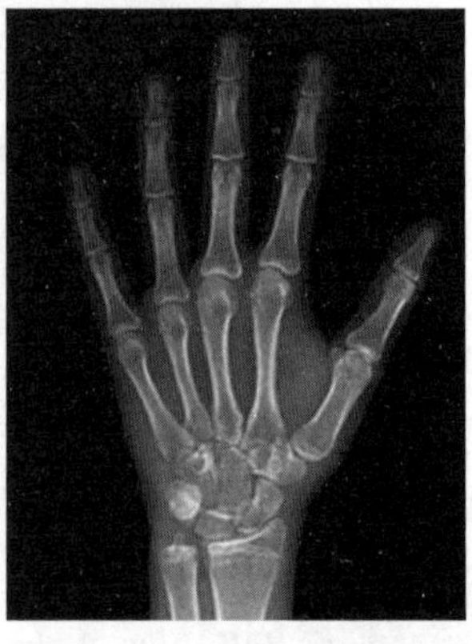

图 4-7　手腕部 X 线片

二、特殊检查

（一）模型分析

正畸模型是患者牙、牙弓、牙槽、基骨、腭盖等形态及上下颌𬌗关系的精确复制。正畸临床上通常准备两种模型。①记存模型：是矫治前、矫治中某些阶段及矫治结束后患者𬌗状况的记录，应制作精准，长久保存（图 4-8）。②工作模型：是正畸矫治装置制作及模型分析的载体。

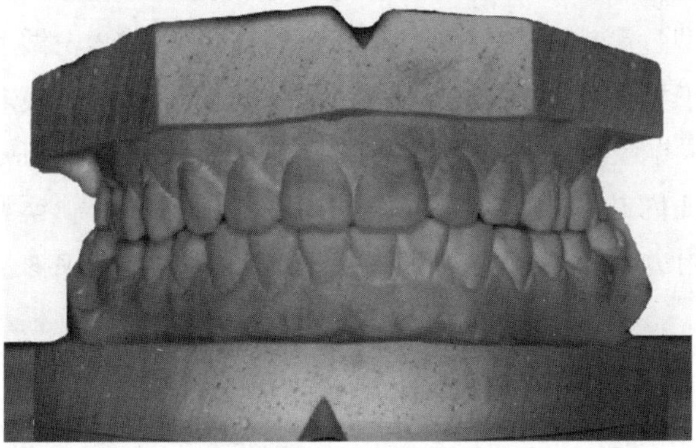

图 4-8 记存模型

1. 模型的用途

（1）记存模型：①在治疗过程中作为对照观察。②用于治疗前、后的疗效评估。③病例展示的重要组成部分。④医疗鉴定时的重要证据。

（2）工作模型：①用来进行模型分析、牙排列试验。②用于活动矫治器、保持器及腭杆、舌弓、扩弓器等固定矫治装置的制作。

2. 记存模型的制作与要求 记存模型对错𬌗畸形的诊断、治疗和疗效评估有重要作用，因此，要求记存模型准确、清晰，要包括牙、牙弓、基骨、移行皱襞、腭穹隆、唇系带等部分。

（1）取模：①托盘选择，选择的托盘大小应适当，要包括牙弓内的全部牙，托盘的边缘应有足够的高度才能获得基骨的正确形态。②材料要求，选择可以精确记录牙形态的高质量印模材料。③记录咬合关系，一般用咬蜡、印模材料等方法记录牙尖交错位的咬合关系。④取得患儿合作，因患者多为儿童，应注意儿童的特点，取得患儿的合作，争取一次取模成功。

（2）灌模：①材料要求，灌模石膏在色泽、精细度、形变率等方面有很高的要求。②避免气泡，尽量借助抽气式调拌器进行石膏调拌，并在振动器上灌模。③基座要求，用石膏打磨机制作的模型，需灌注偏大偏厚的石膏基座，以备选磨。

（3）核对𬌗关系：把蜡咬合记录放置在下颌模型牙列的𬌗面，再按蜡咬合记录将上颌模型放好，并在患者口中核对𬌗关系。

（4）记存模型的修整：记存模型要求整齐、美观并能准确反映患者牙𬌗情况，因此模型必须进行修整。临床上常采用模型修整器修整法或橡皮托底座修整法，对灌注的初始模型进行修正加工。

1）修整器修整法：通过修整器磨改模型的基座，使之在大小、角度、长短、高度等指标达到一定标准，步骤如下。①先修整下颌模型使下颌模型底面与𬌗平面平行，模型底座的厚度约为尖牙到前庭沟底总高度的 1/2。②使下颌模型座的后壁与模型座的底面及牙弓的正中线垂直，后壁距离最后一个牙远中约 1/2 牙冠宽度。③将上下颌模型按照咬合关系咬好，以下颌模型为标准对上颌模型进行修整，上颌模型的后壁应与下颌模型在同一平面上。④使上颌模型底面与下颌模型的底面平行。⑤使上下颌模型的侧壁与前磨牙及磨牙的颊尖平行。⑥使下颌模型座的前壁呈弧形，与牙弓前部一致。⑦使上颌模型座的前壁呈尖形，前尖在中切牙之间。⑧将上下颌模型座的后壁与侧壁间的夹角磨去，使其成为一短夹壁，夹壁与原来夹角的平分线成垂直关系。

2）成品基座修整法：模型基座通过成品基托一次灌注完成，步骤如下。①选择大小合适的橡皮托，将初步修整的模型放入托中。要求模型的前庭沟与橡皮托的边缘平齐，模型中线对准橡皮托中线，两侧对称。如石膏模型过高或不平，可先行修整后再放入。②先做上颌模型，将石膏调拌好后放入橡皮托内，再将上颌模型放入橡皮托中，用毛笔抹平模型边缘，使之整齐平滑。③待上颌基底石膏凝固后，将下颌模型根据咬合关系用蜡固定在上颌模型上。④在下颌橡皮托内放入调好的石膏，将下颌模型放入下颌橡皮托内并置于垂直板上，利用垂直板制作下颌模型的基底，要求上下颌模型后壁紧贴垂直板，底面平行并与垂直板上的水平线一致，中线与上颌橡皮托的中线对齐，同法抹平下颌模型的边缘（图 4-9）。⑤待石膏凝固后去除橡皮托，取出上下颌模型，对好𬌗关系，必要时再用砂纸做适当修整。

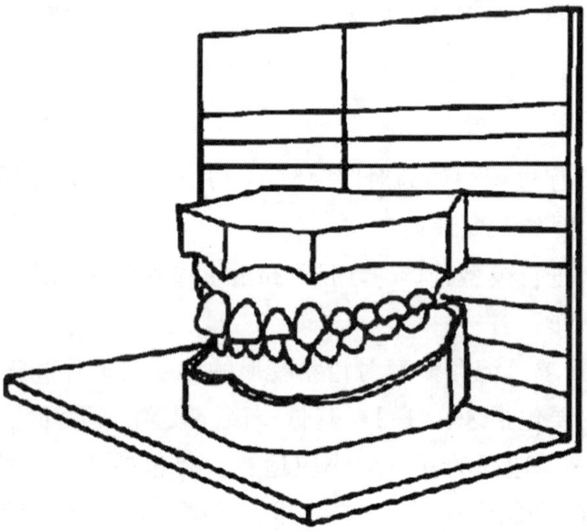

图 4-9 用垂直板调整上下颌模型基座间关系

微课：牙列拥挤的测量方法

3. 模型的测量分析 在模型上可以多方位仔细地观察患者的牙、牙弓、咬合情况，进一步了解牙的数目、形态、大小有无异常及牙错位的情况，更能对牙、牙弓进行较准确的测量分析，进而弥补临床上口腔检查的不足。

（1）牙弓拥挤度分析：是对牙列拥挤程度的定量评价。牙弓应有弧形长度与牙弓现有弧形长度之差或必需间隙与可用间隙之差，即为牙弓拥挤度。

1）牙弓应有弧形长度：即牙弓内各牙齿牙冠宽度的总和。恒牙期牙冠的宽度可用分规或游标卡尺测量每个牙冠的最大径（图 4-10）。由于多数错位牙在牙弓弧形的前、中段，因此一般测量下颌第一磨牙前牙弓内各个牙的牙冠宽度，其总和为牙弓应有弧形长度或必需间隙。

对于替牙期牙弓，由于有些恒牙尚未萌出，所以需借助 X 线牙片或其他途径对未来恒牙期拥挤度作出预测。可在 X 线牙片上测量牙冠宽度后，再利用以下公式计算出未萌牙的真实宽度：

$$X = \frac{Y \cdot X'}{Y'}$$

式中，X 为预测恒牙宽度，X' 为 X 线牙片上未萌恒牙宽度；Y 为模型上乳磨牙的宽度，Y' 为 X 线牙片上乳磨牙宽度。

如需做全牙弓分析时，可将牙弓分为三段，下颌前牙为前段，下颌前磨牙与第一磨牙为中段，下颌第二、第三磨牙为后段，测量全部牙的牙冠宽度，其总和为全牙弓应有弧形长度，或称全牙弓的必需间隙。

2）牙弓现有弧形长度：即牙弓整体弧形的长度。使用一根直径 0.5mm 的黄铜丝，从下颌第一磨牙近中接触点沿下颌前磨牙颊尖、下尖牙牙尖经过正常排列的下颌切牙切缘到对侧下颌第一磨牙近中接触点。全部下颌切牙均向唇侧或舌侧倾斜时，应沿下颌切牙牙嵴顶进行测量，使黄铜丝呈一根弧线，再将铜丝弄直后测量其长度，一般测量 3 次求平均值，即为下颌牙弓现有弧形长度，或称可用间隙（图 4-11）。同样方法可测得上颌牙弓的弧形长度。

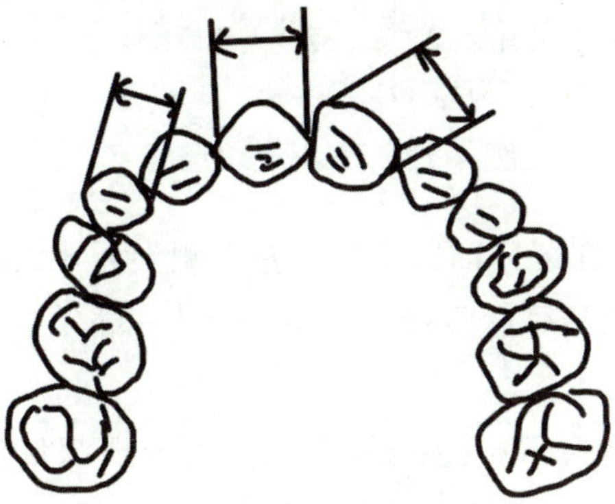

图 4-10 牙冠宽度的测量

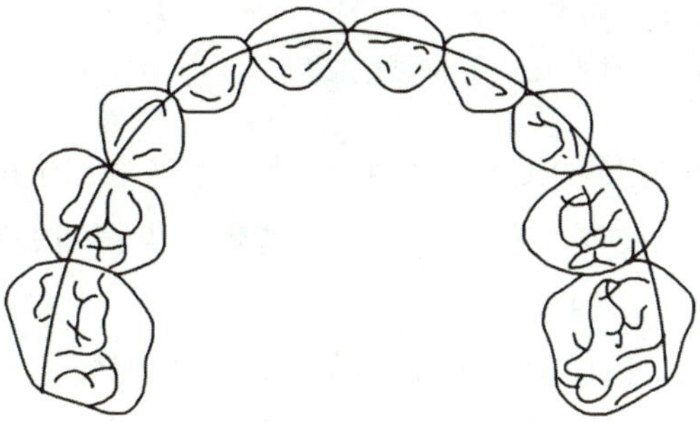

图 4-11 牙弓现有弧形长度的测量

（2）牙齿大小协调性——Bolton 指数分析：错殆畸形的病例中常出现因为牙冠宽度的大小不调，而不能达到良好的殆关系。Bolton 指数指的是上下颌前牙牙冠宽度总和的比例关系与上下颌牙弓全部牙牙冠宽度总和的比例关系。用 Bolton 指数可以诊断患者上下颌牙弓中是否存在牙冠宽度不协调的问题。方法是测量上下颌牙的宽度，得出下列比例：

$$\text{前牙比} = \frac{\text{下颌 6 个前牙牙冠宽度的总和}}{\text{上颌 6 个前牙牙冠宽度的总和}} \times 100\%$$

$$\text{全牙比} = \frac{\text{下颌 12 个牙牙冠宽度的总和}}{\text{上颌 12 个牙牙冠宽度的总和}} \times 100\%$$

中国人正常殆的 Bolton 指数，前牙比是 78.8%±1.72%，全牙比是 91.5%±1.51%。根据上述比例可以判断上下颌牙弓的不调是发生在上颌或下颌，是前牙或全部牙的宽度异常。例如，所得患者的前牙比值大于正常值，可能是下颌前牙牙冠宽度过大或上颌前牙牙冠宽度过小所致。Bolton 指数分析可协助诊断和分析错殆畸形形成的机制，并作为制订治疗计划的参考因素之一。但是此法也有不足之处，即没有考虑各牙长轴的倾斜度。

（3）殆曲线的曲度：测量双侧下颌牙弓矢状殆曲线曲度的方法为，将直尺放置在下颌切牙切缘与最后一个下颌磨牙的远中颊尖上，测量该连线与牙齿颊尖连线最低点的垂直距离（图 4-12），分别测量左侧和右侧，所得数相加除以 2 再加 0.5mm 即为排平牙弓或整平殆曲线所需要的间隙。

（4）牙弓长度的测量：牙弓长度的测量方法是以左右侧第二磨牙远中接触点间连线为底线，由中切牙近中接触点向底线所作的垂线为牙弓总长度。此长度亦可分为三段，切牙近中接触点至尖牙牙尖连线的垂距为牙弓前段长度；尖牙连线至第一磨牙近中接触点连线的垂距为牙弓中段长度；第一磨牙近中面连线至第二磨牙远中面连线的垂距为牙弓后段长度（图 4-13）。

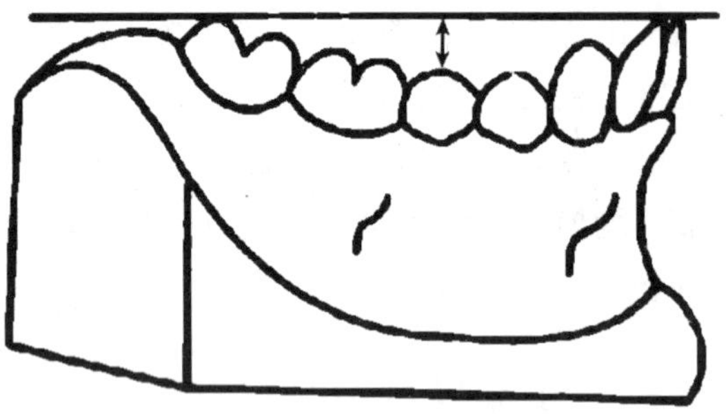

图 4-12　殆曲线的曲度

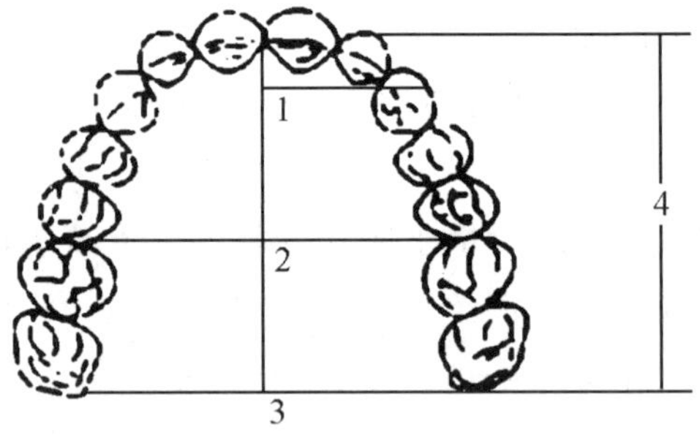

1. 牙弓前段长度；2. 牙弓中段长度；
3. 牙弓后段长度；4. 牙弓总长度。

图 4-13　牙弓长度的测量

（5）牙弓宽度的测量：一般测量牙弓三个部位的宽度，即牙弓前段宽度（左右侧尖牙牙尖间宽度）、牙弓中段宽度（左右侧第一前磨牙中央窝间的宽度）和牙弓后段长度（左右侧第一磨牙中央窝间的宽度）（图 4-14）。

（6）牙弓对称性的测量分析：先在上颌模型上用铅笔沿腭中缝画出中线，用分规测量双侧同名牙至中线间的宽度，则可了解牙弓左右侧是否对称，双侧各同名牙前、后向是否在同一平面上，如不在同一平面则表明一侧牙有前移。此外，也可用对称图或透明坐标板进行测量，先将中线与腭中缝对齐，然后再用分规测量牙弓左右侧是否对称，左右侧同名牙是否对称地在同一平面上（图 4-15）。

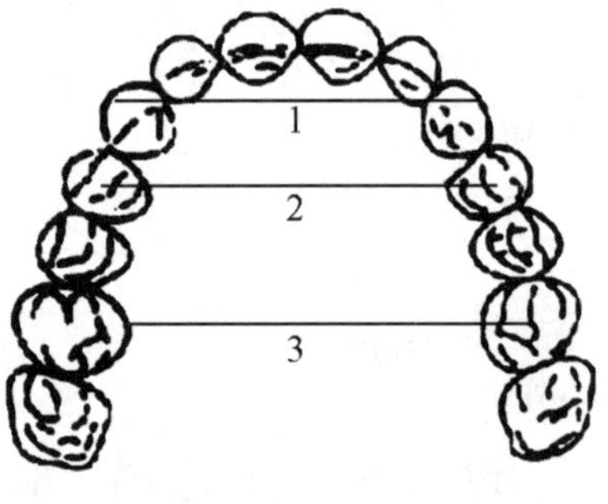

1. 牙弓前段宽度；2. 牙弓中段宽度；
3. 牙弓后段宽度。

图 4-14　牙弓宽度的测量

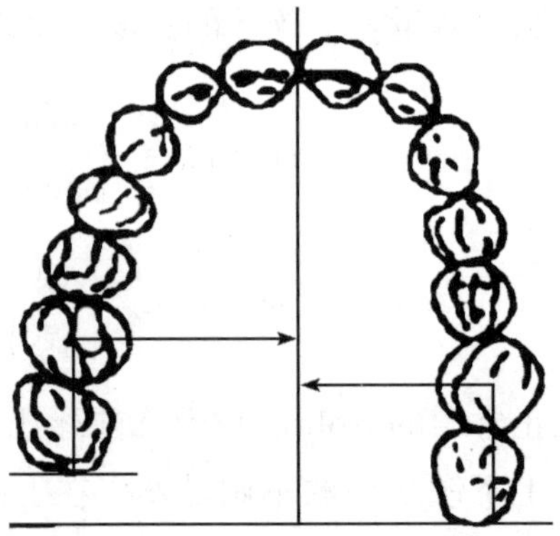

图 4-15　牙弓对称性的测量分析

（7）牙槽及基骨的测量分析

1）牙槽弓的长度及宽度：牙槽弓的长度是用特制游标卡尺测量上颌中切牙唇侧牙槽弓最凸点

至第一磨牙远中接触点连线的垂直距离；牙槽弓的宽度即左右侧第一前磨牙牙槽骨最凸点间的距离（图 4-16）。

2）基骨弓的长度及宽度：基骨弓长度是用一种特制仪器，测量中切牙（一般用左侧中切牙）唇侧黏膜移行皱襞处牙槽骨的最凹点到第一磨牙远中接触点连线的垂直距离；基骨弓宽度是测量左右第一前磨牙颊侧移行皱襞处牙槽骨最凹点间的距离（图 4-17）。

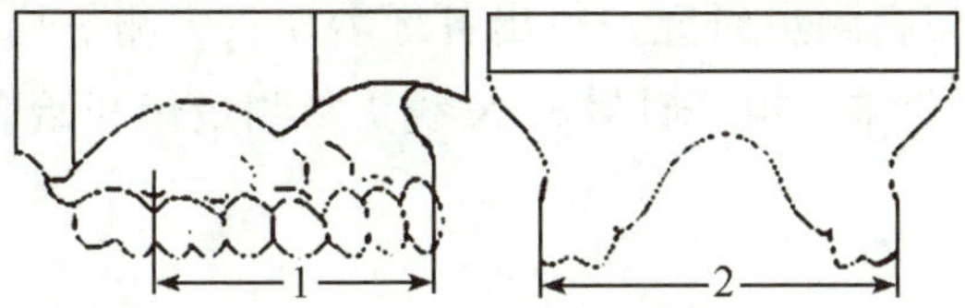

1. 牙槽弓长度；2. 牙槽弓宽度。

图 4-16 牙槽弓长度与宽度的测量

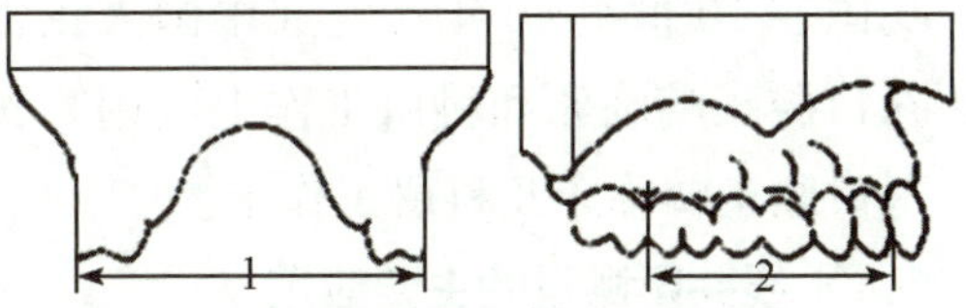

1. 基骨弓宽度；2. 基骨弓长度。

图 4-17 基骨弓长度与宽度的测量

4. 诊断性牙排列试验

（1）目的与意义：恒牙列中一些牙列拥挤的治疗案例，确定是否采取拔牙矫治有一定困难时，可采用牙排列试验来协助诊断，预测疗效。牙排列试验是依据某种拔牙（如第一前磨牙拔除）或非拔牙（如扩弓）方案，在模型上模拟进行牙齿位置的重新排列从而直观预测牙移动量及方向、拔牙剩余间隙量、支抗磨牙调控等各种情况，为诊断及制订治疗方案提供初步依据。

（2）操作步骤：①在模型上用铅笔画出上牙列中线的位置，并在患者的面部正中矢状平面核对中线位置，同时画出上、下颌第一磨牙的咬合线。为了准确记录咬合关系，模型最好能转移到殆架上。②在上颌第一磨牙前每个牙的牙冠唇面用铅笔标出左右侧牙齿的序号，并在牙颈缘上 2～3mm 处定点，然后将各点连成一条线。③沿着各个牙颈缘上的连线，水平向锯开石膏模型，尽量不损坏牙齿及基骨，并保留部分牙槽骨。④从左右第一磨牙近中垂直锯入，注意尽量不伤及接触点和牙冠宽度。⑤将锯下的前段牙列每一个牙仔细地分开，注意不伤及牙冠宽度，适当地修整各个牙近、远中根部石膏。⑥在模型上被锯去牙齿的区域放红蜡片，按上颌牙列中线和下颌牙弓的关系将锯下的左右侧中切牙、侧切牙、尖牙排列好，立即可以看到剩余间隙的大小，以决定是采取减数方法还是扩弓方法。如需拔除第一前磨牙则排好双侧第二前磨牙，再视余留的间隙量以确定磨牙应向近中移动的量，对设计支抗也有参考作用。⑦如果下颌牙弓排列不整齐亦需调整时，应考虑下颌牙弓调整后的位置再酌情排上颌牙于正确位置上。

5. 计算机辅助模型分析 随着计算机技术和信息技术在正畸领域的深入应用与飞速发展，借助计算机辅助诊断系统进行模型分析已经在正畸临床上体现出了良好的应用前景。近年来出现了许多新技术，包括口内扫描仪、模型扫描仪及相关分析软件等，能获取口内牙列、牙龈、牙颌模型等立体结构，在计算机上进行三维重建，并通过快速成形打印牙颌模型。这些技术迅速发展，使数字化取模、建模、测量及分析成为可能（图 4-18）。

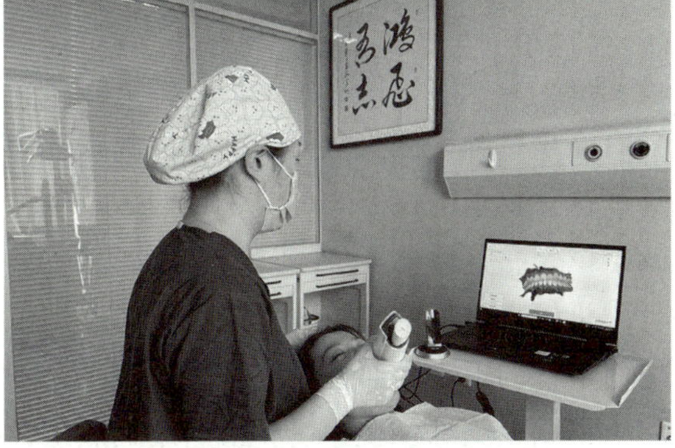

图 4-18 数字化正畸模型的获取和分析

（二）X线头影测量分析

X线头影测量主要是测量X线头颅定位照相所得的影像，对牙颌、颅面各标志点描绘出一定的线角进行测量分析，从而了解牙颌、颅面软硬组织的结构，使对牙颌、颅面的检查、诊断由表面形态深入内部的骨骼结构中去。近几十年来，X线头影测量一直是口腔正畸及口腔外科等学科的临床诊断、治疗设计及研究工作的重要手段。

我国在20世纪60年代完成中国人正常𬌗的X线头影测量研究，得出各牙龄期头影测量均值，开始在口腔正畸临床和科研工作上应用。20世纪70年代末，电子计算机X线头影测量仪开始应用于我国口腔正畸临床及科研工作上。

1. X线头影测量的主要应用

（1）研究颅面生长发育：X线头影测量是研究颅面生长发育的重要手段，不仅可通过对各年龄阶段个体做X线头影测量分析，从横向研究颅面生长发育，同时也可用于对个体不同时期的测量分析，而做颅面生长发育的纵向研究。通过颅面生长发育的X线头影测量研究，明确了颅面生长发育机制，快速生长期的年龄、性别间差异，以及颅面生长发育的预测。

（2）牙、颌、颅面畸形的诊断分析：通过X线头影测量对颅面畸形的个体进行测量，得出的测量结果与正常𬌗X线头影测量相应测量项目均值进行比较，可了解畸形的机制、主要性质及部位，是骨性还是牙性畸形，以对畸形作出正确的诊断，而这种诊断的依据，来源于颅面软硬组织各部分间的相互关系。

（3）确定错𬌗畸形的矫治设计：通过测量分析牙颌、颜面结构关系后，根据错𬌗畸形的机制，可确定颌位及牙齿矫治的理想位置，从而制订出正确可行的矫治方案。

（4）研究矫治过程中及矫治后的牙颌、颅面形态结构变化：X线头影测量亦常用于评定矫治过程中，牙颌、颅面形态结构发生的变化，从而了解矫治器的作用机制和矫治后的稳定及复发情况。

（5）正颌外科的诊断和矫治设计：通过X线头影测量对需进行正颌外科的严重颅面畸形患者进行颅面软硬组织的分析，得出畸形的主要机制，以确定手术的部位、方法及所需移动或切除颌骨的数量，然后通过计算机或手工对X线头影图迹进行剪裁，模拟拼对手术后牙颌位置，得出术后牙颌、颅面关系的面型图，为正颌外科提供根据，从而提高诊断及矫治水平。

（6）下颌功能分析：X线头影测量还可以用于研究下颌运动、语言发音时的腭功能以及息止𬌗间隙等方面的功能分析；也有用于下颌由姿势位至最大牙尖交错位时，髁突、下颌的位置及运动轨迹的研究。

2. 头颅定位X线片的拍摄

（1）头颅定位仪：用于头影测量的X线头颅像，必须要在头颅定位仪的严格定位下拍摄。因为只有完全排除了因头位不正而造成的误差后，各测量结果才有分析、比较的价值。头颅定位仪正是保证这一要求的仪器。自1931年Broadbent使用第一架头颅定位仪以来，出现了许多不同类型的头颅定位仪，其种类虽多，但定位的基本原理大致相同，产品不断改进，其结构更加精密、准确。

头颅定位仪的定位，关键在于通过定位仪上的左右耳塞与鼻根点或眶点指针，三者构成一个与地面平行的恒定平面的原理。在X线照相时，先使头颅定位仪的两耳塞，进入头部左右外耳道，然后上下调整头部位置，使鼻根点或眶点指针抵于鼻根点或眶点，此时头部便固定在眶耳平面与地面平行的位置上。

每次照相时，头位均恒定于此不变。头颅定位仪的顶盘一般具有刻度并能旋转，当需投照后前位或一定角度时，只需转动 90°或一定角度即可（图 4-19）。

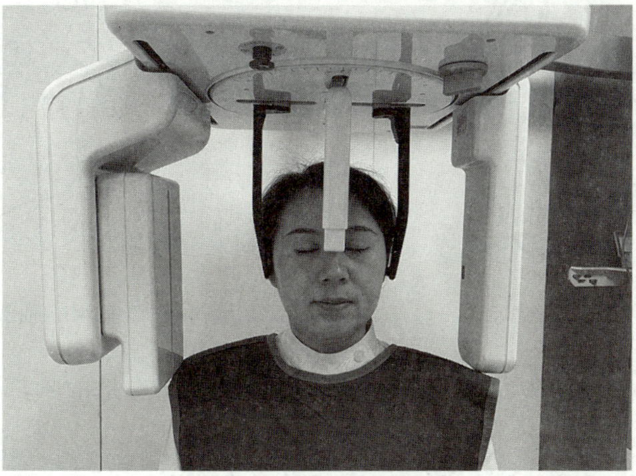

图 4-19　头颅定位照相

（2）X 线照相：X 线由球管射出时，呈辐射状，使投照物体的影像放大，而产生模糊的半影。X 线球管至胶片的距离越大，则射出的 X 线越接近平行，所造成的半影也越小。在 X 线头颅摄影时要求有较大的投照距离，一般不小于 150cm。投照物体与胶片间的距离也是影响 X 线影像清晰和真实的重要因素，物片距越小，则 X 线影像的放大和失真越小。因而在投照时，应尽量使投照物体与胶片盒紧贴，以减小其放大误差。通过加大球管至胶片的距离也可减小由物片距所造成的放大误差。每次照相时使头位、X 线球管及胶片三者之间的关系维持恒定，这样所得的 X 线片才能保证测量结果的可靠及不同个体或不同时期分别测量所得结果的可比性。

3. 头影测量图的描绘　X 线头影测量需在描绘的头影图上进行测量分析，故描绘的头影图必须精确地与头影像上的形态完全一致。描图应在具有良好光源的 X 线读片灯下或专用的描图桌上进行。描图测量时需要用到硫酸描图纸、精确的毫米尺、半圆仪、细尖钢笔及硬质尖锐铅笔等。先将 X 线头影描于硫酸纸上（图 4-20），再在描图纸上进行测量分析。描绘图的点线必须细小精确，以减少误差。在 X 线头影图像上，因头颅本身厚度或个体两侧结构不完全对称而出现部分左右影像不完全重合（头颅定位不准亦有此弊，应尽量避免）时，按其平均中点来作出描绘。数字化 X 线头影测量发展后，可利用软件直接在计算机屏幕上进行定点测量。

4. 常用 X 线头影测量的标志点及平面

（1）头影测量标志点：标志点是用来构成一些平面及测量内容的点。理想的标志点应该是易于定位的解剖标志，在生长发育过程中应相对稳定。但并不是常用的标志点均能符合这一要求，不少标志点的确定是由各学者提出的不同测量方法而定，而标志点的可靠性还取决于头颅 X 线片的质量以及描图者的经验。

头影测量标志点分为两类，一类是解剖标志点，是真正代表颅颌面的一些解剖结构；另一类是引申标志点，是通过头影图上解剖标志点的引申而得，如两条测量线相交的一个标志点。

1）颅部标志点：见图 4-21。

蝶鞍点（sella，S）：蝶鞍影像的中心。此点是常用的一个颅部标志点，在头颅侧位片上较易确定。

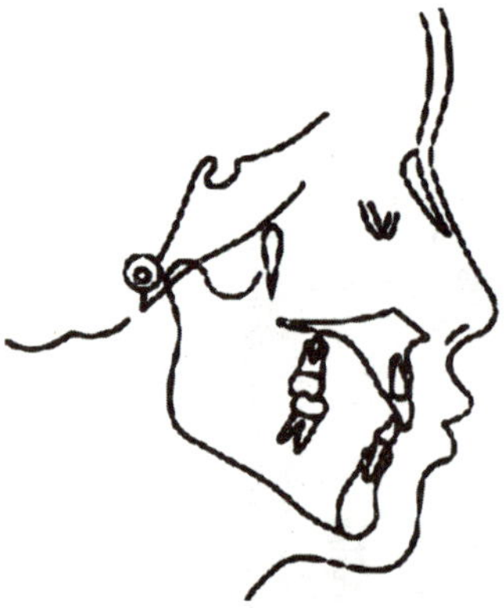

图 4-20　头影描绘

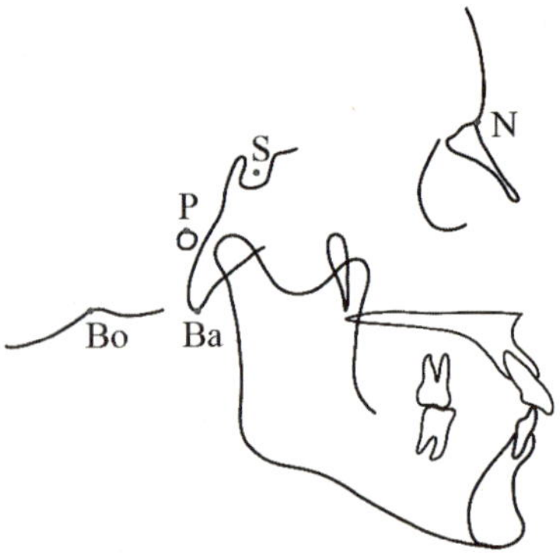

图 4-21　常用的颅部测量标志点

鼻根点（nasion，N）：正中矢状面上鼻额缝的最前点。此点是前颅部的标志点，代表面部与颅部的结合处。

耳点（porion，P）：外耳道的最上点。头影测量上常以定位仪耳塞影像的最上点为代表，称为机械耳点；也有以外耳道影像的最上点来代表，称为解剖耳点。

颅底点（basion，Ba）：枕骨大孔前缘的中点。此点较易确定，常作为后颅底的标志。

Bolton 点（Bo）：枕骨髁突后切迹的最凹点。

2）上颌标志点：见图 4-22。

眶点（orbitale，O）：眶下缘的最低点。当患者两侧对称及在完好的定位下，左右眶点才位于同一水平，但实际上难以达到。一般 X 线片上可显示左右两个眶点的影像，故常选用两点之间的中点作为眶点，从而减小其误差。

翼上颌裂点（petrygomaxillary fissure，Ptm）：翼上颌裂轮廓的最下点。翼上颌裂的前界为上颌窦后壁，后界为蝶骨翼突板的前缘，此点提供了确定上颌骨的后界和磨牙近远中位置的标志。

前鼻棘（anterior nasal spine，ANS）：前鼻棘的尖。此点常作为确定腭平面的两标志点之一，但此标志点的清晰与否与 X 线片的投照条件有关。一般不作为近远中长度测量所用。

后鼻棘（posterior nasal spine，PNS）：硬腭后部骨棘的尖。

上牙槽座点（subspinale，A）：前鼻棘与上牙槽缘点间的骨部最凹点。此点仅作为前后向测量所用。

上牙槽缘点（superior prosthion，SPr）：上牙槽突的最前下点。此点常位于上颌中切牙的釉牙骨质界处。

上颌中切牙点（upper incisor，UI）：上颌中切牙切缘的最前点。

3）下颌标志点：见图 4-23。

髁顶点（condylion，Co）：髁突的最上点。

关节点（articulare，Ar）：颅底下缘与下颌髁突颈后缘的交点。此点常在髁顶点不易确定时代替髁顶点。

下颌角点（gonion，Go）：下颌角的后下点。此点可通过下颌升支平面和下颌平面交角的角平分线与下颌角的相交点来确定。

下牙槽座点（supramental，B）：下牙槽突缘点与颏前点间的骨部最凹点。

下牙槽缘点（infradentale，Id）：下牙槽突的最前上点。此点常位于下颌中切牙的釉质牙骨质界处。

下颌切牙点（lower incisor，LI）：下颌中切牙切缘的最前点。

颏前点（pogonion，Po）：颏部的最突点。

颏下点（menton，Me）：颏部的最下点。

颏顶点（gnathion，Gn）：颏前点与颏下点的中点。

D 点：下颌体骨性联合部的中心点。

这些标志点中，有些是在正中矢状面上，是单个的点，如鼻根点、蝶鞍点等。而有些则是双侧的点，如下颌角点、关节点等。若由于面部不对称而使两侧的点不重叠，则取两点间的中点作为校正的位置。

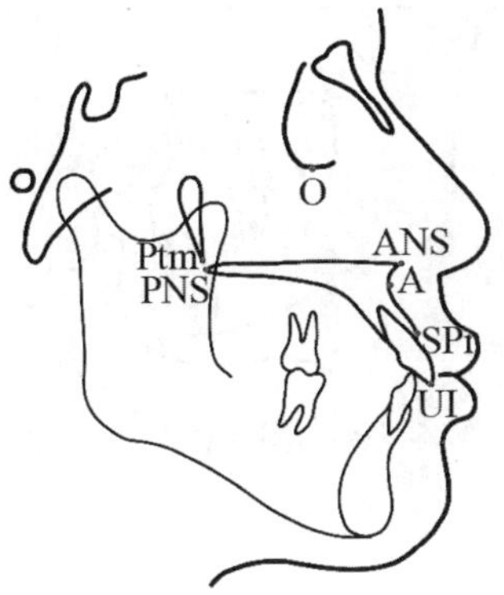

图 4-22　常用的上颌测量标志点

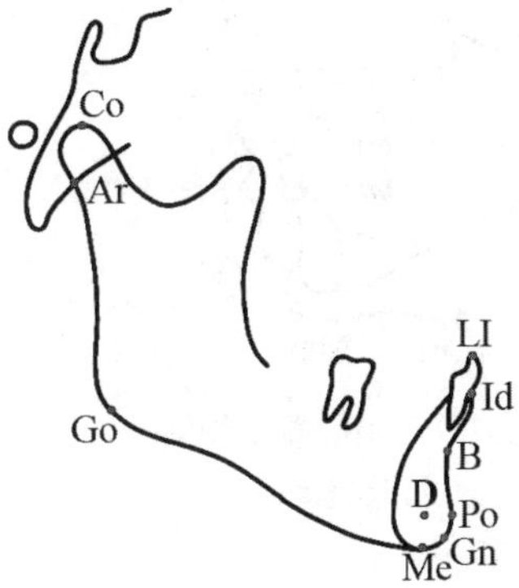

图 4-23　常用的下颌测量标志点

4）软组织侧面标志点：见图 4-24。

额点（glabella，G）：额部的最前点。

软组织鼻根点（nasion of soft tissue，Ns）：软组织侧面上鼻与前额间的最凹点。

眼点（eye，E）：睑裂的眦点。

鼻下点（subnasale，Sn）：鼻小柱与上唇皮肤的连接点。

鼻尖点（Prn）：鼻软组织最前点。

上唇缘点（UL′）：上唇黏膜与皮肤的连接点。

下唇缘点（LL′）：下唇黏膜与皮肤的连接点。

上唇突点（UL）：上唇的最突点。

下唇突点（LL）：下唇的最突点。

软组织颏前点（pogonion of soft tissue，Pos）：软组织颏部的最前点。

软组织颏下点（menton of soft tissue，Mes）：软组织颏部的最下点。

咽点（K）：软组织颈部与咽部的连接点。

头影测量分析中，标志点的定位准确是保证 X 线头影测量可靠的最基本要求。定点不准则影响测量分析结果。

（2）头影测量平面

1）基准平面：是在头影测量中相对稳定的平面。由此平面与各测量标志点及其他测量平面间构成角度、线距、比例等测量项目。目前最常用的基准平面为前颅底平面、眶耳平面和 Bolton 平面（图 4-25）。

前颅底平面（SN plane，SN）：由蝶鞍点与鼻根点的连线组成，在颅部的矢状平面上，代表前颅底的前后范围。由于这一平面在生长发育上具有相对的稳定性，因而常作为面部结构对颅底关系的定位平面。

眶耳平面（Frankfort hori zontal plane，FH）：由耳点与眶点连线组成。大部分个体在正常头位时，眶耳平面与地面平行。

Bolton 平面：由 Bolton 点与鼻根点连接线组成。此平面多用作重叠头影图的基准平面。

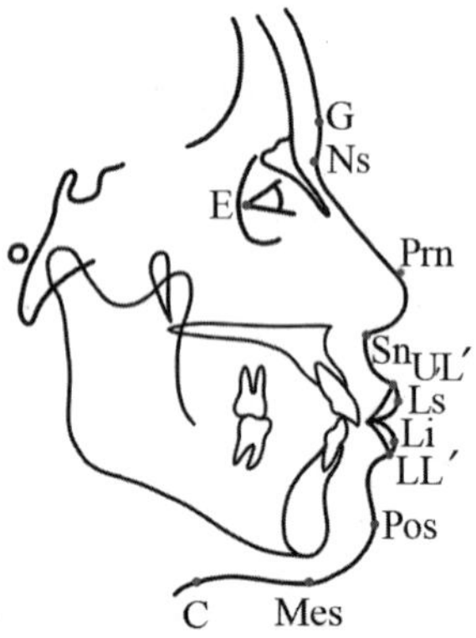

图 4-24　常用的软组织侧面标志点

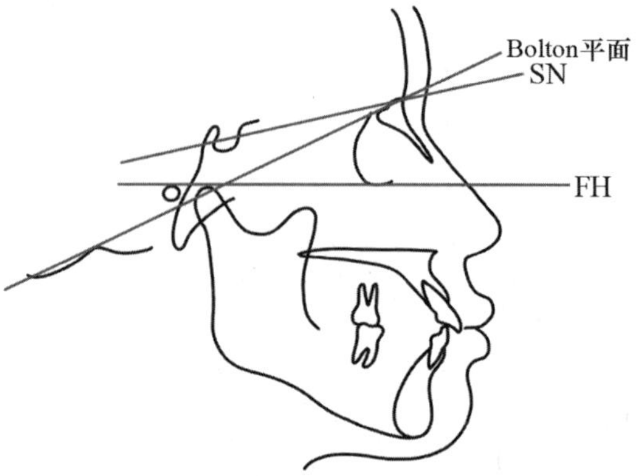

图 4-25　基准平面

2）测量平面：见图 4-26。

腭平面（ANS-PNS palatal plane，ANS-PNS）：后鼻棘与前鼻棘的连线。

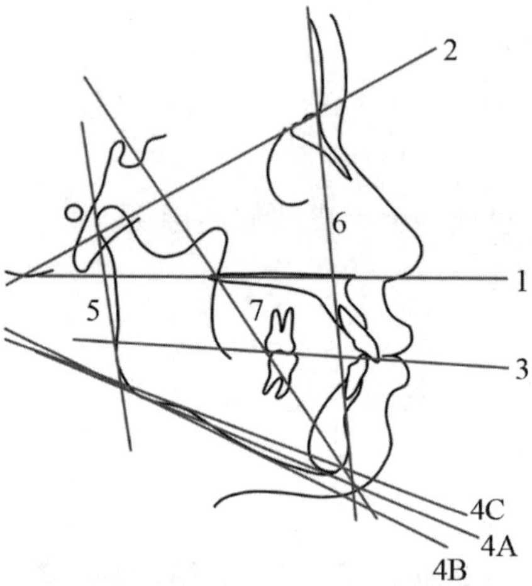

1. 腭平面；2. 全颅底平面；3. 殆平面；

4. 下颌平面：下颌角下缘与颏下点连线（4A），下颌下缘最低部切线（4B），Go-Gn 连线（4C）；

5. 下颌支平面；6. 面平面；7. Y 轴。

图 4-26　常用测量平面

全颅底平面（Ba-N plane，Ba-N）：颅底点与鼻根点的连线。

殆平面（occlusal plane，OP）：一般有两种确定方法，一种是以第一磨牙的咬合中点与上下颌中切牙间的中点（覆殆或开殆的 1/2 处）的连线，即解剖平面；另一种是功能殆平面，由均分后牙的殆接触点而得，常使用第一磨牙及第一乳磨牙或第一前磨牙的殆接触点，这种方法形成的殆平面不使用切牙的任何标志点。

下颌平面（mandibular plane，MP）：确定方法有 3 种。①下颌下缘最低部的切线。②通过颏下点与下颌角下缘相切的线。③下颌角点与颏顶点的连线（Go-Gn）。

下颌支平面：下颌升支与髁突后缘的切线。

面平面（N-Po facial plane，N-Po）：由鼻根点与颏前点的连线组成。

Y 轴（Y axis）：蝶鞍中心与颏顶点的连线。

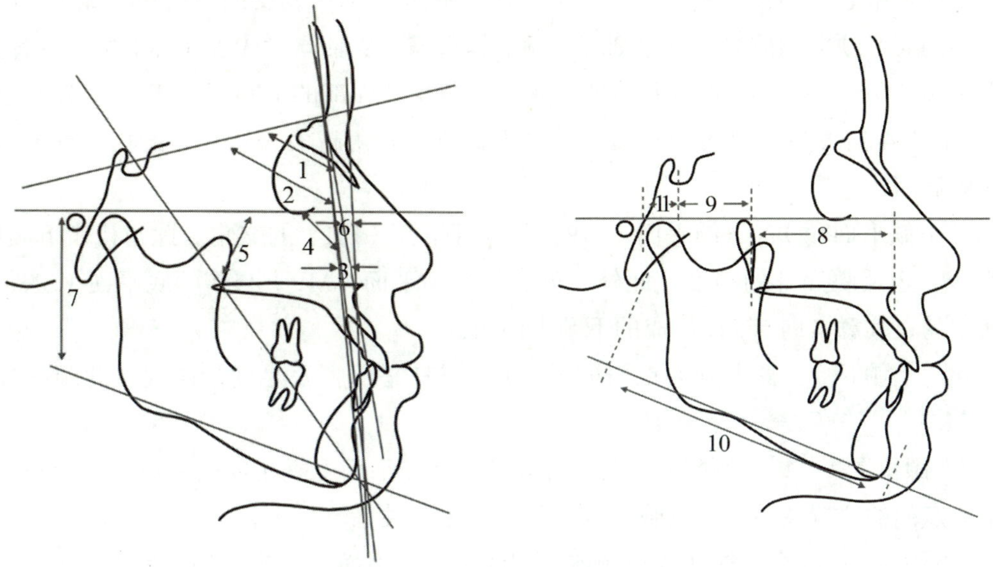

1.SNA 角；2.SNB 角；3.ANB 角；4. 面角；5.Y 轴角；6. 颌凸角；7. 下颌平面角；8. 上颌长；9. 上颌位置；10. 下颌长；11. 下颌位置。

图 4-27　上下颌骨的常用测量项目

5. 常用硬组织测量项目　X 线头影测量常用于临床对错𬌗畸形的机制分析，以明确诊断及作出治疗设计。错𬌗畸形可以是牙性的，也可以是骨性的，也可以是两者均存在，主要是牙齿、牙弓、颌骨、颅面间的关系不调。通过 X 线头颅侧位片的头影测量反映的是颅面结构深度和高度的二维空间关系。X 线头影测量可测量上颌、下颌各自的形态、大小、位置和相互间的位置关系以及牙齿的位置或牙轴倾斜。从测量方法及单位来看，X 线头影测量可分为角度测量、线距测量及线距比例。

每一个测量项目都有其特定的意义，用于说明相应结构的特征或生长变化趋势。但是，孤立地评价一项指标常会导致错误的结论。因为头颅是牙颌、颅面各部分结构组成的复合体，其正常与否并不完全取决于某一指标，而取决于各部分间的配合。在一定变异范围内，只要牙颌、颅面有协调的关系及相互补偿，就会产生正常的颅面形态。由此我们也就可以理解，牙颌畸形正是由于牙颌、颅、面各部间的不调所致。因此，在评价畸形特征及其机制时，必须综合评价各项测量指标，然后才能明确畸形机制，作出正确的诊断。

（1）上下颌骨的常用测量项目：见图 4-27 及表 4-1、表 4-2。

常用的测量上下颌骨相对颅部及其他结构位置关系的项目很多。其中，通常所用的基准平面有前颅底平面（SN）和眶耳平面（FH）。

SNA 角：由蝶鞍点、鼻根点及上牙槽座点构成的角。此角反映上颌相对于颅部的前后位置关系。此角过大时，上颌前突、面部侧貌可呈凸面型；反之，上颌后缩面部呈凹面型。

SNB 角：由蝶鞍点、鼻根点及下牙槽座点构成的角。此角反映下颌相对于颅部的位置关系。此角过大时，下颌前突，反之下颌可后缩。

ANB 角：由上牙槽座点、鼻根点与下牙槽座点构成的角，亦即 SNA 角与 SNB 角之差。此角反映上、下颌骨对颅部的相互位置关系。当 SNA 角＞ SNB 角时，ANB 角为正值，反之 ANB 角为负值。

NP-FH（面角）：面平面（NP）与眶耳平面（FH）相交的后下角。此角反映下颌的突缩程度。此角越大表示下颌越前突，反之表示下颌后缩。

Y 轴角：蝶鞍中心与颏顶点连线（Y 轴）与眶耳平面（FH）相交的下前角。此角反映颏部的突缩。此角越小则表示颏部越前突，反之则表示颏部越后缩。Y 轴同时代表面部的生长发育方向。

NA-PA（颌凸角）：NA 与 PA 延长线的交角。此角反映面部的上颌部分相对于整个侧面的关系。当 PA 延长线在 NA 前方时，此角为正值，反之为负值。此角越大表示上颌的相对突度越大，反之表示上颌相对后缩。

MP-FH（下颌平面角）：下颌平面（MP）与眶耳平面（FH）的交角。此角代表下颌体的陡度、下颌角的大小，也反映面部的高度。此外，也有依下颌平面（MP）与前颅底平面（SN）交角来代表下颌平面角的，其意义同与 FH 所成的下颌平面角。

ANS-Ptm（上颌长）：翼上颌裂点与前鼻棘点在 FH 平面上垂足间的距离。此距离代表上颌的长度。

S-Ptm（上颌位置）：翼上颌裂点与蝶鞍中心点在 FH 平面上垂足间的距离。此距离表明上颌后界与蝶鞍中心点间的位置关系，也反映上颌骨的前后位置关系。

Co-Po（下颌长）：髁突后缘切线与颏前点切线在下颌平面上垂足间的距离。此距离代表下颌骨的综合长度。

S-Co（下颌位置）：髁突后切线与蝶鞍中心在 FH 平面上垂足间的距离。此距离代表下颌髁突后界与蝶鞍中心间的位置关系，同样也代表下颌骨的前后位置关系。

表 4-1　上下颌骨常用角度测量项目的均值和标准差

测量项目	替牙期		恒牙期	
	均值 /°	标准差 /°	均值 /°	标准差 /°
SNA 角	82.3	3.5	82.8	4.0
SNB 角	77.6	2.9	80.1	3.9
ANB 角	4.7	1.4	2.7	2.0
NP-FH	83.1	3.0	85.4	3.7
Y 轴角	65.5	2.9	66.3	7.1
NA-PA	10.3	3.2	6.0	4.4
MP-FH	31.8	4.4	31.1	5.6

表 4-2 上下颌骨常用线距测量的均值和标准差 单位：mm

测量项目	替牙期				恒牙初期				恒牙期			
	男		女		男		女		男		女	
	均值	标准差	均值	标准差	均值	标准差	均值	标准差	均值	标准差	均值	标准差
ANS-Ptm	47.2	2.2	44.8	2.0	50.4	4.1	47.7	2.9	52.1	2.8	49.9	2.1
S-Ptm	18.3	1.9	17.9	2.0	17.7	2.9	17.1	3.0	18.3	2.4	17.1	2.3
Co-Po	97.7	3.3	93.4	4.3	107.4	6.5	102.8	4.8	113.7	4.6	106.7	2.9
S-Co	14.4	2.9	14.5	3.0	18.3	3.2	17.3	2.9	20.3	2.3	17.4	2.1

（2）上下颌前牙的常用测量项目：见图 4-28。

殆平面角：殆平面与眶耳平面的交角。此角代表殆平面的斜度。此角越大代表殆平面越陡，为安氏Ⅱ类面型倾向；反之，此角越小代表殆平面越平，为安氏Ⅲ类面型倾向。殆平面采用由第一磨牙及上下颌中切牙的中点组成。

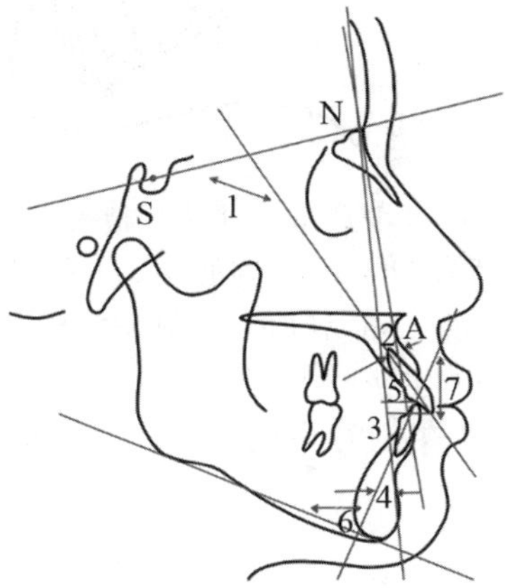

1.$\underline{1}$-SN 角；2.$\overline{1}$-MP 角；3.$\underline{1}$-NA 角；4.$\overline{1}$-NB 角；5. 上、下中切牙角。

图 4-28 上下颌前牙的常用测量项目

上颌中切牙 - 前颅底平面角（$\underline{1}$-SN）：上颌中切牙长轴与 SN 平面相交的下内角。此角反映上颌切牙对于前颅底的相对倾斜度。此角过大表示上颌中切牙唇倾，反之为舌倾。

上颌中切牙倾角（$\underline{1}$-NA）：上颌中切牙长轴与鼻根点 - 上牙槽座点连线（NA）的交角，代表上颌中切牙的倾斜度和突度。

上颌中切牙突距（$\underline{1}$-NA 距）：上颌中切牙切缘至鼻根点 - 上牙槽座点连线（NA）的垂直距离（mm），上颌中切牙切缘在 NA 线之前为正值，反之则为负值，亦代表上颌中切牙的倾斜度和突度。

$\underline{1}$-NA 角与 $\underline{1}$-NA 距两项测量相互结合就可以精确地确定上颌切牙的倾突程度。

下颌中切牙 - 下颌平面角（$\overline{1}$-MP）：下颌中切牙长轴与 MP 相交的上内角。此角反映下颌中切牙对于下颌平面的倾斜度。此角过大表示下颌中切牙唇倾，此角过小表示下颌中切牙舌倾。

下颌中切牙倾角（$\overline{1}$-NB）：下颌中切牙长轴与鼻根点 - 下牙槽座点连线（NB）的交角，代表下颌中切牙的倾斜度和突度。

下颌中切牙突距（$\overline{1}$-NB 距）：下颌中切牙切缘至鼻根点 - 下牙槽座点连线（NB）的垂直距离，亦代表下颌中切牙的倾斜度和突度。

$\overline{1}$-NB 角与 $\overline{1}$-NB 距两项测量相互结合就可以精确地确定下颌切牙的倾斜程度。

下颌中切牙 - 殆平面角（$\overline{1}$-OP）：下颌中切牙长轴与殆平面相交的下前角。此角表示下颌中切牙与殆平面的关系。

上下颌中切牙角（1-$\bar{1}$）：上颌中切牙长轴与下颌中切牙长轴的交角。此角反映上下颌中切牙特别是上下颌前部牙弓的突度关系；此角越小突度越大，反之突度越小。

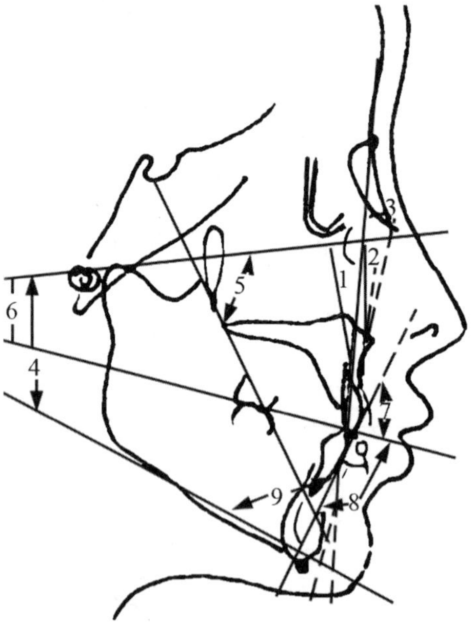

1. 面角；2. 颌凸角；3. 上下牙槽座角；4. 下颌平面角；5.Y 轴角；6. 殆平面角；7. 上下颌中切牙角；8. 下颌中切牙 – 殆平面角；9. 下颌中切牙 – 下颌平面角；10. 上颌中切牙突距。

图 4-29　Downs 分析法测量项目

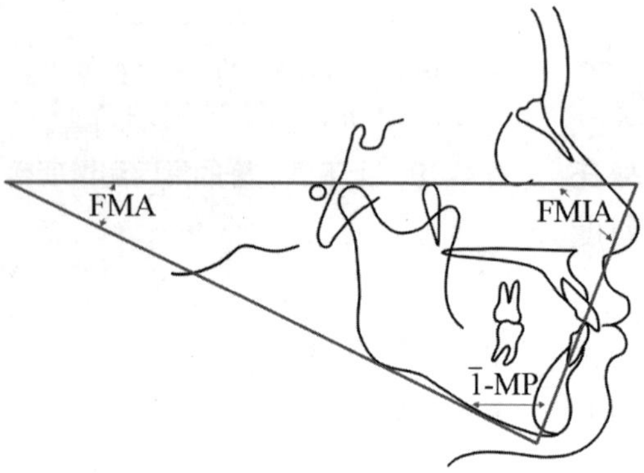

图 4-30　Tweed 分析法测量项目

6. 常用 X 线头影测量分析法　至今已提出的 X 线头影测量分析法多达几十种，主要测量分析颅面骨骼间的关系以及牙颌与颅面骨骼间的关系，对错殆畸形进行机制分析，作出诊断及矫治设计。下面介绍较为常用且系统的 Downs 分析法和 Tweed 分析法。

（1）Downs 分析法：以眶耳平面为基准平面，包括以下 10 项测量内容（图 4-29）。

1）骨骼间关系的测量：包括面角、颌凸角、上下牙槽座角、下颌平面角及 Y 轴角 5 项测量。面角、颌凸角、下颌平面角与 Y 轴角的介绍见前所述。

上下牙槽座角：AB 或其延长线与面平面的交角。此角代表上下牙槽基骨间的相互位置关系。此角在面平面的前方形成为负值角，在面平面的后方形成则为正值角。此角越大表示上颌基骨对下颌基骨的相对位置关系越后缩；反之，此角越小则表示上颌基骨对下颌基骨的相对位置关系越前突。

2）殆与骨骼间关系的测量：包括殆平面角、上下颌中切牙角、下颌中切牙 – 殆平面角、下颌中切牙 – 下颌平面角及上颌中切牙突距 5 项测量。

（2）Tweed 分析法：主要测量由眶耳平面、下颌平面、下颌中切牙长轴组成的代表面部形态结构的颌面三角形的三个角（图 4-30）。

眶耳平面 – 下颌平面角（FMA）：眶耳平面与下颌平面的交角，以下颌下缘的切线作为下颌平面。

下颌中切牙 – 眶耳平面角（FMIA）：下颌中切牙长轴与眶耳平面的交角。

下颌中切牙 – 下颌平面角（$\bar{1}$-MP）：下颌中切牙长轴与下颌平面的交角。

在 Tweed 分析法中，不论错殆畸形的部位在何处，均以下颌的分析为依据。Tweed 认为，FMIA 65°是建立良好面型的重要条件。因而，FMIA 65°成为矫治追求的目标。在 3 项测量中，FMA 使用一般的正畸方法较难改变，因而要达到 FMIA 65°的矫治目标，主要通过改变下颌中切牙的位置和倾斜度来实现。中国人正常殆 Tweed 分析法的测量结果见表 4-3。

表 4-3　中国人正常㐂 Tweed 分析法的测量结果

测量项目	均值 ± 标准差 /°
眶耳平面 – 下颌平面角（FMA）	31.3±5.0
下颌中切牙 – 下颌平面角（$\bar{1}$-MP）	93.9±6.2
下颌中切牙 – 眶耳平面角（FMIA）	54.9±6.1

7．常用软组织测量内容

软组织测量是头影测量分析中的一部分，特别是在正颌外科病例的诊断分析及矫治设计上有重要意义。常用的头部软组织侧面测量项目如下（图 4-32）。

（1）面型角（FCA）：额点与鼻下点连线和鼻下点与软组织颏前点连线的后交角，代表软组织的面型突度。

（2）鼻唇角（NLA）：鼻下点与鼻小柱点连线和鼻下点与上唇突点连线的前交角，代表上唇与鼻底的位置关系。

（3）面上部高（UFH）：分别从 E 点、Sn 点向 G-Sn 连线作垂线，两垂线间距。

（4）上唇长（ULL）：分别从 Sn 点和上口点向 Sn-Pos 连线作垂线，两垂线间距。

（5）下唇长（LLL）：分别从 Mes 点和下口点向 Sn-Pos 连线作垂线，两垂线间距。

UFH、ULL、LLL 三者之间的比例关系代表面部上中下之间的比例（图 4-31）。

（6）对唇突度的分析主要使用连接 Pos 的三条线，即 E 线、Pos-UL 连线、Sn-Pos 连线（图 4-32）。

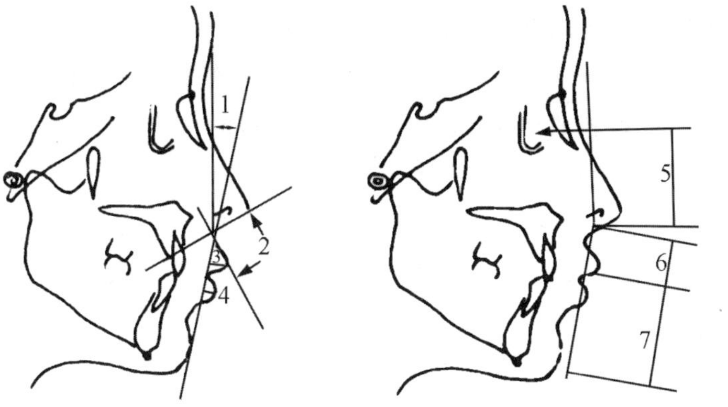

1. 面型角；2. 鼻唇角；3. 上唇突度；4. 下唇突度；5. 面上部高；6. 上唇长；7. 下唇长。

图 4-31　常用的头部软组织侧面测量项目

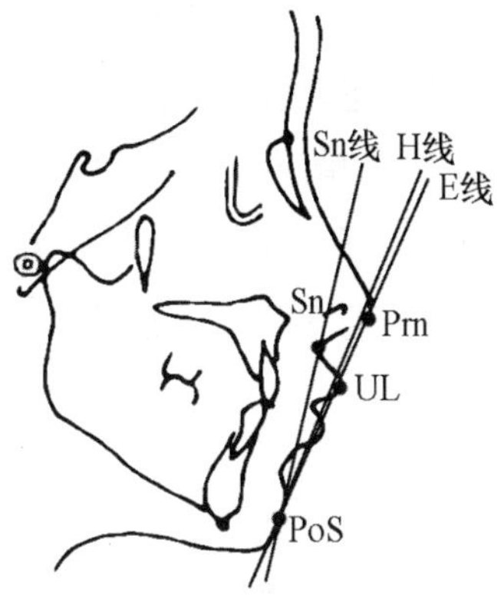

图 4-32　唇突度分析 E 线、H 线、Sn 线

E 线（审美平面）：指软组织颏前点（Pos）与鼻尖点的切线，测量上下唇至该线的距离可反映上下唇相对于鼻和软组织颏的平衡状况。在平衡良好的侧貌中，下唇接触 E 线，而上唇在 E 线稍后方 0.5～1.0mm。当下唇位于 E 线之前时，所测的 E 线至下唇的距离为正值。

Pos-UL 连线：又称 H 线，是软组织颏前点（Pos）与上唇相切的线。测量鼻点、鼻唇沟、上下唇、颏唇沟以及颏前点与该线的距离，可反映它们之间的位置关系。

Sn-Pos 连线：又称 Sn 线，是软组织颏前点（Pos）与鼻下点（Sn）的连线。测量上下唇与该线的距离，可反映唇部的相对突度，上下唇突度分别为 ULP 和 LLP。①上唇突度（ULP）：UL 到 Sn-Pos 连线的距离。②下唇突度（LLP）：LL 到 Sn-Pos 连线的距离。

（7）H 角：H 线与 NB 的交角，代表软组织颏部与唇的位置关系。

8. 电子计算机化 X 线头影测量 又称数字化 X 线头影测量，基本原理是将在头影图迹上所确定的各测量标志点转换成坐标值，由电子计算机算出各测量项目的结果并进行统计分析。电子计算机化 X 线头影测量的特点如下。

（1）增加测量的精确性：由于将标志点转换成坐标值进行运算，使测量精确度提高，避免测量时容易造成的误差，并且可以计算出放大误差。

（2）提高效率：电子计算机化 X 线头影测量可以大大缩短测量时间，一般几十项测量项目仅需 2～3 分钟即可得出结果。因而可以在头影图迹上确定大数量标志点进行大数量测量项目的测量。

（3）大样本分析：电子计算机化 X 线头影测量有可能对大样本进行分析，从而建立数据库，应用于临床患者的矫治设计或颅面生长发育的预测。

目前电子计算机化的头影测量系统一般由计算机及编制的测量分析软件组成。数字化头颅 X 线片输入计算机，对显示屏上的 X 线片影像确定测量标志点，通过测量软件得出测量值供分析使用。

（三）面部及牙殆照相

口腔正畸治疗会导致牙、殆、面软硬组织形态及位置的变化。因此，用照相的形式来直观地记录矫治前、中、后各个阶段面部及牙殆状态是正畸检查诊断中的重要环节。其意义主要有：①矫治前照片可辅助诊断及制订治疗方案。②矫治中照片可反映阶段性结果，如双期治疗中的功能性矫治结果。③矫治后（包括保持后）照片显示最终治疗结果，与矫治前照片比较可直观反映出治疗前后的变化。④矫治前、中、后完整的照片记录是病例展示或病例报告中较重要材料之一。

在标准条件自然头位下常规拍摄正面像、正面微笑像、侧面像、45°侧面像和口内像。

1. 正面像 可用来评价面型，分析面部上、中、下三部分是否协调，左右是否对称以及面部是否有其他畸形（图 4-33）。正面微笑像可观察患者微笑时是否露龈，上唇的长度、张力及牙齿暴露情况等，在动态下对面部美学进行评估并判断导致微笑露龈的原因（图 4-34）。

2. 侧面像 用来观察面部突度，对患者整个侧貌进行美学评价，观察唇的形态、厚度和位置及上下颌前后向关系，鼻的形态大小，鼻唇角的大小和下颌平面的倾斜度及颏部的突度等（图 4-35、图 4-36）。

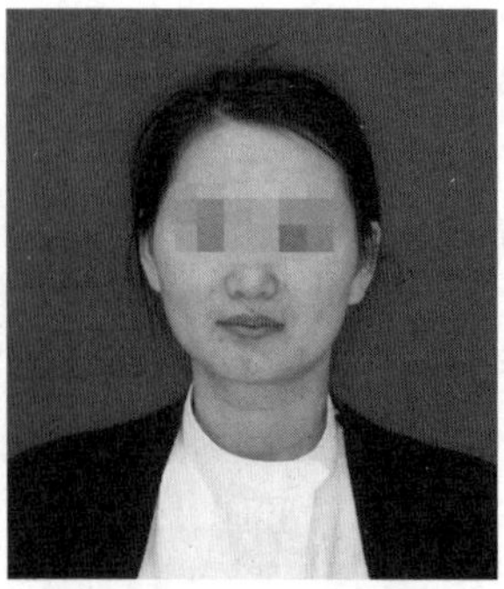

图 4-33　正面像

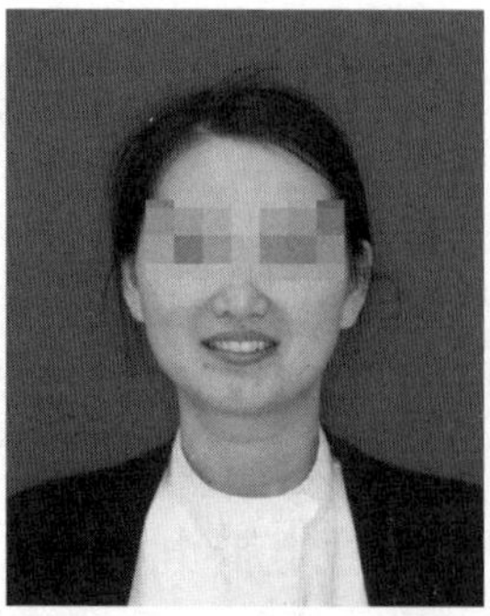

图 4-34　正面微笑像

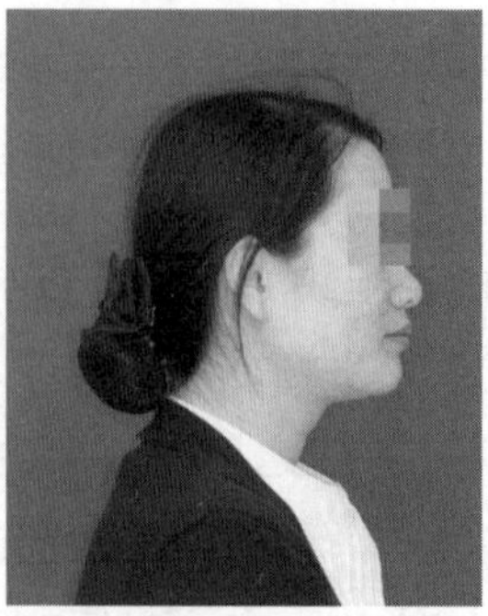

图 4-35　侧面像

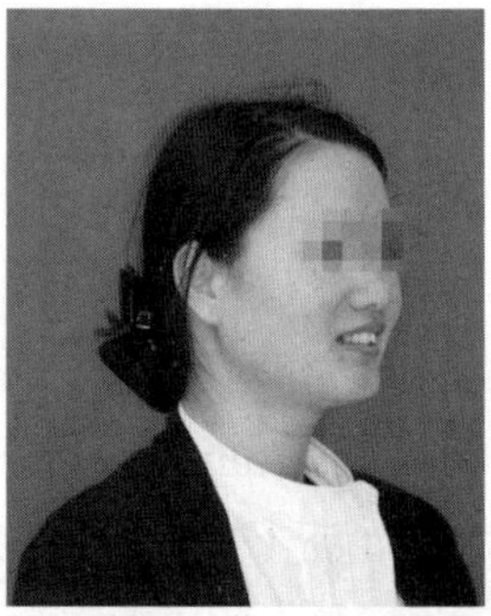

图 4-36　45°侧面像

3. 口内像　一般包括左右侧位咬合像、前牙正面咬合像、上下殆面像以及前牙覆殆像。可观察牙齿位置大小色泽，有无脱钙、龋坏及其他异常；口腔卫生状况；牙龈的色泽，是否红肿，有无萎缩；牙周状况；牙弓形态和咬合情况等（图 4-37）。

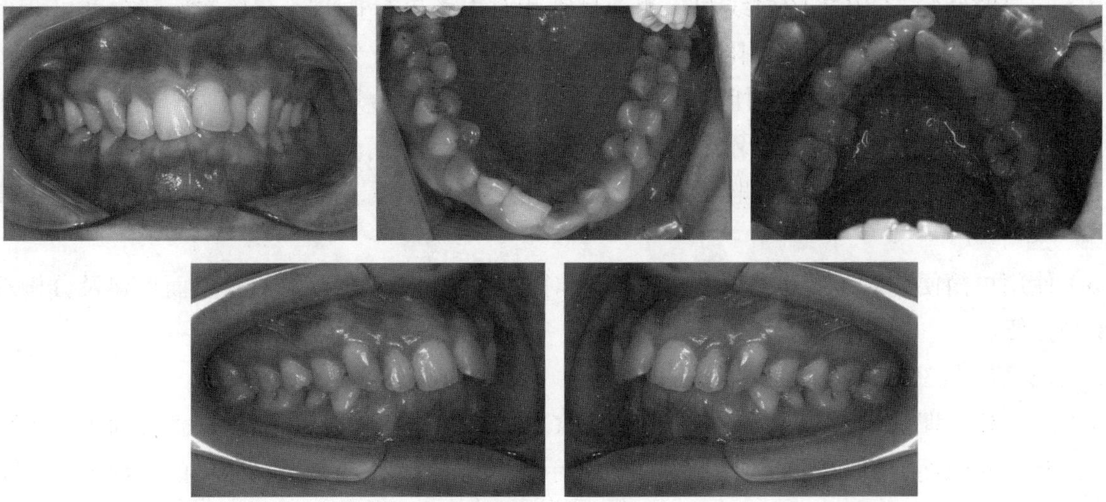

图 4-37　口内像

（四）锥形线束 CT 检查

锥形线束 CT（cone beam computed tomograph，CBCT）采用低能锥形束状射线，通过围绕患者被拍摄部位旋转成像，具有扫描时间短、辐射剂量低、成像精度高、伪影少等特点，近几年逐步受到口腔临床医师的重视并被大规模应用于口腔临床和科研，在正畸领域，CBCT 扫描获得的三维影像及其拟合成的全口曲面体层片、头颅侧位片等二维影像，可以导入计算机软件进行各种测量分析，了解牙根的长短及牙根与周围组织的关系，帮助精确定位和评估阻生牙的情况，观察颞下颌关节结构，为制订正畸治疗方案和评估正畸风险提供重要的参考（图 4-38）。

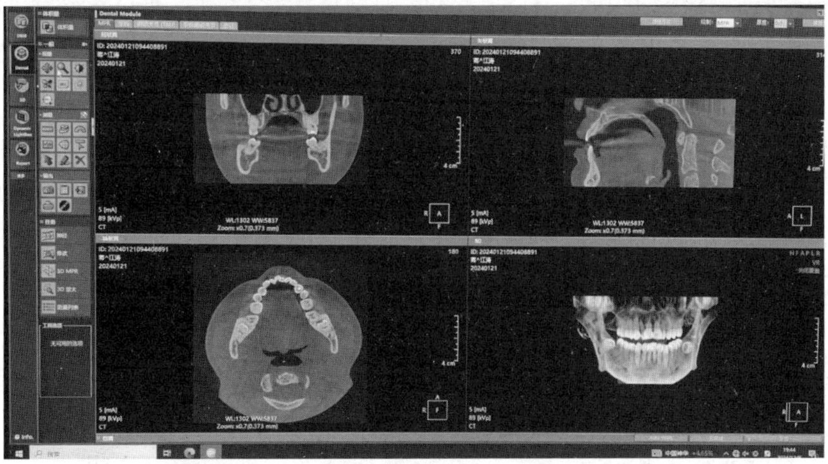

图 4-38　CBCT 成像

1. 与传统 CT 相比 CBCT 的优点

（1）成像精度高：CBCT 的体积元是各向同性的，可以观察任意角度的体层图像和三维图像，能保持 1 : 1 的比率，对组织的放大率可以忽略不计。在组织结构及三维空间方面 CBCT 均具有相当高的精确性。

（2）放射剂量低：CBCT 使用锥形束投照和特殊探测器接收技术，极大降低了放射剂量，提高了放射检查的医疗安全性，利于临床推广应用。

（3）扫描时间短：CBCT 的射线和探测器呈锥状对患者进行投照，在单次旋转内就可获得设定区域的解剖结构的全部信息，极大限度地减少扫描时间。

（4）拍摄伪影少：由于扫描时间短，运动及口内植入体等金属造成的伪影均大大减小，还可以避免传统全口曲面体层片发生于前牙区的燃烧状影像。

（5）费用相对低：CBCT 设备购置成本降低，相对容易获得，患者检查费用相对较低，减轻患者负担。

（6）使用更简便：对患者进行影像学拍摄相对简单，同时三维影像的多层面重建及分析观察更加直观和方便。

2. CBCT 在口腔正畸学中的应用

（1）阻生牙、埋伏牙、额外牙的定位：通过 CBCT 三维重建，可以显示任意方向多个平面包括冠状、矢状、横断面、斜面等断面图像，精确显示埋伏牙的数量、大小、牙体的表面形态、所在位置、萌出方向、邻牙牙根的吸收情况及其与周围组织的关系，指导临床医师明确手术路径，制订治疗方案。

（2）头颅正侧位片和曲面体层片的分析：CBCT 生成的头颅正侧位片和曲面体层片与传统的头颅正侧位片和曲面体层片相似，但可视性增强。CBCT 技术可以实现 1 ∶ 1 的放大率，避免了传统的投照技术由于被投照结构与接收器的距离不同，造成的影像存在不同的放大率而出现的两个下颌骨体边缘等缺陷，使得测量更加准确。同时，CBCT 在头颅正侧位片中排除了颈椎和枕骨重叠的干扰，在生成的曲面体层片中避免了前牙区的燃烧状影像。

（3）牙体、牙周、牙列重建：CBCT 可以同时观察到牙冠和牙根的形态及走向，可为临床治疗中调整牙齿的转矩、轴倾度提供参考。同时，还可以清晰地观察传统平片很难发现的牙周骨骼异常，如骨裂、穿孔、牙槽骨各部位的吸收，有助于诊断和制订治疗计划。通过重建牙列，去除周围的骨组织，可以从唇舌向观察咬合关系，还可以观察到牙根近远中向和唇舌向的排列关系，使对治疗效果的评价更加精确。

（4）骨组织重建：通过 CBCT 三维重建可以清楚地展现上下颌骨与颅底的相对关系，有助于正畸错𬌗骨骼分型的诊断。通过观察上下颌骨的形态大小、牙槽嵴的高度和牙槽骨的形态，可以了解患者的上下颌骨及牙槽骨的对称性等。同一患者不同年龄的三维牙列影像还能记录牙齿、骨骼和软组织的生长发育过程。

（5）软组织重建：CBCT 通过对软组织进行重建，可以对正、侧面和自定义任意角度的面像进行分析，判断颌面软组织与骨组织的对称性，避免了二维面像造成的视觉误差，还可通过调整影像的透明度明确相关软组织与骨骼的特定关系。

（6）上气道、上颌窦的相关评价：CBCT 可以实现对三维气道最简捷精确的分析和评价。长期口呼吸和继发性的上气道阻塞严重影响颅颌面骨骼的生长发育和正常咬合的建立，导致不同程度的错𬌗畸形。上颌窦的形态和位置与后牙萌出、牙列建𬌗、牙槽骨的生长相互影响，上颌窦的底部呈不规则的形态，其下壁由前向后盖过第一前磨牙、第二前磨牙、第一磨牙、第二磨牙及第三磨牙的根尖，与上述牙根尖隔以较厚或较薄的骨质，或无骨质相隔而突入窦腔仅覆以黏膜，正畸临床上需要充分考虑其对牙齿移动的影响。

（7）颞下颌关节评价：口腔正畸领域，颞下颌关节在正畸矫治设计中的影响日益受到重视。由于解剖结构重叠的影响，颞下颌关节结构的观察在普通平片及体层片上效果不理想。CBCT 根据三维断面的位置关系及左右侧颞颌关节的位置差异可以准确地判断功能性的关节偏斜及器质性病变，清晰地显示关节表面的骨质变化、关节间隙、双侧对称性等，有利于口腔正畸临床准确的诊断和正确的矫治设计。

（8）头影测量三维分析系统的建立：在以往的头影测量数据处理上，很多学者提出了不同的分析方法，但仅限于将三维图像转换为二维平面进行测量分析。随着三维影像技术的发展，越来越多的学者认识到在三维影像中选择标志点已成为可能，建立一套三维的分析方法对于诊断和治疗十分必要。

第三节 诊断与矫治计划

口腔牙颌面畸形的诊断是通过全面的资料收集，细致深入地分析，列出所存在的问题，确定问题的部位、性质和严重程度以及形成的原因，最终为患者制订出适当的矫治计划。诊断和矫治计划的制订及实施是矫治错殆畸形的基本步骤。诊断是分析所存在的问题，矫治计划是基于诊断所作出的解决问题的方法和步骤，最后通过矫治计划的实施达到解决患者存在的问题。

一、诊断

完整的诊断是根据前述病史采集、临床检查、诊断性记录分析（模型分析、头影测量分析、CBCT 分析）等结果总结整理出患者的问题列表，包括以下内容：

1. **面型问题** 面部比例和对称性、侧貌、唇部形态、切牙暴露量、颏部形态。
2. **牙齿排列问题** 拥挤度、牙间隙、牙弓形态及对称性等，个别牙错位或阻生。
3. **横向问题** 颌骨对称性、宽度问题（骨性 / 牙性）、中线不调、后牙反殆 / 锁殆等。
4. **矢状向问题** 骨性 / 牙性矢状向问题、深覆盖、前牙反殆等。
5. **垂直向问题** 垂直骨型（低、均、高角），深覆殆，开殆，牙萌出过度 / 不足等。

二、矫治计划

（一）矫治时机

临床上，要充分利用生长发育的最佳时期进行矫治。未成年人颌骨正在生长发育，骨质生长活跃，因此矫治效果较好。同时需要考虑错殆畸形的类型，例如，影响生长发育的早期骨性畸形，通常需要早期干预；对于需要利用患者生长潜力的生长改良治疗，应结合患者骨龄评估来选择合适的介入时机；但对于一些严重骨性错殆畸形，生长发育存在较大不确定性且考虑正畸－正颌联合治疗的患者，往往需要在成年后再开展综合正畸治疗。成年后颌骨生长发育停止，骨质为代偿性增生，矫治效果不如青少年，且疗程也相对较长，需考虑掩饰性治疗的设计。

根据术者所采取的治疗方式和患者的合作程度估计治疗时间，通过对治疗计划的宣教和沟通，使患者对矫治过程有足够的认识，进而建立起患者对治疗的信心和对医师的信任，以确保治疗的进行。

（二）矫治设计的依据及内容

1. 矫治设计的依据 依据患者的一般资料、临床检查、模型分析、面像分析、X 线检查、头影测量分析、CBCT 分析的结果等进行综合分析，形成正确的诊断后制订周密详细的治疗计划。

2. 矫治设计应考虑的内容

（1）区别适应证与非适应证：有些由生长发育形成的暂时性错殆畸形及不良习惯造成的错殆畸形，如能早期注意，往往可以自行调整，或暂作观察；确定不能调整者，则可进行治疗。矫治的适应证如下。

1）乳牙期（3～6 岁）：①前牙反殆，下颌前突。②后牙反殆。③严重深覆殆，远中殆。④凡妨碍颌面正常发育及正常功能的不良习惯所造成的开殆、下颌前突等错殆畸形。

2）替牙期（7～12 岁）：这一时期乳、恒牙同时存在，牙列咬合不稳定，变化较快，诊断较难。因此轻度错殆畸形与功能发育影响不大者，可暂不作治疗，应观察。此期的适应证如下①前牙反殆。②后牙锁殆，反殆。③第一磨牙严重错位。④个别牙严重错位（包括因额外牙而引起的）。⑤上下颌牙弓间关系错乱。⑥不良习惯未破除造成的各类错殆畸形。⑦上颌中切牙间隙在单尖牙萌出后不能关闭者。

替牙期因正值颌骨牙弓快速发育期，因此矫治器设计应以不妨碍牙颌生长发育为原则，戴矫治器的时间不应过长，矫治力也应轻微。

3）恒牙期（12～18 岁）：第二磨牙若于 12 岁左右萌出为矫治的最好时期。因第二磨牙萌出后，牙弓及面部宽度不再增加或增加甚微；殆的发育基本上已达最后阶段；第三磨牙萌出时，牙弓长度只能稍有增加，面部可能稍有改变。因此这期的诊断比较明确而肯定，可以积极进行治疗。

（2）正畸治疗与年龄性别的关系：儿童颌骨正在生长发育，骨质生长活跃，因此矫治效果较好。同时应考虑到错殆畸形的类型，如影响生长发育的早期骨性畸形，越早治疗越好。成年后骨质为代偿性增生，颌骨生长发育停止，矫治效果不如儿童，且时间也长。因此对一些功能与健康影响大的畸形，也应给予治疗，有些可考虑应用正颌外科来治疗。男女青春期开始的时间各不相同，女孩较男孩早。因此女孩矫治的时间如利用生长发育快速期则矫治应比男孩稍早一些。

（3）正畸治疗与健康状态的关系：口腔局部和全身的健康，对矫治进程及结果均有一定的影响，局部和全身状态好，组织变化正常必然取得较好的效果；局部的炎症和全身慢性病对牙的移动、骨的改建都有不同程度的影响，一般应进行局部及全身治疗后，再进行矫治为宜。

（4）治疗计划的制订和预后估计：应考虑以下几个问题。①确定治疗目标，从颌骨和牙列的状态，确定主要的矫治方向，根据殆关系、牙排列试验等诊断，采用扩弓、减数、减径等治疗原则，以及破除不良习惯等预防方法，为设计作参考。②矫治器的选择，与牙的移动类型以及年龄阶段有关。③治疗时期的选择，要充分利用生长发育的最佳时期。④疗程估计和预后的推断，根据术者所采取的治疗方式和患者的合作程度，互相达到充分的理解和认识，建立起患者的信心是非常必要的，以达到缩短疗程、提高疗效的目的。

▶知识拓展

正畸拍照小技巧

1. 拍摄正畸照片应选用专业的数码相机，并配合环形闪光灯。

2. 拍摄时，相机应处于 M 档，以手动设置快门及光圈。

3. 拍摄时，应检查相机设置为高画质拍摄。

4. ISO 为感光度。光圈和快门不变的情况下，其值越大，画面越亮，噪点越明显；其值越小，画面越暗，噪点越少。ISO 通常设置为 200～1600，根据实际情况调节。

5. 光圈影响相机的进光量。在 ISO 和快门速度不变的情况下，光圈越大，画面越亮，景深越浅，虚化效果越强，越容易出现前牙清楚而后牙模糊的情况；光圈越小，景深越深，虚化效果越弱。所以，口内拍摄通常以小光圈为宜。

6. 快门速度影响曝光时间。在 ISO 和光圈不变的情况下，快门速度越慢，曝光时间越长，画面越亮，受相机抖动和目标运动影响产生的拖影越明显；快门速度越快，画面越暗，受运动影响越小，画面越清晰。因此，手持相机拍摄时，快门速度通常不低于 1/100。

7. 闪光灯用于补充额外的光线，从而使相机可以使用更低的 ISO、光圈和快门速度，以获得更好的画质。

—• 考试知识点总结 •—　　　　**—• 本章小结 •—**

—• 协和云课堂……　拓展练习及参考答案 •—

（王丹丹）

教学课件

第五章　正畸治疗的生物机械原理

学习目标

素质目标

（1）具备精准应用力与生物学反应规律的科学思维，养成严谨科学的工作态度。

（2）提升基于力学原理分析矫治方案的临床推理能力，强化安全施力意识。

（3）养成结合生物机制优化矫治策略的创新思维，注意个体化力值调控。

知识目标

（1）掌握：正畸治疗的生物学基础、牙齿移动类型及组织反应，临床适宜矫治力的评估。

（2）熟悉：正畸治疗的生物力学基本概念及各种矫治力的特点，正畸治疗中影响牙周组织改建的因素。

（3）了解：正畸治疗中的组织变化。

能力目标

（1）能利用所学知识解释正畸治疗中牙齿移动类型及组织反应的形式和特点。

（2）临床上会判断矫治力是否适宜。

案例导入

【案例】

患儿，女，14岁。因牙列拥挤和上颌前突前来就诊。口腔检查：凸面型，前牙覆盖约7mm，Ⅱ度深覆粭，上颌牙列拥挤度约6mm，下颌牙列拥挤度约8mm，双侧磨牙远中关系。

诊断：安氏Ⅱ类1分类，骨性Ⅰ类。

治疗计划：直丝弓矫治技术，选择金属自锁托槽。拔牙矫治，减数14、24、34、44。

治疗目标：排齐牙齿，改善上颌前突，建立良好的咬合关系。

矫治效果：经过2年的正畸治疗，患儿的牙列拥挤得到了解决，牙齿排列整齐，上颌前突得到明显改善，前牙覆盖减小到3mm，建立了良好的咬合关系。通过口腔检查和影像学检查发现，牙齿移动后的牙周组织健康，牙槽骨改建良好，牙齿在新的位置上稳定。

案例导入

【问题】

通过本案例，分析以下问题：

1. 牙齿移动的生物机械原理是什么?
2. 在正畸治疗过程中，牙齿发生了哪些类型的移动？举例说明。
3. 在正畸治疗过程中，移动牙齿的牙周组织发生了哪些组织变化?

· 核心知识拆解 ·

临床上，口腔正畸治疗是利用各种矫治器产生的矫治力，作用于牙齿、颌骨，引起相应组织的改建，从而使错位的牙齿或颌骨发生移动来完成的。正畸医师只有了解力的作用机制及原理，才能制订出正确的矫治方案，选择合适的矫治器，从而达到预期的矫治效果。

口腔正畸治疗进程主要涵盖生物力学与生物学两个阶段。在生物力学阶段，矫治器发挥功能，释放各类矫治力。这些力施加在牙齿或者颌骨上，进而经由牙齿、颌骨传导至牙周膜、牙槽骨及其他相应的骨组织，最终在这些组织内部催生应力。之后生物学阶段紧接着发生，当应力作用于牙周膜、牙槽骨及其他骨组织后，会引发一系列组织学改建活动。这种改建活动是推动牙齿产生移动或者促使颌骨发生改建的关键原因。

第一节　正畸治疗的生物力学

正畸治疗错殆畸形，主要是通过对牙齿或颌骨施加特定的力，促使牙周组织或颌骨组织在力的作用下发生改建与重塑。只有矫治器产生适宜的力，并作用于错位牙、牙弓或颌骨，才能够收获理想的矫治效果。

一、基本概念

（一）力

力，本质上是物体之间的相互作用，在正畸治疗领域，力的作用不可或缺。力不会凭空产生，只要存在一个作用力，必然会同时产生一个反作用力，这两个力大小相等，方向相反，并且在同一条作用线上。

力对物体所产生的效果，取决于力的三个基本要素：一是力的大小，它决定了力作用的强度；二是力的方向，表明力施加的指向；三是力的作用点，即力在物体上的具体作用位置。

（二）力矩

力矩是使物体转动时力和力臂的乘积，且具有正负属性，正负所区分的是物体的转动方向。当物体顺时针方向转动时，力矩为负；而当物体逆时针方向转动时，力矩则为正。力矩（M_F）= 作用力 F（g）× 力臂 d（mm）（图 5-1）。

（三）力偶

力偶是由两个力构成的力系统，这两个力作用于同一物体，它们大小相等、方向相反，且彼此平行，不在同一条直线上（图 5-2）。临床上，扭转牙的矫正往往需要施加一对力偶。其中一个力乘力臂则为力偶矩。

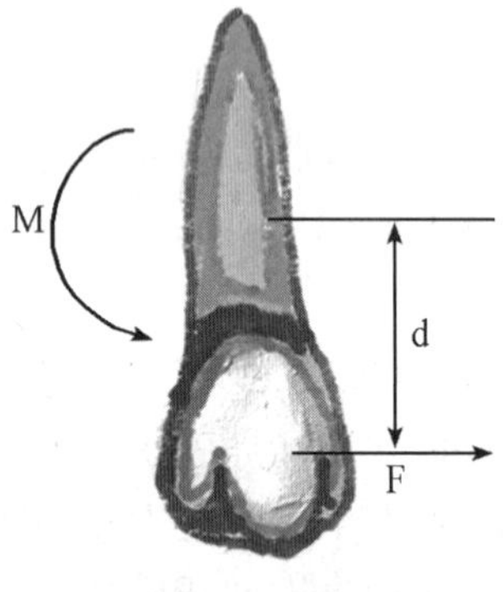

图 5-1　力矩

$M_F = F \times d$。

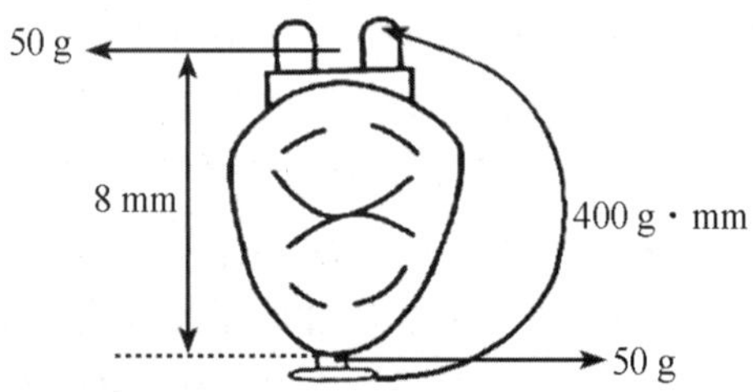

图 5-2　力偶

当力值大小为 50g，力臂为 8mm 时，力偶矩为 400g· mm。

（四）阻抗中心

当对一个物体施加作用力时，该物体周围约束其运动的阻力可简化为一个中心，这个中心被称作阻抗中心。在自由空间里，物体的阻抗中心等同于其质心；而在重力场中，它则是重心。

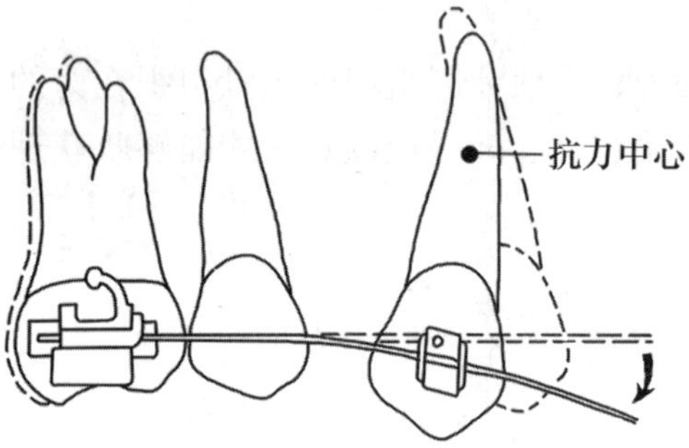

图 5-3　牙齿阻抗中心

牙齿阻抗中心的位置由牙槽嵴顶的高度以及牙根的长度所决定。单根牙的阻抗中心处于其牙体长轴之上，大致位于距离牙槽嵴端根长的 1/3～1/2 处；多根牙的阻抗中心在根分叉向根尖方向 1～2mm 的位置。

牙齿阻抗中心的位置会因牙根长度和其周围牙槽嵴高度的改变而发生变化，但不会受外力作用方式的影响。具体而言，当牙根变短时，阻抗中心会朝着冠方偏移；当牙槽嵴出现吸收时，阻抗中心则会向根方偏移（图 5-3）。

（五）旋转中心

物体在外力作用下产生转动时，所围绕的中心称为旋转中心。在矫治过程中，若牙齿的牙槽高度和牙根长度并未出现显著变化，那么可认定该牙的阻抗中心保持恒定不变。然而，旋转中心却会因所受力的不同而发生改变。牙齿的旋转中心，指的是在牙齿移动进程中，其转动所围绕的那个点（图 5-4），它会随着矫治力作用方式的变化而改变。

阻抗中心和旋转中心是两个不同的概念。在正畸治疗中，牙齿移动的类型丰富多样，但从力学角度深入剖析，其中最基本的移动方式只有单纯的平移和单纯的转动这两种。而这两种基础移动方式，取决于阻抗中心和旋转中心之间的位置关系。当外力的作用线通过牙齿的阻抗中心时，牙齿会产生平移，此时应力能够沿着牙根相对均匀地分布，旋转中心处于无穷远处；当力偶以阻抗中心为圆心作用于牙齿时，牙齿会在力偶矩的作用下，以阻抗中心作为旋转中心进行转动，此时旋转中心与阻抗中心位置重合。

在临床正畸过程中，牙齿移动大多是单纯的平移和单纯的转动相组合而成的复合型牙移动。由于单纯的平移是由经过牙齿阻抗中心的力（F）引发的，单纯的转动是由单纯的力偶矩（M）所导致的，所以经过牙齿阻抗中心的力与单纯的力偶矩相结合，就能够产生复合型牙移动。由此可见，F 和 M 的变化会对牙齿移动的类型产生影响。在绝大多数情况下，口腔的解剖限制使得外力不可能通过牙齿的阻抗中心。所以必须在牙冠上施加一个力偶使力相当于作用于阻抗中心。例如，在内收上颌前牙时，中切牙需要进行舌向移动，其阻抗中心位于牙根近牙槽嵴端 1/3～1/2 的交界处。若仅仅在牙冠上施加力，只能让牙齿产生倾斜移动。若要实现平移，则必须在其牙冠上额外施加反向力偶矩，以此促使中切牙整体向舌侧移动。力偶矩与力的比率会使旋转中心发生改变，进而决定牙齿的移动类型，也就是说 M/F 决定了牙齿的移动类型。

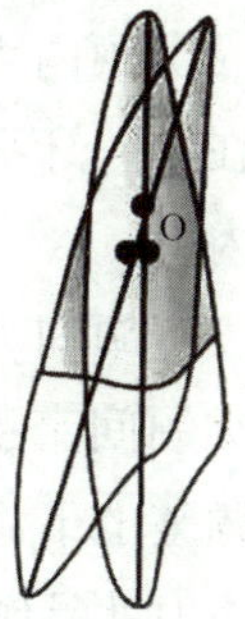

图 5-4　牙齿旋转中心

二、正畸矫治力

（一）正畸矫治力的来源

1. 弹性金属丝　各类具有良好弹性的金属丝，如镍钛丝、不锈钢丝所制成的各种弹簧及功能曲，均是利用自身的弹力来提供矫治力。

2. 橡皮圈　在正畸临床实践中，不同直径与类型的弹力橡皮圈，是常用的矫治力来源之一。

3. 肌肉收缩力　多数功能性矫治器是借助肌肉收缩产生的力量，或者解除过度的肌肉收缩力，以实现矫治的目标。

4. 高分子材料膜片　隐形矫治器依靠矫治材料膜片发生弹性形变后产生的回弹力，使得牙齿发生相应的移动。

（二）矫治力的分类

1. 按力的强度分类　可分为轻力、中度力和重力。

（1）轻力：小于 100g，如常用的弹性橡皮圈产生的力，用以移动牙齿。

（2）中度力：介于 100～300g，如各种弓丝、弹簧曲，用以移动牙齿。

（3）重力：大于 300g，如头帽、口外弓、前方牵引器等以颅部、颈部、额部、颏部等为支抗的口外牵引力，用作矫形力，引导颅颌面正常生长发育。

2. 按力的作用时间分类　可分为间歇力、持续力和间断力。

（1）间歇力：指对处于错位的牙齿，以间歇的方式产生作用的矫治力。例如，通过活动矫治器弹簧加力时，就会产生这种间歇力。

（2）持续力：指对处于错位的牙齿，能够持续产生作用的矫治力。例如，固定矫治器弹性弓丝加力时，所产生的便是持续力。

（3）间断力：指在一段时间内产生作用的矫治力。例如，口外弓或前方牵引器一般每天晚上佩戴，因此每天只在口内作用一段时间。

3. 按力的产生方式分类 可分为机械力（橡皮圈、弹性弓丝等产生的力）和肌力（咬肌、翼外肌、舌肌等产生的力）等。

4. 按力的部位分类 可分为颌内力、颌间力和颌外力。

（1）颌内力：指在同一个牙弓范围内，通过牙齿之间相互牵引而产生的作用力与反作用力。例如，在同一牙弓内，当对某颗牙齿施加牵引力时，其他牙齿也会受到相应的反作用力，这种力就属于颌内力。

（2）颌间力：指在上下颌之间，通过牙齿或者牙弓相互牵引所产生的作用力和反作用力。常见的Ⅱ类颌间牵引、Ⅲ类颌间牵引以及垂直颌间牵引等都属于颌间力的范畴。例如，在正畸治疗中，为了调整上下颌牙齿的咬合关系，会使用橡皮圈等装置在上下颌牙齿或牙弓之间进行牵引，这时所产生的力就是颌间力。

（3）颌外力：是以额部、颏部、颅部或者颈部等颌外骨骼作为抗基，将矫治力施加到牙齿、牙弓或者颌骨上，从而使牙齿、牙弓以及颌骨发生移位或者改建。例如，使用头帽颏兜等矫治装置，将力量从颌外传递到口腔内，以达到调整牙齿和颌骨位置的目的，此时所施加的力就是颌外力。

5. 按力的作用效果分类 可分为正畸力和矫形力。

（1）正畸力：力值相对较小，在牙齿的生理移动范围内发挥作用，主要用于矫治牙性错𬌗畸形。其作用主要体现为促使牙齿和牙弓发生改变，同时伴有少量基骨的改变。值得注意的是，正畸力对颅、颌骨形态的改变作用并不显著。通常情况下，活动矫治器与固定矫治器所产生的矫治力大多属于正畸力。

（2）矫形力：力值相对较大，主要作用于颅骨、颌骨等部位，能够使骨骼形态发生改变。通过对上下颌骨生长发育产生影响，进而改变颜面部的形态，对颜面形态的改变效果显著。例如，在儿童早期使用上颌前方牵引器、头帽、口外弓等矫治装置，能够对颌骨的生长发育起到调控作用，同时也能改变面部形态。此外，使用扩弓螺旋器快速打开腭中缝所产生的矫治力，同样属于矫形力的范畴。

三、矫治器及其附件产生作用力的特点

（一）正畸弓丝和弹簧

正畸弓丝和弹簧通常由不锈钢丝弯制而成，通过钢丝发生弹性形变来释放能量。因弓丝直径存在差异，其力值大小随时间推移所产生的变化也不同。较粗直径的弓丝在加力后，初始阶段力值较大，然而衰减速度较快，到后期力值会变得很小；相比之下，直径较细的弓丝在进行弯曲形变时所需力量较小，初始释放的矫治力也相对较轻，但其持续作用的时间较长，在促使牙齿移动方面效率较高。

（二）弹性橡皮圈

弹性橡皮圈具有较大的形变范围，其所产生的力量柔和且持久，可应用于颌内牵引或颌间牵引。但由于受到口腔内环境（如湿度和温度）的影响，其力值衰减现象较为显著（研究表明，橡皮圈在口腔内放置 3 小时，弹力衰减可达 40%）。因此，为保证其矫治效果，一般需每天更换一次。

（三）高分子材料膜片

高分子材料膜片通过材料膜片的弹性形变，产生回弹力，使牙齿发生相应的移动。

第二节　正畸治疗的生物学原理

错殆畸形矫治过程中，无论运用何种矫治方法，均需对处于错位的牙、牙弓或颌骨施加特定矫治力。该矫治力旨在促使牙周组织或颌骨在生理范围内进行组织改建，以实现牙齿移动或引导颌骨正常生长发育。从而使牙颌系统得以恢复正常外形，发挥正常生理功能，最终达到矫治错殆畸形的目的。

一、正畸治疗的生物学基础

颌骨的可塑性、牙骨质的抗压性以及牙周膜内环境的稳定性，构成了正畸治疗中组织改建与牙齿移动最为基础的生物学依据。

（一）颌骨的可塑性

骨组织在人体内具备高度的可塑性与强大的适应性，其会依据人体的运动负荷、生长发育进程及功能需求，持续进行生长与改建，并且骨骼的改建与更新会贯穿人的一生。在人体骨骼体系中，颌骨，尤其是牙槽骨，堪称最为活跃的部分。颌骨的改建涵盖增生和吸收两个过程，这两个过程相互协调、动态调整，从质与量两个维度发生变化，以达成新的平衡状态。这一关键的生理特性，为正畸治疗奠定了生物学基石。在正畸治疗过程中，颌骨的变化主要体现为破骨与成骨处于动态平衡的生理过程，这种骨改建过程是在牙齿与颌骨受到机械力作用后，所引发的骨重塑与改建的生物学变化。

（二）牙骨质的抗压性

在生理状态下，牙骨质与骨组织不同，无法像骨组织那样持续进行改建和重塑，并且相较于牙槽骨，牙骨质具有更强的抗吸收能力。这是由于牙根表面始终覆盖着一层尚未钙化的类牙骨质，该类牙骨质对压力的抵抗力比牙骨质更强，能够对深层的牙骨质起到保护作用，这一特性构成了临床正畸治疗中牙齿移动的重要基础。当牙周膜纤维为适应牙齿功能需求而发生改建和更替时，牙骨质能够持续增生并沉积，从而形成继发性牙骨质。如此一来，新生的牙骨质能够将新形成的牙周膜重新包埋附着，使得新形成的牙周膜纤维得以重新附着至牙根。当牙齿的切缘和咬合面出现磨损时，也能够通过继发性牙骨质在根尖部位的沉积获得一定程度的补偿。此外，当牙根表面出现小范围的病理吸收或者牙骨质折裂等情况时，均能够借助继发性牙骨质的沉积实现修复。

（三）牙周膜内环境的稳定性

牙周膜是连接牙根与牙槽骨的致密结缔组织，环绕牙根分布。其厚度范围在 0.15～0.38mm 之间，平均厚度约为 0.25mm，其中根中 1/3 处最为薄弱。牙周膜主要由细胞、基质以及纤维构成，同时含有神经、血管和淋巴管。其中，大量的胶原纤维可以将牙齿稳固地固定在牙槽窝内，并且能够有效抵抗和调节牙齿所承受的咀嚼压力，因其具有类似悬韧带的作用，故而也被称作牙周韧带。牙周膜在冠方与牙龈的固有层相互延续，被连接牙槽嵴顶和牙根的胶原纤维束（即牙槽嵴纤维）所分割。在静止状态下，牙周膜纤维略微呈现波浪状，具备一定的收缩性。当受到拉力作用时，纤维会被拉直并伸长；而当受到压力作用时，其波浪状弯曲程度增大，纤维略有缩短，此时牙齿便会出现微小的生理性动度。与此同时，牙周膜还能够分散咀嚼过程中牙槽突所承受的力，在正畸牙齿移动过程中发挥着不可或缺的重要作用。

对牙齿施加正畸力之后，机械力会传递至牙周组织，进而引发牙周膜结构的改变，以及牙槽骨的吸收与新骨生成，促使牙齿发生位移。当外力去除后，牙周组织能够在新的位置上通过改建，重新恢复正常的结构、形态与功能。在正畸矫治完成并经过保持阶段后，牙周膜的宽度、牙周膜与牙槽骨以及牙骨质的连接都能够恢复至正常状态。牙周组织维持这种内环境的稳定性，是正畸治疗得以成功的必要条件。

二、正畸治疗中的组织变化

当矫治器所产生的作用力施于牙齿、颌骨及相关肌肉时，会引发一系列复杂的组织反应与适应性变化。这些变化在生物力学与生物学机制的协同作用下，最终实现牙齿的精准移动及颌骨的有效矫形，以达成预期的正畸治疗目标。

（一）牙周组织的反应

微课：正畸治疗中牙周组织改建因素揭秘

1. 牙周膜的反应 在牙齿矫治过程中，矫治器所产生的作用力经牙齿传导至牙周膜，致使压力侧牙周膜受压缩，而张力侧牙周膜受拉伸，在此作用力影响下，牙周膜随即发生相应的改建。

当施加适宜的矫治力时，压力侧牙周膜因受到挤压而呈现紧缩状态，牙周间隙随之变窄，血管受压使得血流量减少，胶原纤维与基质开始降解吸收，同时分化出破骨细胞。与之相对，张力侧牙周膜纤维被拉伸变长，牙周间隙增宽，成纤维细胞大量增殖，胶原纤维与基质增生，进而分化出成骨细胞。

一旦加力停止，牙齿在新的位置上趋于稳定，此时牙周纤维进行调整、重新排列并再次附着，经改建后的牙周膜将牙齿稳固在新的位置，牙周间隙宽度也逐步恢复至正常状态。

然而，若矫治力过大，牙周膜中的微血管会因过度受压而出现局部缺血情况，或者因血管受挤压引发局部出血，进而导致血栓形成，甚至出现无细胞区的玻璃样变性。当牙周膜内细胞发生坏死时，局部成骨细胞与破骨细胞的分化进程便会终止（图 5-5），这将致使牙齿移动速度减缓，还可能引发牙齿松动。

2. 牙槽骨的反应 在张力侧牙槽骨的内侧面，成骨细胞表现活跃，从而产生新骨（图 5-5）。此时，牙槽骨内壁原有的致密骨板层逐渐消失，取而代之的是按照矫治力方向有序排列的骨小梁。与此同时，在牙槽骨壁的外侧面，破骨细胞开始发挥作用，对原有骨质进行吸收，以此维持牙槽骨的正常厚度。

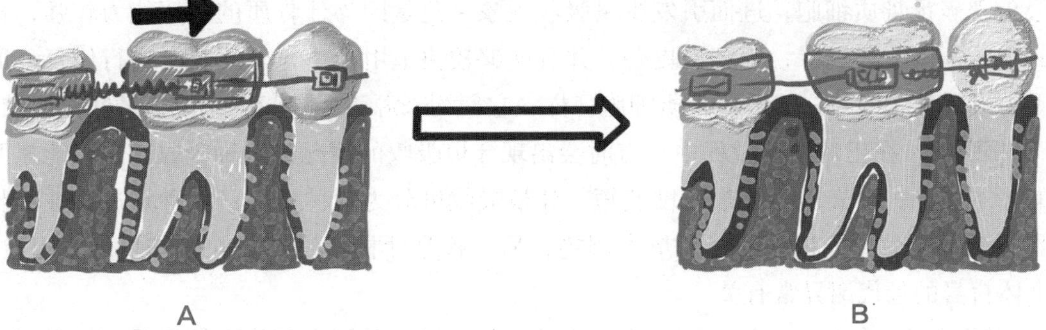

图 5-5 正畸治疗中牙周膜、牙槽骨的反应

A. 牙周膜的反应（压力侧：受挤压，组织降解吸收，破骨细胞分化。张力侧：被拉伸，成纤维细胞增殖，成骨细胞分化）；B. 牙槽骨的反应（压力侧：骨吸收，表现为蚕食状吸收陷窝。张力侧：有新骨形成，表现为成骨细胞的活动）。

在此情形下所形成的牙槽骨骨小梁，由于在内侧面经历成骨过程，外侧面经历破骨过程，其排列方向不再遵循原有规律，被称为过渡性骨。在牙周膜受压侧的牙槽骨内侧面，因受到压力而引发破骨活动，以减轻牙周膜所承受的压力。而在牙槽骨外侧面，成骨细胞则呈现活跃状态，同样是为了维持牙槽骨的正常厚度。

矫治完成后，过渡性骨会逐渐被具备正常结构的骨组织所替代。从过渡性骨转变为正常结构的骨组织，这一过程需要半年至一年，甚至需要更长时间进行调整。在此期间，必须佩戴保持器，以避免牙齿出现复发回位的情况。尽管在牙齿移动过程中，牙槽骨和牙周膜都经历了大量的改建，但牙周膜间隙最终仍会恢复至正常宽度，牙槽骨也会恢复到正常的形态与结构。

在大小适宜的矫治力作用下，压力侧牙槽骨的吸收直接发生在固有牙槽骨表面，这种吸收方式被称为直接骨吸收。然而，当矫治力过大时，牙周膜产生玻璃样变的区域不会出现破骨细胞，此时骨的吸收并非在固有牙槽骨表面直接进行，而是在其深部稍远处发生，这种骨吸收被称作间接骨吸收，其吸收方式呈现“潜行性”。间接骨吸收会导致牙齿移动速度减缓，只有当局部骨吸收区的坏死组织被完全吸收清除后，牙齿才能够继续移动。在这一过程中，牙齿往往会出现较为明显的松动和疼痛症状。

3. 牙龈变化 在正畸牙齿移动过程中，牙龈也会随之产生相应的改变。但在正常情况下，牙龈在正畸治疗期间所发生的变化相对微弱，对正畸治疗效果的影响较小。当正畸牙发生移动时，压力侧牙龈会出现轻微隆起，而张力侧牙龈则会受到轻微牵拉。此时，牙龈上皮组织和固有层结缔组织会出现一定程度的增减变化及龈缘调整，并且其形态能够随着牙齿的移动而进行适应性的塑建。

然而，在正畸治疗过程中，如果患者未能注重口腔卫生的维护，常会出现不同程度的牙龈红肿现象，严重时甚至可能导致牙龈附着遭到破坏。此外，若牙齿移动速度过快，还可能引发牙龈堆积，乃至牙龈退缩等问题。相关研究显示，牙龈组织的改建速率相较于牙槽骨的改建更为缓慢，这一特性对于正畸治疗后的复发风险控制及保持阶段的稳定性具有至关重要的意义。

（二）牙体组织的变化

1. 牙骨质的变化 当矫治力作用于牙齿后，牙周膜与牙槽骨会产生应力反应，牙骨质同样会受到一定程度的影响。然而，由于牙骨质具备良好的抗压性能，其反应相较于牙槽骨并不活跃与敏感。在适宜的正畸力作用下，能够引发牙槽骨吸收，却不会致使牙骨质吸收。但在实际临床中，牙骨质有时也会出现破牙骨质细胞，进而引发少量吸收现象。只是因为牙骨质的抗压能力较强，相较于牙槽骨，其吸收范围更为局限，程度也更轻，并且能够较快地由新生牙骨质及时进行修复。形成牙骨质的细胞为成牙骨质细胞，与破牙骨质细胞一样，它们均来源于牙周膜中未分化的间充质细胞。

2. 牙根吸收 在正畸治疗过程中，有时会出现牙根吸收的情况，这种吸收甚至可能累及牙骨质及深层的牙本质，主要表现为牙根长度变短。牙根吸收可分为两种类型：一种是进行性吸收，多发生在牙齿根尖部位，会使根尖变短且形态圆钝；另一种是牙根特发性吸收，其具体原因尚不明确，可能与个体自身的骨代谢异常有关。

3. 牙髓组织的变化 当牙齿受到一定的矫治力作用后，其根尖部的血管会受到轻微压迫，牙髓组织可能会出现轻度充血现象，此时牙髓对温度变化较为敏感，有时还会出现牙髓活力下降的情况。不过，一般来说，这些情况在矫治完成后能够逐渐恢复。在正畸治疗期间，应随时向患者询问牙齿疼痛情况，必要时对牙髓活力进行检查，以防止牙髓发生变性坏死。对于已经发生牙髓坏死的牙，若经过完善的根管治疗，且不存在根尖周炎的情况下，同样能够进行正畸移动。

第三节　常见牙齿移动类型与组织变化

正畸治疗中，施加矫治力的方式不同，会产生不同类型的牙齿移动（图 5-6）。

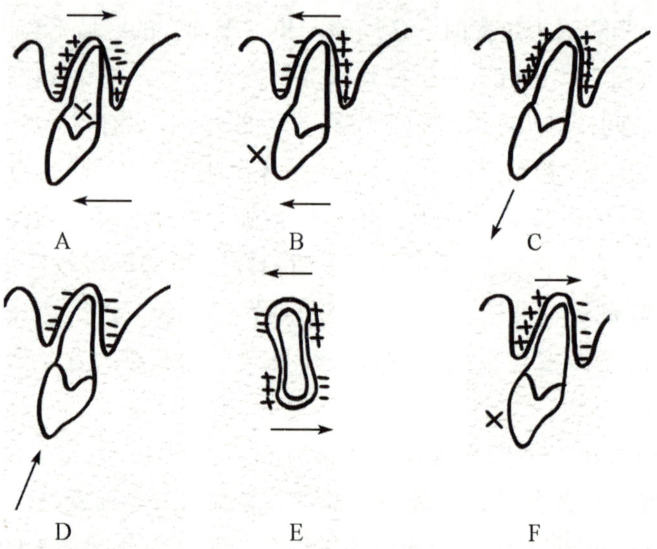

图 5-6　各类牙齿移动时牙周膜和牙槽骨改建示意

A. 倾斜移动；B. 整体移动；C. 伸长移动；D. 压入移动；E. 旋转移动；F. 转矩移动。

一、倾斜移动

倾斜移动是指牙齿在受到外力作用后，以支点为中心，牙冠与牙根分别朝着相反方向进行移动（图 5-6A）。在正畸治疗中，牙齿的倾斜移动是最容易实现的一种移动方式。通常情况下，牙齿支点的位置与力的作用点密切相关，力的作用点距离牙冠颈部越近，旋转中心就越靠近根尖。在正畸治疗过程中，通过活动矫治器移动的牙齿，大多呈现倾斜移动的状态。

当单根牙齿发生倾斜移动时，会对牙周产生两个压力区及两个张力区，其中根尖与龈缘附近所承受的力最大。此时，牙周组织的反应表现为压力区出现骨质吸收现象，而张力区则有骨质沉积。对于双根牙而言，其根周组织会出现四个压力区和四个张力区。

例如，当前牙受到舌向力作用时，牙冠会向舌侧倾斜。在此过程中，唇侧牙周组织的变化呈现上下不同的情况：旋转中心冠方的牙周膜纤维受到牵拉，致使牙周膜间隙增宽，进而有新骨形成；而旋转中心根方的牙周膜纤维则被压缩，牙周间隙减小，发生骨吸收。舌侧的组织变化情况与唇侧相反。此外，相应部位还会出现代偿性的骨吸收或增生现象，即当牙槽窝内表面发生改建的同时，牙槽骨外侧也会进行补偿性改建，以此维持牙槽骨原有的厚度。

二、整体移动（平移）

整体移动是指牙齿受力后，牙冠、牙根向相同方向等距离移动，当作用力通过牙齿的阻抗中心时，牙齿可产生整体移动。M/F = 10 左右时可实现整体平移，此时牙周膜受力均匀，一侧为张力侧，对侧为压力侧，分别发生骨增生和骨吸收。整体移动的压力与张力被均匀地分布在牙根两侧的牙周组织（图 5-6B）。整体移动较难实现，只有用适宜的矫治器才能实现。牙齿长在牙槽窝内，临床要想完全整体移动牙齿是不可能的，只能是接近整体移动。

三、伸长或压入移动

当垂直力施加于牙齿时，牙齿产生伸长或压入移动（图 5-6C、D），是整体移动的另一种方式。轻力伸长牙齿时，牙槽窝底部和周边的牙周纤维均受到牵拉，刺激成骨反应，有新骨沉积，很少出现吸收。同时，牙槽嵴顶区牙槽骨出现新骨形成，以维持临床牙冠的正常高度。

压入移动时，对整个牙周支持组织产生压迫作用，而无张力区，力量会集中在根尖的较小区域内，可能引起骨质吸收，因而需要轻力。如果根尖区的骨质相当致密，轻的间歇力可以为细胞增殖提供时间，当再次加力后主要发生直接骨吸收。一般情况下，随着牙齿的压入，牙槽嵴顶区域牙槽骨同时出现骨吸收，以维持临床牙冠的正常高度。

四、旋转移动

旋转移动是指牙齿围绕其自身长轴进行旋转的移动方式。在旋转移动过程中，牙周膜纤维普遍受到牵拉而扭曲变形，牙周纤维间的毛细血管因受到严重挤压，致使血液循环受阻。这进而导致牙槽骨的增生与吸收进程均显著减缓，使得牙齿移动速度较为迟缓。

相较于其他形式的牙齿移动，旋转移动难度更大，且具有较高的复发倾向，受到牵拉的牙周纤维需要经历较长时间的改建，才能使牙齿实现移动并稳固于新的位置。一般而言，圆形单根牙的扭转操作相对扁形牙根及多根牙更为容易。扁形牙根在扭转时通常会产生两个压力区和两个张力区（图 5-6E），并且在完成扭正后，需要更长时间进行保持以防止复发。

在临床实践中，可采用牙龈纤维切断术来提升治疗效果并减轻复发情况。牙齿的旋转移动既可以借助力偶达成，也可以在牙冠的一侧施加作用力，同时在另一侧设置阻挡点，以此来矫治扭转的牙齿。

五、转矩移动

转矩移动又称控根移动（图 5-6F），主要为牙根的倾斜移动，牙冠保持不动，此时 $M/F \geqslant 12$，旋转中心位于冠方。当转矩力施加于牙齿时，使牙齿产生转矩移动，即使牙根向一定方向移动，而限制牙冠的移动。牙齿的转矩包括根尖的倾斜移动。在转矩的初始阶段，压力区靠近牙根的中部，这是因为牙周膜在根尖 1/3 宽于根中 1/3。在根中 1/3 的骨发生吸收后，根尖区的根表面逐渐压迫邻近的牙周膜，就建立了一个较宽的压力区。临床矫治中进行牙齿控根移动时应特别注意观察加力牙齿的反应，避免发生牙根吸收。

第四节　正畸治疗中影响牙周组织改建的因素

在正畸治疗过程中，当牙齿受到外力作用后，牙周组织的改建是经由成骨细胞和破骨细胞在不同部位的分布状况及它们各自的活跃程度共同完成的。实际上，影响牙周组织改建的因素繁杂多样，其中主要涵盖以下几个方面。

一、矫治力的强度和时间

（一）矫治力的强度

在正畸治疗中，矫治力大小不同，会对牙周组织产生不同程度的作用。矫治力过小时，不足以激发牙周组织的生物学反应，牙周组织几乎不发生任何变化。而当矫治力过大时，则会对牙周组织造成损伤，严重情况下甚至可能致使牙齿松动。

只有矫治力大小适宜时，牙周组织才能呈现出积极活跃的状态，促使牙齿产生类似于生理性移动的效果。过大的矫治力会引发牙周膜出现玻璃样变性，进而导致牙骨质和牙根发生吸收，牙槽骨出现“潜行性”骨吸收。这种情况会使牙齿移动速度显著减慢，甚至会使牙齿完全无法移动。

长期持续且过重的矫治力，极有可能给牙周组织带来不可逆的损伤。因此，在临床实践中，必须高度警惕并极力避免此类情况的发生。

在临床实践中，可以从以下多个维度判断矫治力大小是否处于适宜范围。

1. 患者主观感受　患者并未出现明显的自觉疼痛症状，仅存在轻微的发胀感觉，这表明矫治力在患者可耐受且符合牙周组织生理反应的范围。

2. 叩诊表现　对牙齿进行叩诊检查时，未出现明显的叩痛。这意味着牙齿的牙周膜所受压力处于正常区间，不存在因矫治力过大而引发的牙周膜急性损伤情况。

3. 牙齿松动程度 牙齿的松动度维持在较小范围，提示牙齿在矫治力作用下，牙周组织能够较好地适应并支撑牙齿，没有因过度受力导致牙周支持结构受损而出现明显松动。

4. 牙齿移动效果 在矫治过程中，牙齿移动效果明显。这说明矫治力足以使牙齿在牙槽骨内进行生理性移动，同时又不会因力量过大或过小而导致移动异常。

5. 影像学评估 通过 X 线检查，牙根及牙周组织未呈现出任何异常影像。这从影像学角度证实了矫治力并未对牙根造成吸收、破坏，以及牙周组织未出现病理性改变。

（二）加力间隔时间

在正畸治疗过程中，采用间断加力的方式具有至关重要的意义。这是由于受力牙齿的牙周组织需要充足的时间进行修复与改建，若加力频率过高，那么牙周组织的修复周期就会相应缩短，进而会增加牙齿与牙周组织损伤的风险。

合理保证一定的复诊间隔时长，能够有效预防和减少牙齿及牙周组织损伤的发生。在临床实践中，对于固定矫治器而言，其加力间隔时间通常为 4～6 周；而活动矫治器的加力间隔则相对较短，一般为 2～3 周。通过精准把控加力间隔时间，能够在实现有效正畸治疗的同时，最大限度地保障牙周组织的健康。

二、机体因素

（一）年龄与生长发育

在乳牙期，儿童的生长发育进程呈现出速度快、潜力大的特点，颌骨具有较强的可塑性。此阶段进行正畸治疗时，应充分遵循其生长发育的固有规律。由于该时期儿童的组织对矫治力较为敏感，仅需施加相对较轻的矫治力，便能在较短时间内引发显著的组织改变。然而，当乳牙根已开始出现吸收现象，而恒牙根尚未完全发育成型时，施力过程需格外谨慎，因为不当施力可能会加速乳牙根的吸收进程，进而导致乳牙过早脱落。

替牙期及恒牙初期，儿童的生长发育仍具备较大潜力，组织对外力刺激的反应十分活跃。在这一阶段，无论是正畸治疗还是颌骨矫形，均能取得极为显著的效果，因此被视为正畸治疗的黄金时期。

进入青春期后期，即第二磨牙完全萌出至第三磨牙萌出的这段时间，牙颌系统的生长发育速度明显减缓，组织对矫治力的反应能力也随之减弱。

成年之后，人体的生长发育基本停止，组织的反应能力相对较弱，骨形成能力也有所降低。所以在成年期进行正畸治疗时，矫治速度不宜过快。若矫治力控制不当，施力过快或过大，极易引发牙周组织损伤，甚至导致牙齿松动。与儿童正畸治疗相比，成人正畸疗程通常相对较长，并且对矫治力的精准控制要求更高，需要在保证治疗效果的同时，最大限度避免对牙周组织造成不可逆的损害。

（二）机体骨代谢与骨改建

机体骨的生长与代谢会对颌骨的改建进程产生影响，进而影响到正畸治疗的最终效果。骨代谢活动受机体多种激素以及维生素的精细调控。对于骨质疏松患者，因其骨转换速率加快，骨质密度降低，在正畸治疗过程中，更易引发牙周组织的剧烈反应，增加牙齿松动的风险。因此，临床实践中针对此类患者，应严格遵循轻力与间断加力的原则，以此维持牙齿与牙周组织的健康状态。而对于骨钙化异常的患者，其骨密度增高，骨改建能力减弱，这可能致使正畸治疗期间出现牙齿移动迟缓甚至停滞的现象。

（三）局部牙周组织异常

个别牙齿可能因炎症等因素，致使牙根与牙槽骨发生粘连，牙周间隙随之消失，正常的组织结构遭到破坏。此种情况下，正畸加力时，牙周组织无法完成正常的改建过程，进而导致牙齿无法移动。临床工作中，若发现正畸加力后牙齿未出现预期移动，应及时拍摄 X 线片，仔细查看牙周间隙的形态特征。一旦发现存在根骨融合现象，需立即停止加力操作。对于牙周病患者，必须全面细致地检查牙槽骨吸收程度、牙龈退缩状况及牙周炎症的具体情况。当牙槽骨吸收过度，或处于牙周炎急性期时，正畸加力极易加重牙周组织的损伤程度。因此，应在有效控制牙周炎症之后，再启动正畸治疗。

▶知识拓展

扩弓治疗中腭中缝的组织变化

腭中缝并非规则的线性分界线，而是由两侧骨突相互交错，构成彼此嵌合的不规则形态，是一条由结缔组织填充的潜在裂隙。在未成年阶段，腭中缝依靠结缔组织连接，尚未完全骨化，这为腭中缝的扩展提供了可能性。

在临床快速扩弓过程中，随着扩弓操作的持续推进，腭中缝处的裂缝会逐渐增宽。在两侧骨突的顶端，大量成骨细胞聚集，促使新骨质的形成。由于新生骨组织尚未完成钙化，与原有骨突边缘之间形成了一条清晰可辨的分界线。与此同时，在腭中缝区域，可见结缔组织中的血管数量显著增加，血供变得更为丰富，纤维细胞的数量也相应增多。

进入青春期后，腭中缝的结缔组织逐步发生钙化。直至成年，腭中缝完全骨化。此时，正畸扩弓的矫治效果主要源于后牙的颊向移动。

—• 考试知识点总结 •—

—• 本章小结 •—

—• 协和云课堂…… 拓展练习及参考答案 •—

（张景华）

第六章　矫治器及其矫治技术

教学课件

学习目标

素质目标

（1）具备医者仁心的职业素养，在矫治器制作过程中，追求精益精神，既要考虑患者的个体差异和心理接受程度，又要用精湛的技术解决患者病痛，兼顾专业精度与人文关怀。

（2）树立团队协作意识，做好医患沟通、医技沟通。

知识目标

（1）掌握：矫治器的所有分类、性能及其应用，支抗的概念、分类及其应用，临床上常用活动矫治器、固定矫治器的构成和应用，正常𬌗的六项标准。

（2）熟悉：活动矫治器、固定矫治器的优缺点，方丝弓矫治器弯制的基本操作、基本矫治的操作顺序及注意事项，直丝弓矫治器的构成、基本矫治步骤和矫治原理。

（3）了解：制作矫治器的常用器械，舌侧矫治技术、隐形矫治技术的适应证。

能力目标

（1）能根据所学知识进行临床介绍及做合适的治疗方案。

（2）能区分矫治器的类型。

（3）能完成活动矫治器的制作应用及固定矫治器的应用。

案例导入

【案例】

患儿，男，11 岁。替牙𬌗，前牙深覆𬌗，自觉不美观，遂至医院要求进行矫治。无全身病史，无苯妥英钠、类固醇等用药史，全身软硬组织无外伤史等。颜面部检查基本对称。张口度基本正常，张口呈“↓”。颞下颌关节无弹响，无疼痛。牙列为替牙列。全口曲面体层片显示：无缺失牙，牙胚发育正常。

【问题】

请根据临床检查、面型及全口牙位曲面体层片综合分析作出矫治方案。

·核心知识拆解·

第一节　概述

矫治器是正畸矫治治疗的一种常见装置。要想使治疗达到患者最满意的效果，必须准确地理解和掌握矫治技术，让矫治器发挥最佳的效能。临床上需要根据患者的实际情况和需求合理选用矫治器，所以说矫治技术是正畸治疗的关键点。

一、矫治器的意义

矫治器是治疗错殆畸形的装置。一般通过矫治器的基本构件，或结合自身产生的作用力，或借助外力，来使错殆畸形得到治疗，达到患者最满意的效果。

二、矫治器的基本要求

（一）健康、无毒害

矫治器材料性能必须稳定，不与唾液发生化学反应，对人体组织无不利成分。

（二）舒适感强且美观

矫治器要小巧才能在佩戴时有较强的舒适感，在口腔的暴露部分要尽可能少，才能达到美观效果，且不影响口腔活动。

（三）使用方便、易清洁

矫治器要易刷洗、易清洁，佩戴使用时不影响口腔卫生。

（四）简单高效

矫治器的部件构成需简单，力量大小和方向易于控制，使用方便，治疗效果好。

三、矫治器的类型

微课：矫治器的类型

（1）矫治器可根据是否自行摘戴分成活动矫治器、固定矫治器两种。

（2）矫治器可根据作用目的不同分成矫形力矫治器、预防性矫治器、保持性矫治器三种。

（3）矫治器可根据矫治力来源不同分成机械性矫治器、磁力性矫治器、功能性矫治器三种。

四、活动矫治器与固定矫治器的优缺点

活动矫治器和固定矫治器的外形、组织构成、矫治原理及佩戴方式等都不同，所以其优缺点有较大的差异（表 6-1、表 6-2）。

表 6-1 活动矫治器的优缺点

活动矫治器的优点	活动矫治器的缺点
1. 患者能自行摘戴，易刷洗，能保持矫治器清洁和口腔卫生； 2. 不损伤牙体及牙周组织； 3. 不影响美观； 4. 操作简单，制作精良，易调整加力，能矫治常见的错𬌗畸形； 5. 构造比较简单，制作简单	1. 基牙无倒凹者固位相对差，效果不佳，支抗不足； 2. 有异物感、取戴麻烦，患者可能不坚持戴； 3. 影响发音； 4. 控制牙移动的作用力比较单一，牙齿移动通常为倾斜移动，很少整体移动； 5. 调整最终间隙较困难

表 6-2 固定矫治器的优缺点

固定矫治器的优点	固定矫治器的缺点
1. 固位力强，支抗足； 2. 能实现复杂的牙体情况移动； 3. 能精准调节矫治力的方向； 4. 能矫治难度大的错𬌗畸形； 5. 体积小，舒适感强； 6. 不影响口周组织的使用； 7. 患者来复诊次数少； 8. 治疗过程较短	1. 戴用固定矫治器要保持很高的口腔卫生清洁度，否则易引起龋齿、龈炎等口腔疾病； 2. 固定矫治技术治疗过程很烦琐，医师的椅旁操作时间较长； 3. 如果矫正加力不合适，患者又不能自由摘取，容易引起口腔组织的损害，产生不良后果

五、支抗

（一）支抗的概念

正畸治疗过程中，被移动牙齿所接受的矫治力，必然会产生一个大小相等、方向相反的反作用力，能抵抗这个反作用力的结构称为支抗（anchor）。支抗可以是牙、牙弓、口唇肌肉、颅面骨骼等。

（二）支抗的分类

1. 颌内支抗 支抗牙和被移动牙同时存在于同一牙弓内，利用支抗牙作为支抗使被移动牙移动。这种支抗一般多来自牙周膜面积较大的后牙。

2. 颌间支抗 见图 6-1。支抗牙与被移动牙不存在于同一牙弓内，而是以上颌（上颌牙弓）或者下颌（下颌牙弓）作为支抗来矫治对颌牙齿；或者是以上下颌间的交互支抗来调整牙位或颌位关系。

3. 颌外支抗 以枕、颈（图 6-2）、头顶等其他身体部位作为支抗部位，来抵抗较大作用力的反作用力。

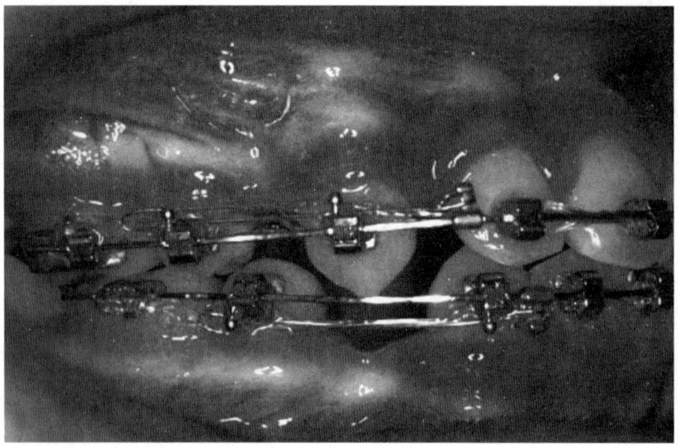

图 6-1　颌间支抗

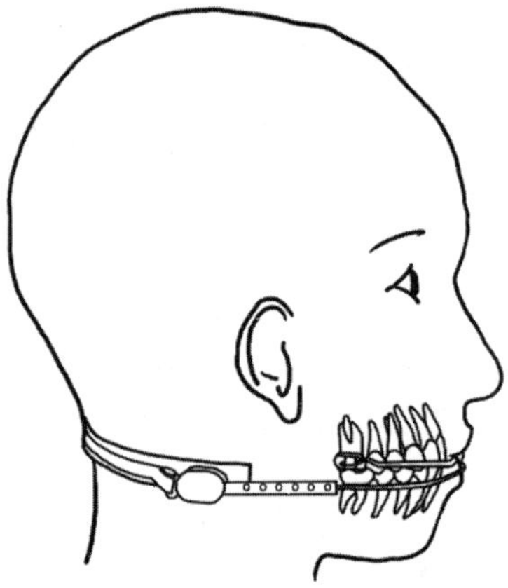

6-2 颈部支抗

（三）增加支抗的措施

在正畸治疗过程中，矫治牙应按需要的方向和距离移动，而作为支抗部分的牙则尽量不移位或少量移位，来保持良好的矫治效果及殆关系。

临床上常用的加强支抗的方法如下。

1．增加支抗牙数目，如在活动矫治器上增加卡环或邻间钩等其他固位装置、在固定矫治器第二磨牙上设计带环等。

2．扩大基托面积，紧密贴合组织面。

3．将多个支抗牙连成一个整体。

4．同时运用三种支抗方式。

5．在上颌 16、26 间加横腭杆或南西（Nance）弓，在下颌 36、46 间加舌弓。

6．采用颌骨内种植体支抗（图 6-3）。

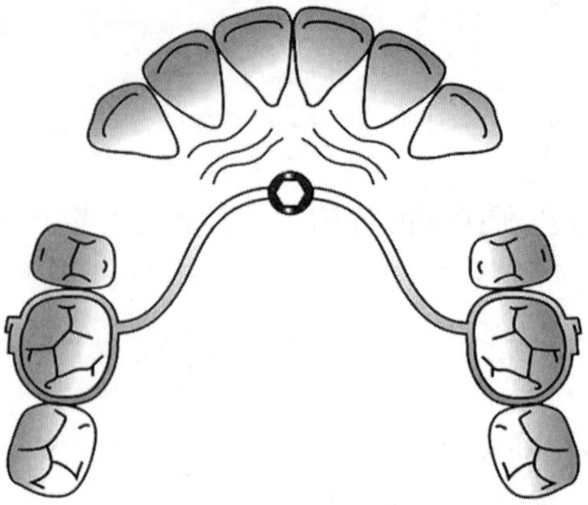

图 6-3　颌骨内种植体支抗

（四）种植体支抗

种植体支抗技术是近几年来新兴发展起来的技术，在正畸领域是医师们研究的热门话题，把植入牙槽骨或者骨组织内的种植体作为主要支抗就是种植体支抗技术的核心。该技术的现世破除了一直束缚正畸发展的支抗控制问题的窘境，实现了对牙齿移动方向的精确把控，特别是减少了对颌外支抗的依赖，缓解了正畸治疗效果需要患者积极配合的情况，提高了矫治器在临床治疗后的预期效果。种植体支抗的应用能实现临床上常规病例以外的复杂多牙位患牙移动，让很多疑难病例的治疗不成问题。

1. 概述　在传统的正畸治疗方案中，常采用唇挡、舌弓、口外弓、Nance 弓、颌间牵引、横腭杆等装置来加强支抗，而这些加强支抗的措施很需要患者的高度配合。例如，口外弓、J 形钩等口外装置不仅影响患者美观，而且只有对那些配合度较好的患者才能取得预期效果；横腭杆、Nance 弓等口内装置的使用不仅会影响口腔卫生健康情况和不利于口腔功能的正常行使，还会增加患者的不适感。此外，这些临床上常用的加强支抗的措施仍无法解决支抗牙齿少量移动的问题，因此，在加强支抗的传统措施已经无法达到治疗对支抗控制的要求这一背景下，寻找更有效的支抗控制措施变得至关重要。种植体支抗技术应运而生，且使用越来越广泛。种植体支抗（implant anchorage）是将种植体植入牙槽骨内，形成大量或者所有的骨整合后，来承受矫治力，起到加强支抗的作用。因为种植体支抗在牙槽骨中基本固定不动，依赖患者的配合度也不高，因此，在临床上种植体支抗的应用也越来越广泛，传播速度和发展也越来越快。尤其是微螺旋种植钉种植体支抗，在临床上被广大口腔医师认可并大力推广。到目前为止，种植体支抗已经成为临床上最简单有效的支抗。

2. 种植体支抗的原理及种类　通过广大口腔医师多年的临床研究及应用，正畸种植体支抗技术越来越成熟，在正畸临床上的使用率也越来越高。正畸种植体支抗根据组成材料不同，可以分为纯钛、钛合金、不锈钢、可吸收材料种植体支抗等；根据外形可以分为钛板（图 6-4）、微螺旋种植钉种植体支抗（图 6-5）等；根据植入部位不同可以分为前牙区、颊侧、腭侧、磨牙后区、颧牙槽嵴、骨膜下种植体支抗（图 6-6）等；根据植入方式不同可以分为自攻、助攻种植体支抗等。

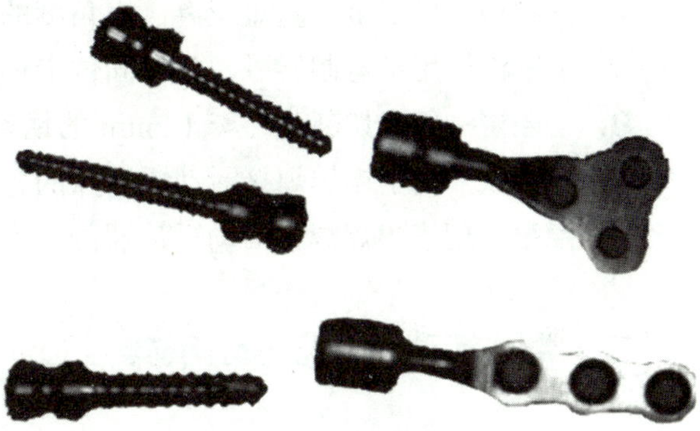

图 6-4　钛板种植体支抗

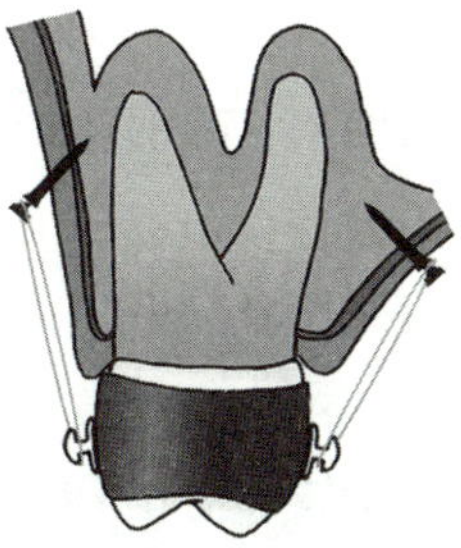

图 6-5　微螺旋种植钉种植体支抗

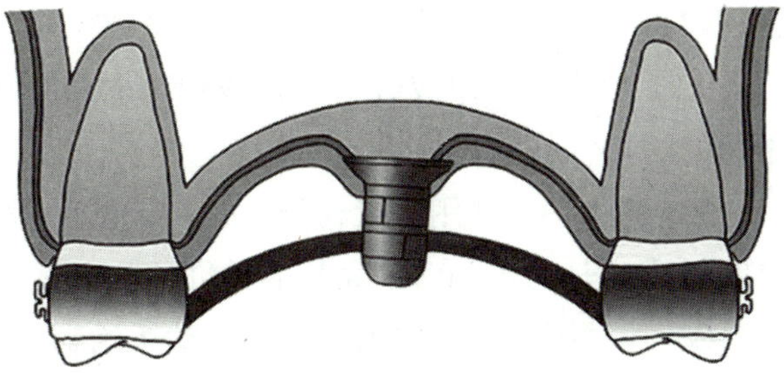

图 6-6　骨膜下种植体支抗

3. 种植体支抗的临床应用　种植体支抗被植入牙槽骨后是可以立刻受力的，但临床应用时一般在治疗 2～3 周后才加力，主要是为了预防感染，并让软组织充分愈合。一般情况下，每次加力不超过 200g 效果更佳。施力方式可以使用橡皮圈、链状圈结扎丝或者镍钛拉簧进行加力。在使用的过程中，需要定期检查患者的口腔情况。种植体与拉簧连接处易残留食物残渣，如若口腔卫生保持不到位，则会导致种植体周围发生炎症，严重时可能会发生种植体脱落的情况，达不到预期治疗效果。

特别是在治疗后 1 周软组织愈合的时间里，尤其应该加强口腔卫生的清洁。

第二节　活动矫治器及其矫治技术

活动矫治器是一种由患者或医师进行自由摘取佩戴，用以矫治错殆畸形的临床装置。其组成有固位、加力和连接三部分，其固位力的主要来源一般有卡环的卡抱作用、黏膜的吸附作用两种；也可根据实际情况在矫治器上增加附件来产生作用力，以此来进行错殆畸形的矫治。

一、制作活动矫治器的常用器械

1. 尖头钳　用于弯制各种加力丝、卡环等。

2. 平头钳　用于各类曲簧的曲部加持或连接体末端的弯制。

3. 日月钳　用于弯制弓丝的曲部或弓丝加力。

4. 三喙钳　用于金属丝短距离、大角度的弯制。

5. 梯形钳　用于弯制唇弓、各种固位卡环、圈簧等。

6. 切断钳　用于切断直径≤ 1.2mm 的钢丝，如面弓、口外弓等。

7. 电烙铁　用于锡焊焊接活动矫治器的各类附件。

8. 焊枪　用于银焊焊接活动矫治器的各类附件。

二、制作活动矫治器的常用材料

1. 焊合金

（1）焊银：主要成分为银（57%）、铜（15%～27%）和锌（3.5%～4.0%），用于镍铬合金、不锈钢焊接。焊媒是硼砂。

（2）焊锡：主要成分为纯锡或锡（66%）和铅（33%），强度较低，用于不锈钢丝卡环、连接体之间的焊接。焊媒是松香。

2. 树脂　多使用自凝树脂，常用于活动矫治器的基托制作或修补。一般情况下，活动矫治器是透明材质，是为了和活动义齿的粉红色加以区别。

3. 不锈钢丝　通常用于弯制活动矫治器的唇弓、卡环及各类曲簧的制作（表 6-3）。

表 6-3　常用活动矫治器不锈钢丝的规格及用途

编码	规格（直径：mm）	用途
16～17	1.6～1.4	口外弓
18	1.2	J 形钩、腭杆

续　表

编码	规格（直径：mm）	用途
19	1.0	扩弓簧、磨牙卡环
20	0.9	唇舌弓、磨牙卡环、邻间钩
21	0.8	唇弓、后牙箭头卡环、邻间钩
22	0.7	乳牙卡环、前牙箭头卡环
24～26	0.6～0.5	各类曲簧

微课：活动矫治器各部分的制作和应用

三、活动矫治器各部分的制作

活动矫治器各部分的制作要求和可摘局部义齿大致相同，包括在模型设计时对于倒凹的填埋或利用，缓冲部位的处理，卡环弯制的一般要求，卡环、连接体与组织面之间的间隙要预留充足合理，基托厚度的要求等。把握这些要求，才能制作出精良的矫治器。

（一）固位部分的制作

1. 单臂卡环　只有一个从𬌗向出发沿着牙冠唇颊面的近远中侧向牙颈部弯成形状如 C 形的卡环臂，是一种临床常用的卡环。

（1）功能：常在前磨牙、磨牙上使用，偶尔也用于乳磨牙、切牙或尖牙。其长约 0.5mm 的卡环臂尖端需要伸入邻间隙的倒凹区内，起到一定的固位作用。它的优势是不影响牙齿的正常萌出，不足是固位力欠佳，特别是在牙齿倒凹不明显或临床冠较短的病例中表现尤其明显。

（2）制作方法与要点

1）采用直径规格为 0.8～1.0mm 的不锈钢丝进行弯制。

2）截取一段约 5cm 长的不锈钢丝，用打磨机把两末端飞刺打磨圆钝，沿颈缘线的走向先在石膏模型上用雕刻刀刻出约 0.5mm 的沟。用钳子弯出一个长约 0.5mm 的钢丝并放在邻间隙内，再形成和基牙唇颊面的倒凹区紧密贴合的卡环臂，跨过𬌗外展隙后转至舌腭侧，形成连接体，并埋入基托内。

3）钢丝转到舌腭侧后，形成末端带小圈的连接体，并包埋在基托内。该段钢丝应距离黏膜 0.5～1.0mm，长度为 1.0～1.5cm，

2. 邻间钩　又称颊钩或者钩状卡环，是一种固位力效果很好的固位装置。

（1）功能：常使用在邻接关系很好的前后牙上。在牙与牙之间形成的楔状隙处放置卡环的钩状末端，能有效增强其固位力。因钢丝弹性较小，所以能发挥较强的固位作用。

（2）制作方法与要点

1）采用直径规格为 0.7～0.9mm 的不锈钢丝进行弯制。

2）先用雕刻刀修整模型，把模型颊侧邻接点下方的龈乳头处修去 0.5～1.0mm 的石膏，预留出

空间。

3）在上一步预留的空间内，放置一段末端呈小球状的不锈钢丝，钢丝末端弯曲角度略小于90°，再沿颊外展隙向𬌗面弯曲至舌腭侧后形成连接体并埋入基托内。

3. 箭头卡环 也称亚当斯卡环，由横臂梁、近远中箭头及连接体组成。

（1）功能：常用于磨牙，也可在乳磨牙或者其他恒牙上使用，产生固位力的主要结构是横臂梁所连接的放在倒凹区的两个突起。对于固位要求较高的病例，通常会选用该装置。临床上箭头卡环会出现多种变异形式。

（2）制作方法与要点

1）采用直径规格为0.7～0.9mm的不锈钢丝进行弯制。

2）先去除模型上基牙两侧邻间隙龈乳头区的石膏，形成大概深约0.5mm的沟。

3）截取一根长约8cm的不锈钢丝，打磨光滑其末端，准备好后先弯制横臂梁部分，横臂梁的长度与基牙颊面的宽度要一致，并在钢丝中段做后标记，然后再用梯形钳在记号处把钢丝两端沿同一方向进行弯制，形成两个略小于90°的角。

4）在距两内角顶2～3mm处，用钳子将钢丝向相反方向进行弯曲，成180°，形成两个箭头，再用钳喙夹住箭头平面制作与基牙、横臂梁都成45°的弯曲，且箭头平面还要紧贴在楔状隙的牙面上。

5）保证卡环桥部距离基牙的颊面有1cm的距离，然后将两游离端沿接触点颊侧、外展隙、舌腭侧的顺序进行走位弯制，最后形成连接体，连接体需保持与模型约0.5mm的距离，最后还需埋入基托内。

4. 其他固位装置 常用的固位体还有短唇弓、连续卡环和杜伊新斯卡环等。

（二）加力部分的制作

活动矫治器的加力部分是指矫治器对错位牙施加矫治力发挥矫治作用的装置。在临床上，唇弓、弹力橡皮圈、螺旋器、各类弹簧和永磁体等比较常见。

1. 唇弓

（1）功能：主要用于前牙较突或者有间隙的情况，也用于稳定和保持矫治完成后的口内效果。在唇弓上可焊接各类附件，采用结合的方式来矫治各种错位的牙。

（2）制作方法与要点

1）采用直径规格为0.7～0.9mm的不锈钢丝进行弯制。

2）唇弓的中段一般位于切牙唇面中1/3处，弓丝弧度应与前牙牙弓弧度保持一致，与前牙唇面最凸点接触。

3）在尖牙唇面的近中1/3处，把钢丝向龈方弯制，左右两侧形成两个U形曲，曲的宽度大约为尖牙唇面宽度的2/3，其高度应距尖牙龈缘4～5mm，并离开组织面1.0～1.5mm。

4）钢丝末端止于两口角后面，跨过外展隙到达𬌗面后进入舌侧，形成埋入舌腭侧基托的连接体。

2. 双（三）曲簧（图6-7）

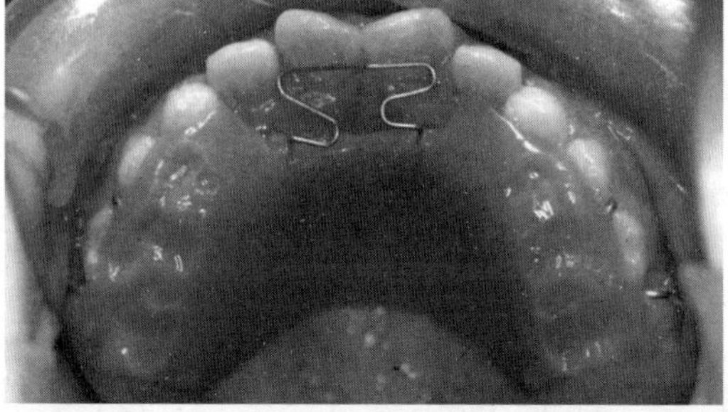

图6-7 双（三）曲簧

（1）功能：在舌（腭）侧推动错位牙向唇颊向进行

移动，临床上经常用于矫治舌（腭）向错位的牙。其长度与牙冠宽度大致相等，游离臂止于被移动牙的舌侧龈缘处。

（2）制作方法与要点

1）采用直径规格为 0.4～0.6mm 的不锈钢丝进行弯制。

2）取一段长约 5cm 的不锈钢丝，先弯制好第一个曲，且弓丝弧度与牙颈部弧度保持一致，长度与牙的宽度大致相同或稍短；再用钳子在远中侧边缘 3/4 处回转形成第二、三个曲。曲的转折处一定要圆钝。

3）平行的双（三）曲弹簧平面形成后，用钳子夹住双（三）曲弹簧平面中央处，再将钢丝向下弯成圆滑的 90°角，最后形成连接体。

4）连接体的弧度与黏膜一致，末端弯成小圈，并距离黏膜约 0.5mm，但只将后 2/3 埋入基托内。

3. 扩弓簧 又称分裂簧。

（1）功能：分裂簧置于腭中缝，通过打开不锈钢丝簧曲，进而扩大牙弓。常用于前磨牙间或磨牙间。

（2）制作方法与要点

1）上、下颌扩弓簧常用直径 0.9～1.0mm 和直径 0.8mm 的不锈钢丝进行弯制。

2）其大小、形状可根据安放的位置和所起作用来进行合理的设计。扩弓簧的形状多样，包括 U 形、菱形等。

3）以菱形扩弓簧的弯制为例，可先用梯形钳形成菱形的尖端，然后完成整个菱形，再在两侧钢丝交汇处向外弯曲，形成菱形的开口，末端再向外弯成波浪状，并形成小连接体埋入基托内。

4）扩弓簧应距黏膜 1mm 左右，避免加力时压迫黏膜；扩弓簧应充分暴露于基托外，且距离基托 3～4mm。扩弓簧的开口位置，可根据实际情况来进行适当调整。

5）基托整体完成后，再把分裂部位的基托剖开。

4. 扩弓螺旋器

（1）功能

1）在牙弓中线处的螺旋器有扩大双侧牙弓的效果。

2）当需要扩大单侧牙弓时，螺旋器需置于同侧。

3）前牙及前牙弓唇向开展，螺旋器与牙弓前部垂直，基托前后分裂。

4）能够推磨牙向远中移动，螺旋器与牙弓后部平行，基托局部进行分裂。

（2）制作方法与要点

1）首先设计可靠的固位装置，将螺旋器放在相应的位置，并离开组织面 2～5mm。

2）在模型的组织面均匀涂布分离剂；在放置螺旋器的位置铺厚度为 1～2mm 的红蜡片。

3）为了避免螺旋器的孔隙在包埋时被填满，需要用蜡进行封口。

4）在指定区域涂布自凝树脂时，要保证基托边缘的紧密贴合。

5）基托完成后再剖开基板。

5. 其他加力装置 常见的有橡皮圈、U 形簧、爪簧等。

（三）连接部分的制作

1. 功能 活动矫治器通过连接部分，将固位部分和加力部分连成一个整体，来发挥矫治力进行矫治。临床常用的有唇（舌）弓、基托、环托、舌杆、腭杆等形式的多种连接装置。

2. 制作方法与要点

（1）临床常选用室温自凝树脂制作基托，也可选用热凝树脂制作。

（2）基托外形与活动义齿基托相似，厚2.0～2.5mm，厚度均匀一致，表面光滑，无结节或气泡。牙龈边缘需要做缓冲来减少龈缘炎的发生。基托所有的边缘要圆滑，基托组织面与黏膜组织需紧密贴合。在需要舌侧移动的牙齿舌侧，基托需做适当调磨。

3. 涂塑自凝树脂的方法

1）笔积法：①在模型上用铅笔画出基托的边缘线。②均匀涂布分离剂，用蜡把钢丝固定在模型上。③笔积操作：用细毛笔蘸取单体，仅笔尖接触粉末，使两者接触，发生反应形成团状粉末。快速将团状粉末均匀逐层涂布在模型表面形成基托，有助于防止产生气泡。及时用纱布擦除笔尖上已硬化的树脂。一般情况下，基托初步硬化的时间为10～20分钟，此时不能取下，因为硬度不够，以免变形。可将模型浸泡在热水中5～6次，使基托完全硬化。操作完成后，清洁所有工具。如果笔尖硬化，不能硬扯，可以在单体中浸泡一个晚上即可缓解。

2）撒粉法：前面两步与笔积法相同。第三步，先将模型在冷水－热水中交替浸泡5～6次，在制作区域撒上粉末，将单体均匀滴在粉末上，等基托完全硬化后，再进行打磨。

四、制作活动矫治器的常用方法

银焊是口腔技师在正畸矫治器制作过程中最常用的方法，常用的器械是微型焊枪。焊接步骤如下。

1. 清洁并磨光焊接面，达到去除焊接面的油脂及氧化物的目的。

2. 通过调节气体大小来控制火焰的高度，火焰由三部分组成，分别是外焰、内焰、焰心，且外焰呈现为深蓝色、内焰呈现为淡蓝色，其中，外焰燃烧最充分，温度最高。

3. 焊接时需要在背光的地方进行，且使用内焰的尖端进行焊接。

4. 将焊媒放在焊接面，受热熔解后起到保护焊接面的作用。

5. 在焊件的一端先加焊银，还原焰加热后熔附在焊面。另一端进行预热，向有焊银的部位靠近，再进行加热，当焊银熔化包裹住两端焊接面时，立即撤掉火焰，浸水冷却后检查焊接质量。

五、常用活动矫治器的制作及其应用

（一）螺旋器分裂基托矫治器和支架式扩弓螺旋器

1. 功能 根据正畸螺旋器各自所处的部位不同而有不同的作用。根据施加力量不同，螺旋器分裂基托矫治器可以发挥扩展腭中缝、移动单个牙齿或一组牙齿等不同功能。

2. 制作方法与要点

（1）螺旋器分裂基托矫治器的制作方法与要点同扩弓螺旋器。

（2）支架式扩弓螺旋器的制作方法与要点

1）恒牙期，首选在上颌双侧第一前磨牙及磨牙上做带环，乳牙期则选择乳磨牙。

2）将带环戴到牙上且不固定取印模，脱模后再取下带环，按原位用蜡固定在印模中，灌石膏模型，带环被翻制在石膏模型上。

3）用 1.2mm 粗的钢丝来弯制支架后与带环舌侧进行焊接。

4）焊接时不能损坏扩弓螺旋器。

5）扩弓螺旋器与上腭黏膜要保持一定距离。

6）把焊接好的装置取下，进行打磨抛光，要进行降温处理，防止支架变形。

（二）𬌗垫式活动矫治器（图 6-8）

1. 功能　利用𬌗垫式活动矫治器，可矫正前牙反𬌗和破除咬合锁结关系。患者吃饭时必须佩戴矫治器，𬌗垫厚度以解除上下颌前牙反覆𬌗为度，咬合面可以是仅雕刻沟槽的非解剖式𬌗垫，也可以是使下颌处于切对切后退位置的解剖式𬌗垫。

2. 制作方法与要点

（1）在前磨牙或磨牙处放置单臂卡环或者箭头卡环。

（2）在模型的组织面上均匀涂布分离剂后，用蜡把卡环固定在模型颊面上。

（3）在𬌗垫范围内均匀涂布自凝树脂。

（4）一般𬌗垫高度以上、下颌牙分开 1～2mm 为宜，上下颌前牙相距不超过 2.0mm。

（5）前牙的反𬌗治疗好后，再调磨后牙区𬌗垫，分次磨除，每次磨掉 0.5～1.0mm，至全部磨除。

（6）需进行上颌前方牵引者，可在两侧尖牙的近中区域加两个牵引钩，与前牵面具配合使用。如需进行颌间牵引，可做平面式𬌗垫，以利于颌间关系的调整。

（三）平面导板矫治器（图 6-9）

1. 功能　常用于矫治后牙生长空间不足的低角型深覆𬌗病例。下颌前牙切缘咬在导板上时，具有压入下颌前牙和升长后牙的作用。高角患者慎用。

2. 制作方法与要点

（1）设计固位体，可以在 A3A2 和 B2B3 之间放置邻间钩或在 A3B3 放置单臂卡环。

（2）在模型的组织面均匀涂布分离剂后，再在模型上用蜡固定卡环。

（3）调拌并均匀涂布自凝树脂，加厚腭侧基托的前缘形成平面导板，导板与𬌗平面平行，导板的宽度与两侧尖牙间的宽度一致，宽度为 7～8mm。

（4）当下颌前牙咬在平面导板时，接触的紧密程度要均匀一致，此时上下后牙相距 2.0～3.0mm。制作完成后进行打磨和抛光。

（5）平面导板的加高量取决于后牙的接触情况，直至深覆𬌗解除为止。

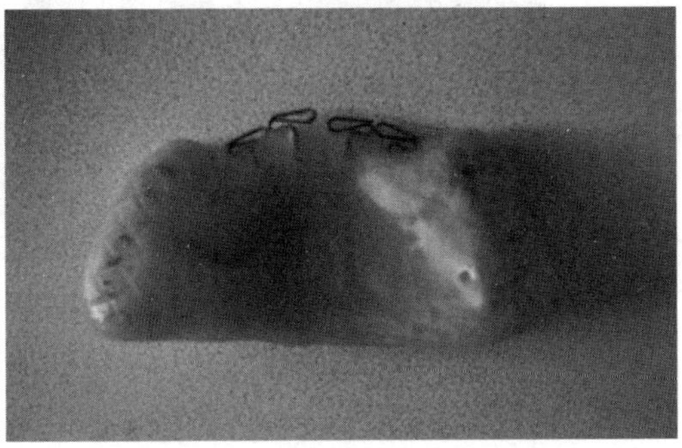

图 6-8　𬌗垫式活动矫治器

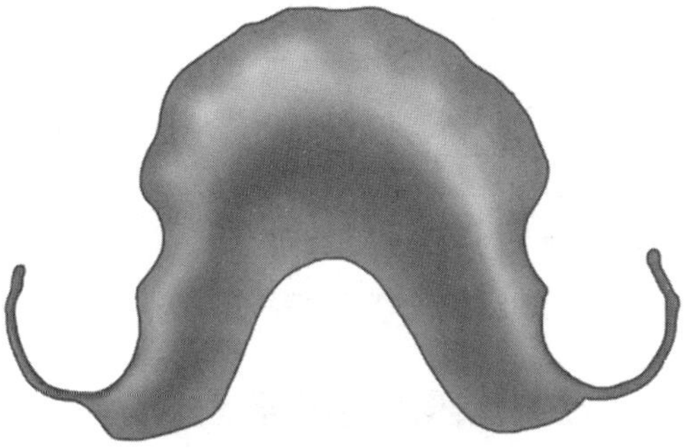

图 6-9　平面导板矫治器

（四）斜面导板矫治器（图 6-10）

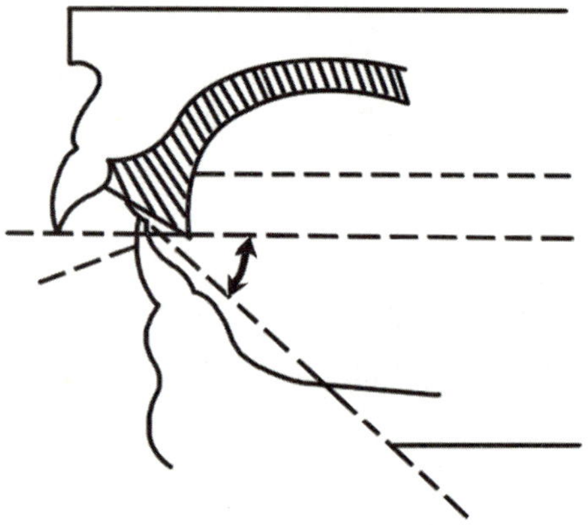

图 6-10 斜面导板矫治器示意

1. 功能 其矫治原理是斜面导板使后牙不发生接触，所以有矫治深覆𬌗的作用。常用于治疗下颌后缩的远中错𬌗的病例。

2. 制作方法与要点

（1）设计固位体，可以在 A3A2 和 B2B3 之间放置邻间钩或在 A3B3 放置单臂卡环。

（2）在模型的组织面均匀涂布分离剂后，再在模型上用蜡固定卡环。

（3）调拌并均匀涂布自凝树脂，加厚腭侧基托的前缘形成斜面导板，使该斜面导板与𬌗平面成 45°～60°；导板的宽度与两侧尖牙间的宽度一致；当下颌切牙正中咬合时，切缘位于导板后缘之前 2～3mm 处。

（4）斜面导板使后牙也脱离接触，根据咬合情况来定离开距离，且不宜过大。完成后取下来进行打磨和抛光。

（五）下颌树脂联冠式斜面导板（图 6-11、图 6-12）

1. 功能 该斜面导板全部由树脂涂塑而成，常用于前牙反𬌗的矫治，特别是反覆𬌗较深、反覆盖不明显的前牙反𬌗。戴用斜面导板 2～3 个月后，若效果不佳，应及时改变治疗方案。

2. 制作方法与要点

（1）修整模型后，进行填补倒凹，再在模型的组织面均匀涂布分离剂。

（2）调拌并均匀涂布自凝树脂。

（3）斜面与上颌前牙牙体长轴线所成角度≤ 45°。

（4）斜面导板不能放在上颌前牙舌侧的牙龈上。

（5）完成后进行打磨和抛光，并粘接在牙冠上。

（6）使用斜面导板进行治疗时，不是一成不变的，需要患者多次复诊，医师观察疗效，随时进行调磨或加大导板斜度来达到最佳治疗效果。

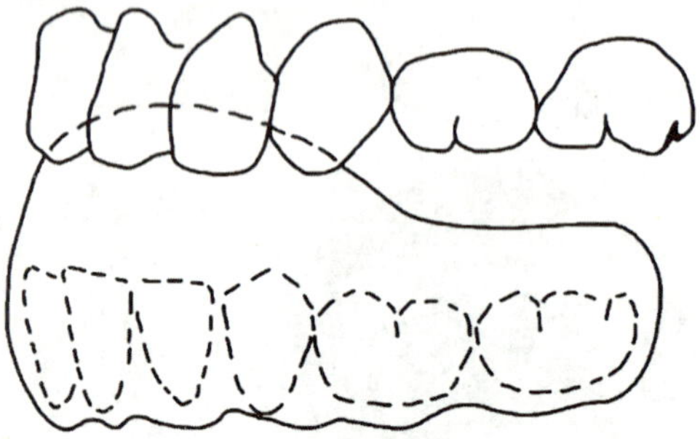

图 6-11 下颌树脂联冠式斜面导板示意

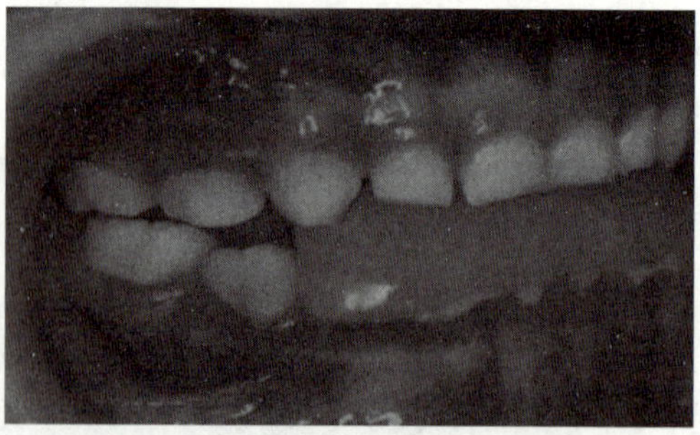

图 6-12 下颌树脂联冠式斜面导板

六、活动矫治器的使用要求

用活动矫治器矫治错𬌗畸形时，能否成功很大一部分取决于患者的配合度，所以在治疗时，要调动患者的积极性和主动性，对于儿童患者，则需要加大家长的监督力度。

（一）初戴活动矫治器的注意事项

1．检查矫治器质量，包括检查其组成部分是否齐全、加力大小是否恰当、基托是否贴合紧密，有无翘动、飞边飞角等现象。

2．在进食时应取下活动矫治器，饭后再戴入口腔。矫治反𬌗时，则要一直佩戴矫治器，饭后取下洗刷干净后再重新戴入口腔。

3．矫治器树脂基托常用牙膏进行刷洗或者用义齿清洁剂进行浸泡，不能与沸水、乙醇接触，不使用时放入冷水中浸泡保存。

（二）活动矫治器的加力

1．加力时，力度大小要恰当。

2．活动矫治器的加力通常是每隔 2 周左右进行复诊并加力一次，而慢速扩弓矫治器则是每隔 2～3 周复诊一次为宜，平面、斜面导板矫治器则是每隔 4～6 周进行复诊一次。

第三节　功能性矫治器及其矫治技术

一、概述

功能性矫治器是一种自己不会产生机械力，通过改变口面部肌肉功能，从而促进正常咬合的改建、引导颌骨发育及调整颅面生长的矫治器。功能性矫治器绝大多数是可摘式活动矫治器，如生物调节器、肌激动器、功能调节器，其他还有固定功能矫治器，常见的有 Herbst 矫治器、Forsus 矫治器等。

（一）功能性矫治器的类型

功能性矫治器发展有二百余年历史，其设计种类较多，临床上常将功能性可摘矫治器分类为以下三大类，即功能调节器、简单功能性矫治器及肌激动器。

1．简单功能性矫治器　该类矫治器是直接将肌力作用在牙齿上，包括唇挡、前庭盾、下颌前牙联冠式斜面导板、上颌平面导板、上颌斜面导板等。

2．肌激动器类　该类矫治器是使咀嚼肌群受到刺激后进行收缩，产生的力作用在牙和颌骨上，起到功能性颌骨矫形作用，通常以改变下颌位置来进行刺激，包括肌激动器、生物调节器、头帽口外弓肌激动器、双𬌗垫矫治器等。主要用于矫治青春发育高峰期安氏Ⅱ类错𬌗畸形。

3．功能调节器　与传统的肌激动器不同，功能调节器虽然改变了下颌位置，但是其主要通过唇挡、颊屏来抵消唇颊肌产生的压力，通过改变肌肉的内外平衡，以此来影响牙弓及颌骨的发育。

（二）功能性矫治器的作用机制

对于口颌系统的肌肉、颌骨等各个方面，功能性矫治器的作用机制都有不同的效应。

1. 颌骨的生长改良 为了协调上下颌骨的位置关系，功能性矫治器主要通过矫治器来改变上下颌骨的生长方向和生长量。即使目前对于功能性矫治器的长期骨性效应尚存在争议，但更倾向的看法是功能性矫治器对错殆畸形确有临床疗效，尤其是对生长发育高峰期的患者疗效更为显著。

2. 牙－牙槽骨的变化 功能性矫治器通常可以通过有差异性的选择抑制或促进前、后牙的垂直萌出，来控制上下颌牙的垂直高度，能在一定程度上改善上下颌骨的矢状向关系。

3. 口周软组织的变化 功能性矫治器对口周软组织的唇、舌升降颌肌群等会产生作用力。为了改变口面肌肉对颌骨和牙所施加力量的方向、大小及作用时间，通常通过佩戴功能性矫治器所产生的保持静态的肌张力或者刺激肌活动所产生的力来达到目的，例如，颊屏等对肌肉力会形成一种屏蔽作用，使口颌系统的神经－肌肉环境更有利于牙殆、颅面的正常生长发育。

二、简单功能性矫治器

（一）前庭盾

前庭盾（图 6-13）是一种形似盾牌的功能性活动矫治器，主要材质是树脂。前庭盾常被安放在口腔前庭，其内侧面只与前牙区接触，来达到调节唇颊肌的压力及封闭口腔前庭的目的。

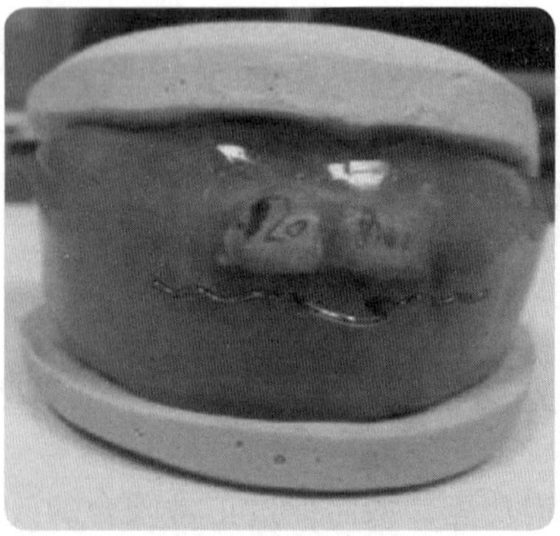

图 6-13 前庭盾

1. 功能及特点 前庭盾适用于咬物、口呼吸、咬指习惯的矫治，也可应用于牙弓狭窄、上颌前突及替牙早期下颌切牙舌倾的矫治。前庭盾需要多戴多用，一般除进食外需全天戴用，戴用时上下唇应尽量闭合，并反复进行训练。前庭盾也可以产生引导下颌向前的作用。对于有鼻呼吸功能障碍的患者，则需要先治疗好鼻部疾病后方可使用。

2. 制作方法与要点

（1）要求印模的精确度要高，伸展范围尽量大，类似全口义齿的要求。

（2）取得对刃咬合记录，保证模型与蜡殆的中线在同一线上后上殆架，并在模型上用铅笔画出前庭盾的边缘伸展范围，即黏膜转折处，上下缘应离开黏膜转折处 1.5～2.0mm，后缘应伸展至最后磨牙的远中面，唇、颊系带需要进行必要的缓冲。

（3）前庭盾的内侧面只与中切牙区、侧切牙区（包括牙龈黏膜）与组织面接触；在尖牙位置向后的内侧面则需要离开牙弓牙面 2～4mm。

（4）在完成前庭盾蜡型后，为了防止在闭口时影响前庭盾的固位，应先将模型退回至正中颌位，再将相当于下颌前牙区的蜡型边缘压贴在距离前庭沟牙槽黏膜 1.5～2.0mm 的位置。

（5）在制作唇功能训练器时，可在前庭盾前部用钢丝做一牵引环，用于唇肌功能训练。

（6）前庭盾可做长方形的开窗，通常位置在两侧至尖牙远中，上下缘至龈缘部或上下颌前牙唇面龈 1/3 处。开窗前庭盾可放置加强丝。

（二）唇挡

唇挡（图 6-14）是一种由钢丝和树脂涂塑而成的，用于破除咬唇习惯或加强支抗的装置。

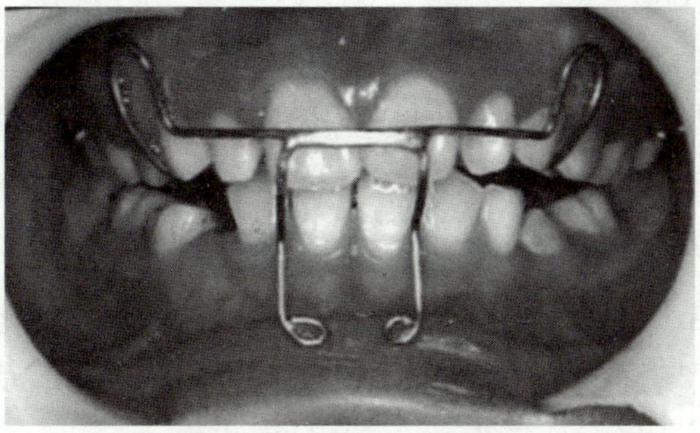

图 6-14　唇挡

1. 功能及特点　常用于纠正咬下唇的坏习惯；把磨牙向远中进行移动；加强下颌磨牙的支抗。一般要求 24 小时戴用，达到矫治目标后，仍应继续戴用一段时间以巩固疗效。

2. 制作方法与要点　以下颌唇挡为例。

（1）选用直径 1.0～1.2mm 的不锈钢丝进行弯制。

（2）在下颌第一磨牙或第二磨牙的位置，使用不锈钢丝弯制而成的 U 形或 Ω 形曲，抵住带环颊面管近中。

（3）在下颌前牙牙面的龈 1/3 以下至前庭沟底的位置制作唇挡，先铺垫 2～3mm 厚的红蜡片，在黏膜转折和系带区做适当缓冲，再按照设计图弯制支持钢丝，用在唇挡上进行均匀涂塑，并形成厚为 2.5mm，宽为 6～8mm 的自凝树脂板，即唇挡。剩余的不锈钢丝需要调整至后牙牙冠中部，保持距离牙面 4～5mm 的高度。

（4）除（3）的方法外，也可将树脂管直接套在不锈钢丝上来完成，可呈现出三种不同的效果，即高、中、低三种位置。

（5）制作上颌唇挡时，将 3～4 根游离终端可达下颌前牙唇侧长的不锈钢丝直接焊接在上颌活动矫治器的唇弓前上方，且与牙面不发生接触，再在不锈钢丝的游离终端使用自凝树脂进行包埋形成挡板。

三、肌激动器类

（一）肌激动器（图 6-15）

1908 年，肌激动器问世，由 Andresen 设计而成，故又称 Andresen 肌激动器，之后在口腔临床上，通过长期的使用，广大的口腔医师们进行不断的总结和改进完善。肌激动器在矫治青春发育高峰期安氏Ⅱ类错𬌗畸形的适配度较高，主要原理是通过把下颌向前移动，从而控制牙的萌出方向，即垂直向萌出，来达到颌骨的矢状及垂直关系得以改善的目的。其可用于矫治早期安氏Ⅲ类、安氏Ⅱ类 2 分类和开𬌗等错𬌗畸形。由于肌激动器体积较大，戴入后影响发音和休息，初期每天戴 3～4 个小时，当养成习惯后再增加戴用时间，每天确保戴用至

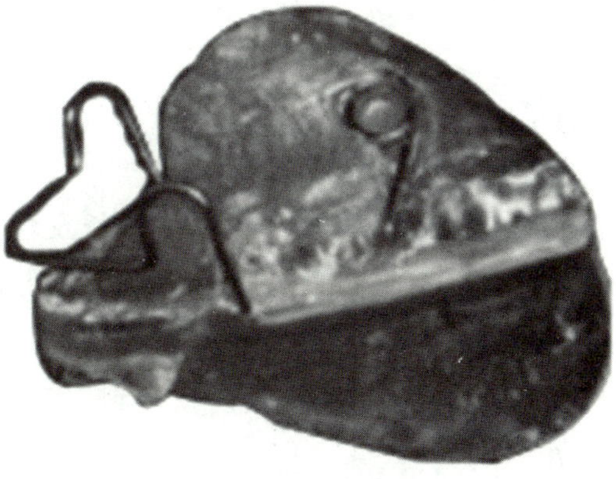

图 6-15　肌激动器

少 14 小时，每 4～6 周复诊一次。

1. 功能及特点 肌激动器的作用机制是矫治力来源于咀嚼肌，通过把殆力传导到肌激动器上从而抑制上颌矢状向生长，并刺激下颌骨矢状向、垂直向生长。肌激动器在口内也是靠咀嚼肌来进行松散固位的。安氏Ⅱ类错殆畸形患者在戴入肌激动器后，下颌被引导着向前、向下，咀嚼肌群的平衡被打破。诱导丝和基托构成了肌激动器，且上下基托为一整体，下颌前牙区形成塑胶帽。塑胶帽盖牙的位置不同，作用效果也不同，当盖住下颌切牙切缘时，既要不影响其唇向移动也要阻碍下颌切牙垂直向萌出；当盖住下颌切牙切缘约 1/3 时，则下颌切牙唇向不发生移动。对于后牙区的萌出，则可以通过调磨塑胶导面来对牙萌出的方向进行引导和控制。

2. 制作方法与要点

（1）咬合重建：对于安氏Ⅱ类错殆畸形病例，是以把安氏Ⅱ类错殆的磨牙关系调整为中性或者略偏近中作为参考标准，再决定调整下颌前移的多少，调整好咬合后，用咬合蜡记录下颌的位置。若需前移较多，可分次前移，即每次前移 3～4mm；下颌垂直打开应超过息止殆间隙，一般在磨牙区分开 4mm 左右。对于安氏Ⅲ类错殆，下颌应尽量后退，前牙区打开 1～2mm 为宜。下颌前移量与下颌打开量之和一般在 8～10mm。

（2）上殆架：按照咬合记录上殆架，将模型反向（即前牙对着殆架的后部）或侧向上殆架会更便于操作。

（3）诱导丝的弯制：常用直径 0.9～1.0mm 的不锈钢丝进行弯制，可弯成曲向远中的水平曲构造和双曲唇弓。安氏Ⅱ类及Ⅲ类错殆患者的诱导丝设计有所差异。安氏Ⅱ类错殆患者一般用普通的双曲唇弓，诱导丝置于上颌前牙唇面；安氏Ⅲ类错殆患者的诱导丝置于下颌前牙唇面，唇弓与下颌切牙中 1/3 与颈 1/3 交界区接触。将弯制好的弓丝用蜡固定在模型上。

（4）基托制作：把基托的伸展范围、上下颌及全部牙的殆面部分在模型上按照设计要求用铅笔画出。调拌自凝树脂分别均匀涂塑上下颌基托，再连成一整体。基托范围为上颌至最后一个磨牙，呈马蹄形，露出腭顶；下颌基托止于最后一个磨牙，向下可延伸至口底，所有基托均在舌侧不进入颊侧。

（5）矫治器制作完成：树脂硬固后，取下进行打磨抛光，按照设计要求形成前牙区塑胶帽和后牙的诱导面，并在临床上进行试戴并调整。

（二）头帽口外弓肌激动器（图 6-16）

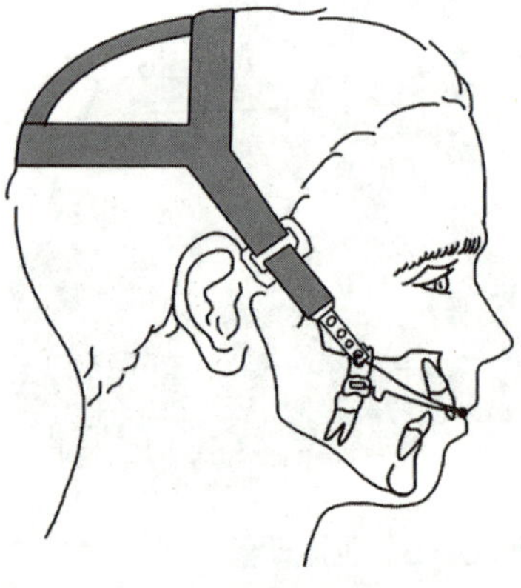

图 6-16　头帽口外弓肌激动器

头帽口外弓肌激动器是口外牵引装置和肌激动器相结合的一种新型矫治器。

1. 功能及特点 肌激动器主要是在矢状向上促进下颌骨向前的生长发育，对抑制上颌骨向前发育的效果不佳；在垂直向控制上，肌激动器促进下颌后牙的萌出，不利于高角型病例的矫治。口外弓能做到抑制上颌骨的向前生长发育和抑制上颌后牙的萌出。基于以上特点，将口外弓与肌激动器联合组成头帽口外弓肌激动器，主要用于早期安氏Ⅱ类下颌后缩伴下颌平面角增大，或合并上颌前突趋势患者的矫治。口外弓的牵引力方向通过上颌与上颌牙的阻抗中心之间，有助于殆平面的稳定，常使用高位牵引，防止其向下、向后旋转。替牙期牵引力一般为每侧 250～350g，恒牙期为每侧 400～500g，保持期为每侧 100～200g。

2. 制作方法与要点

（1）由肌激动器和头帽口外弓构成。

（2）用直径 1.2～1.5mm 不锈钢丝进行口外弓的弯制。弓丝可插入其口外弓管内或直接埋入其两侧侧切牙与尖牙之间的树脂基托内。

（3）上、下颌基托的伸展范围要充足，常覆盖所有牙的切缘及殆面，下颌基托在口底处延伸最大化；前牙区的基托向唇侧加长且包绕牙冠约 2mm。

（4）用直径为 1.2mm 的不锈钢丝弯制的腭杆来代替上腭部基托。

（5）常采用控根双曲簧来抵消上颌前牙的舌向力，一般采用直径 0.5～0.6mm 的不锈钢丝进行弯制。

（三）生物调节器

生物调节器（bionator）是由 Balters 在 1950 年提出的一种可以促进唇闭合、调整舌位置的功能性矫治器。

1. 功能及特点　生物调节器通过钢丝腭杆将双侧塑胶连接成一体，并可借助腭杆调节异常的舌位。下颌树脂基托体积小，唇弓向后延伸形成颊曲，可以撑开颊肌，消除紧张的颊肌张力。生物调节器主要强调舌、口周肌间的协调作用，主要是为了对肌肉的功能活动进行调节，不垂直向打开咬合。生物调节器有三种类型：开殆型、反殆型、标准型。要求患者适应后需早晚戴用，一般 3～4 周复诊一次。复诊检查内容有牙齿唇面和唇弓是否有接触、后牙和颊曲的距离是否合理，检查牙齿萌出、移动的整体情况，看是否有增加自凝树脂的部位或者调磨的部位等。

2. 制作方法与要点　以标准型为例。

（1）由唇颊弓、基托、腭弓组成。

（2）常规取模、殆重建（前伸至切对切，一般为 3～5mm，不打开咬合）、上殆架。

（3）腭弓用直径 1.2mm 的不锈钢丝进行弯制，从上颌两侧的第一前磨牙舌侧的近中向起将不锈钢丝弯成连接体，不锈钢丝至腭部中部时形成 U 形腭杆，且开口向前正对上颌第一前磨牙，U 形曲的曲端约与上颌第一磨牙远中平齐。U 形腭杆必须离开腭部黏膜 1mm，以免压迫腭黏膜。

（4）唇颊弓用 0.9mm 不锈钢丝弯制。在弯制唇弓时，两侧尖牙唇面的中部进行向下向内转弯，向后延伸至下颌第一前磨牙冠颊面颈 1/3 份时，进行转弯做到与殆平面平行即可，直至下颌第一磨牙近中颊尖处向上转弯，至上颌后牙牙冠颈 1/3 份时再向前进行转弯做到与殆平面平行即可，形成钢丝颊曲（屏）。为了撑开颊肌通常颊曲应与牙面保持 3～4mm 的距离，使牙弓在颊侧向有适当的扩大。

（5）画出基托范围，均匀涂布分离剂。在上、下颌模型上铺制红蜡片 3～4 片，并在此基础上去除后期需要充填树脂区域的红蜡片，处理上蜡片边缘要做到清晰、光滑。将弯制好的腭弓、唇颊弓固定在模型上，用调拌好的自凝树脂进行均匀涂塑。磨牙区腭侧是上颌牙弓基托的边缘终止线，宽度约 5mm，下颌牙弓基托范围则是从一侧第一磨牙的远中延伸至另一侧第一磨牙的远中舌侧，宽度约 5mm。上下基托在后牙区需要连成一个整体，殆垫的伸展范围是牙冠殆面舌侧向的 1/2，上颌前部在两侧尖牙之间没有树脂。等树脂硬固后取下，再进行打磨和抛光。

反殆型的不同之处：①反殆型的唇弓位于下颌前牙唇侧，在尖牙处不做转折。② U 形腭杆反向凸向前方。③将下颌前牙舌侧基托和上颌前牙舌面的基托连成一个整体，使上颌前牙沿此基托斜面向唇侧移动，在下颌前牙舌侧面的基托预留 1.0mm 的空间来做缓冲，以免下颌中切牙、侧切牙受力往唇侧方向移动。反殆型适用于治疗安氏Ⅲ类错殆畸形、下颌前突及所伴有的舌前位。

开𬌗型的不同之处：①在上颌前牙区放置基托主要是为了预防舌前伸这一现象，其前、后牙区整体高度要保持一致，形成马蹄形，但前牙区的基托只作为舌屏不与任何组织有接触，后牙区需要做𬌗垫。②唇弓的水平部位位于上下颌前牙切嵴之间，促使唇的闭合。开𬌗型用于治疗前牙开𬌗或后牙开𬌗，也用于颞下颌关节功能紊乱病例。

（四）双𬌗垫矫治器（图 6-17）

双𬌗垫矫治器（twin-block）是 Clark 教授在 1982 年研制的一种改良性肌激动器。它通过让下颌前移，促进下颌骨生长。双𬌗垫矫治器由上唇弓、𬌗垫、固位装置和附件组成。

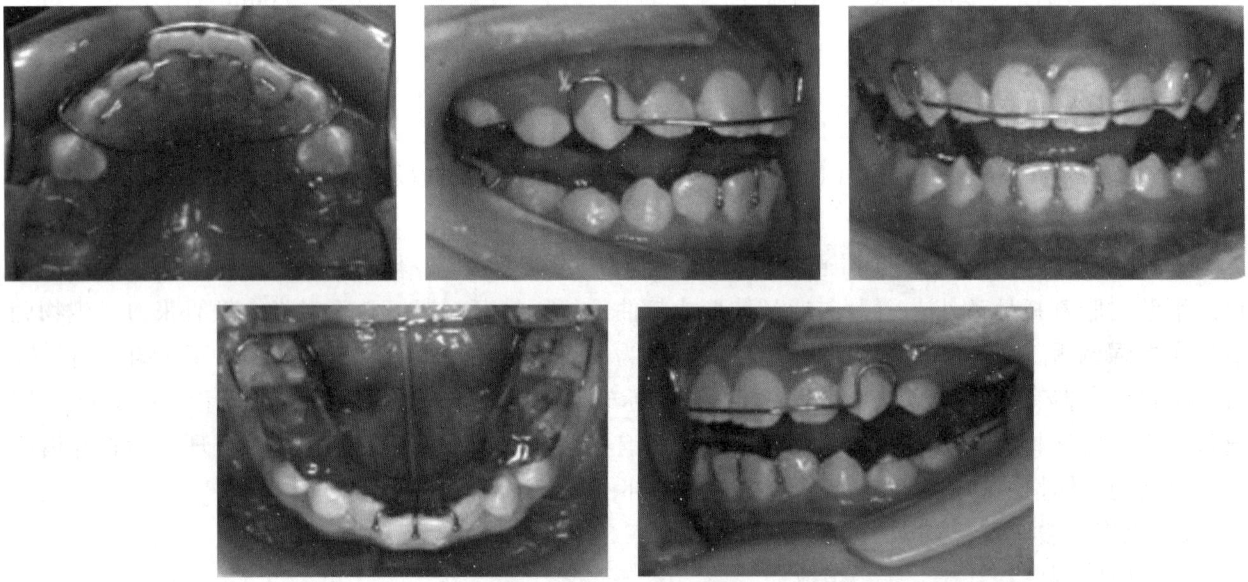

图 6-17　双𬌗垫矫治器

1. 功能及特点　该矫治器适用于矫治替牙期、恒牙早期安氏Ⅱ类错𬌗畸形，下颌后缩，有时伴有上颌前突；也用于矫治安氏Ⅲ类错𬌗畸形。矫治时机最好开始于生长发育期。初次使用期间，取下矫治器后才能进食，待佩戴者适应矫治器后再全天佩戴使用，通常在使用 4～6 周后，便逐次调磨来降低上颌𬌗垫，这样可以刺激下颌磨牙向上萌出。一般复诊 4～6 次后，可以把上𬌗垫全部磨除，上下磨牙建𬌗。接下来就是处理下𬌗垫，使前磨牙区建𬌗，而下𬌗垫则需要 2～3 次才能磨除完成。在磨低𬌗垫操作时，需要保持上、下𬌗垫间的接触角度为 70°斜面角，这样才能起到相互锁结的作用。一般使用双𬌗垫矫治器 6～8 个月，继而使用附带有斜面的上颌霍利（Hawley）活动保持器，既能保持矢状关系，又能让前磨牙萌出。

2. 制作方法与要点

（1）由上下颌可摘斜面𬌗垫矫治器构成，也可与其他口外装置组合使用。

（2）制取下颌前伸位蜡咬合记录：一般在前牙呈切对切关系时，下颌需前伸 5～7mm 的距离。若下颌需要前伸 10mm 以上的距离，则需要分 2～3 次进行下颌前移，通过多次的治疗和记录，使切牙呈切对切的状态。在垂直方向上，前牙间打开咬合约 2mm，第一前磨牙区打开咬合 5～6mm，磨牙区远中打开约 2mm。对于功能性下颌偏斜患者，重建时应对齐中线。

（3）上颌部分：由唇弓、卡环、螺旋扩大器和上颌𬌗垫等组成。在上颌第一前磨牙和第一磨牙上分别放置单臂卡环或箭头卡环；基托中部也就是在上颌前磨牙间处放置一个螺旋扩大器；唇弓主要用于内收前牙时。

（4）下颌部分：由卡环和下颌殆垫组成。切牙间做邻间钩（加银焊形成球形末端），第一前磨牙放置箭头卡环。

（5）涂塑、打磨、抛光：先按照取得的蜡咬合记录上殆架，把其他附件（唇弓、卡环、邻间钩、螺旋扩弓器等）固定好，在适当的基托伸展范围内填充自凝树脂。上、下颌殆垫分别覆盖在第二前磨牙与磨牙牙面、前磨牙区，上颌在第二前磨牙的近中边缘嵴处形成向近中倾斜的斜面，下颌在第二前磨牙的远中边缘嵴处形成向远中倾斜的斜面，且都与殆平面成70°。因此上、下殆垫在第二前磨牙区形成上前下后与殆平面成70°的斜面，使矫治器相互锁结，引导并保持下颌处于前伸位置。

▶知识拓展

功能性活动矫治器的发展史

功能性活动矫治器的发展历史可以追溯到18世纪，最早的记录可见于1726年，法国医师福歇尔（Fauchard）首次使用了一种功能性调节矫治器。但真正的快速发展始于19世纪，1803年，英国医师约瑟夫·福克斯（Joseph Fox）对错殆畸形进行分类，并指出了之前治疗方法的错误。他使用了上颌牙弓夹板和丝线来固定牙齿，这是早期功能性矫治器的一种形式。1808年，卡特兰（Catalan）医师应用斜面导板矫治下颌后缩畸形，这是功能性矫治器的初步应用。在20世纪，功能性活动矫治器更加多样化与普及。1902年，挪威的安德森（Andresen）设计了肌激动器，这是功能性矫治器的正式起源，主要通过前移下颌来促进下颌骨的生长。20世纪60年代后，功能性活动矫治器得到进一步发展。德国弗兰克尔（Frankel）医师设计出了功能调节器，用于解决早期的前牙反殆问题。双殆垫矫治器由英国克拉克（Clark）发明，是一种符合生长发育期患者生理特点的合理矫治工具。

随着矫治技术的发展，其他矫治器也表现出色，但在儿童早期矫治和成人辅助矫治等领域，功能性活动矫治器仍然是不可或缺的选择。

功能性活动矫治器的发展反映了正畸领域的技术进步和对高效、非侵入性治疗方法的持续追求。这些矫治器通过精确的设计和精细的调整，实现对牙齿和颌骨的精准控制，从而达到改善口腔健康和美观的目的。

四、功能调节器

功能调节器（function regulator，FR）是在20世纪60年代由德国医师Frankel进行研究设计出的一种活动的功能性矫治器。

1. 功能及特点 FR的主要作用部位在口腔前庭区，其特点是颊屏、唇挡使发育中的牙列免受异常口周肌功能的影响，为牙弓及颌骨发育提供适宜环境，树脂基托引导下颌的位置。功能调节器有FR1、FR2、FR3、FR4四种类型：①FR1用于矫治安氏Ⅰ类错殆畸形和安氏Ⅱ类1分类错殆畸形。②FR2用于矫治安氏Ⅱ类1分类错殆畸形和安氏Ⅱ类2分类错殆畸形。③FR3（图6-18）用于矫治

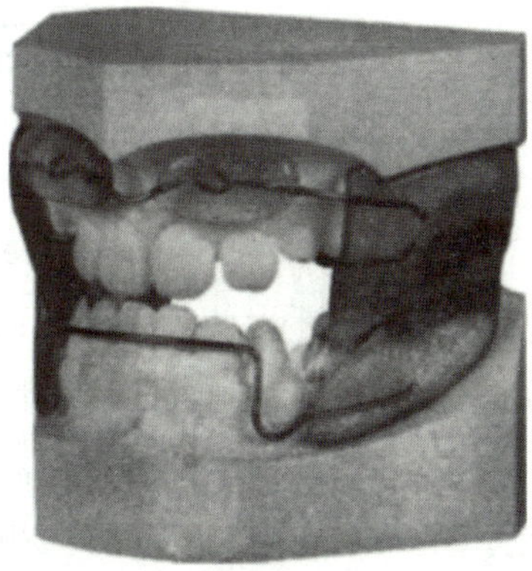

图6-18 FR3功能矫治器

安氏Ⅲ类错𬌗畸形。④ FR4 用于矫治前牙开𬌗。临床常用 FR2 和 FR3。

2. 制作方法与要点

（1）矫治器的树脂部分有下唇挡、颊屏、下舌托；钢丝部分有上颌唇弓、上颌前腭弓、上颌腭弓、上颌尖牙曲和上颌支托，下颌唇挡连接丝、下颌舌簧、下颌舌托连接丝和下颌舌托加固丝。

（2）取印模、修整工作模型：当唇挡区及颊屏修整不足时，基托伸展范围也就不够，无法取得最适当的伸展范围就不能使软组织接收应有的张力；如果基托边缘太长或者不光滑平整，容易使软组织发生口腔溃疡。

（3）咬合记录：①安氏Ⅱ类错𬌗畸形病例，下颌一次前伸不超过 3.0mm。垂直打开量 2.5～3.0mm，一般不超过切对切的状态，且钢丝跨过间隙又不与牙面接触。对于调整前移的量较多的病例，应该分步实施，以避免肌肉处于明显紧张的状态。②安氏Ⅲ类错𬌗畸形病例，在垂直方向上，咬合打开的程度以能解除前牙锁结关系为标准；在矢状方向上，应尽可能使下颌后退，前牙能呈切对切为好；在水平方向上，功能性下颌偏斜应加以纠正。每个患者情况各不相同，应根据患者的实际情况来确定分布后退和打开的距离，且取决于反覆𬌗的深度。对反覆𬌗不深的患者上下颌前牙之间打开 2～3mm 的距离即可，在唇闭合时保持最小张力。

（4）用取得的咬合记录进行上𬌗架操作。

（5）在石膏模型上用铅笔标记出唇挡和颊屏的伸展范围，并铺制缓冲蜡片，颊屏区铺缓冲蜡的厚度取决于牙弓打开的程度；下唇挡区铺缓冲蜡的厚度则取决于它倒凹的深浅程度，从而达到保护龈组织的目的。

（6）根据矫治器的制作要求，应选用相匹配粗细的不锈钢丝进行弯制，如唇弓、腭弓、支托、舌簧、下颌唇挡连接丝及加固丝等。

（7）固定钢丝部件时，与缓冲蜡之间应保留放置包埋树脂的空间。

（8）连接上、下颌蜡层，再制作颊屏，主要目的是不让树脂进入𬌗面。

（9）在调拌和涂塑自凝树脂时，颊屏的上颌部分前缘需伸展至颊系带前方，达尖牙根部；颊屏的下颌部分前缘需伸展至下颌尖牙的远中面；颊屏的后缘则盖过牙弓末尾的牙齿。

（10）按照舌托、唇挡、两侧颊屏的顺序进行制作会更加简单。完成后再进行打磨抛光。

第四节　矫形力矫治器及其矫治技术

矫形力（orthopedic forces）是一种作用于牙齿和颌骨的力或是刺激颌骨生长的力。矫形力不是直接作用于牙齿使其移动，而是作用在颅骨、颌骨上，如通过头帽、颏兜等矫治装置来施加力，以达到移动牙弓、颌骨或诱发骨组织改建等目的。

在矫治过程中，当矫治器对牙齿施加一个矫治力（作用力），促使牙齿移动时，牙齿就会对矫治器产生一个大小相等、方向相反的力（反作用力）。例如，在使用矫治弓丝矫治牙齿时，弓丝对牙齿施加一个使牙齿向特定方向移动的力，这是作用力；同时牙齿会对弓丝产生一个反作用力，试图使弓丝恢复原状。这时，我们为了使牙齿移动到我们设计的矫治位置上来，就需要把反作用力承受体尽量延伸至口外，来寻求更大的支抗，从而达到矫治效果。

一、口内矫形力矫治器

（一）概述

口内矫形力是在口腔内部产生的，用于刺激牙齿、颌骨生长，改善颌骨位置、形态的力。口内矫形力矫治器是通过矫形力水平向牵拉扩张促进牙齿、颌骨生长的正畸治疗中的一种重要工具。

（二）种类及作用机制

上颌宽度扩展有三种类型：单纯矫形力扩展、矫形正畸力混合扩展和功能性扩展。

1. 单纯矫形力扩展（orthopedic expansion） 对上颌腭中缝施加一定大小和持续时间的矫形力，使腭中缝的结缔组织和骨组织发生改建，刺激新骨沉积，从而增加上颌骨的宽度和牙弓的长度的方法。常用的单纯矫形力扩弓装置有 Hass 矫治器（图 6-19）和 Hyrax 矫治器（图 6-20）。

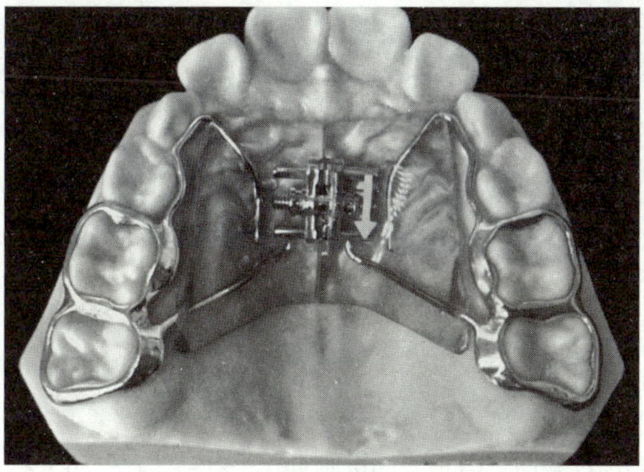

图 6-19　Hass 矫治器

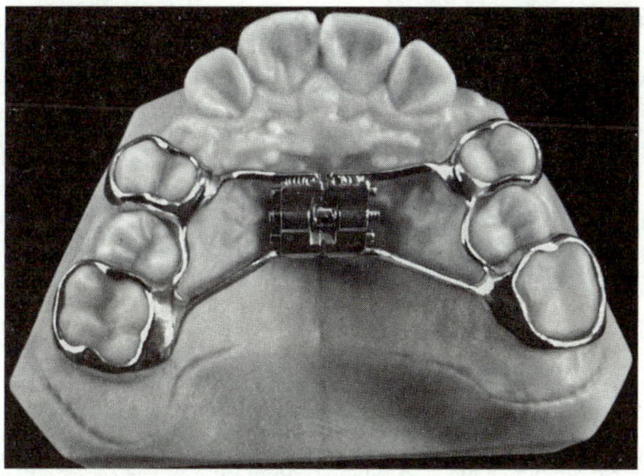

图 6-20　Hyrax 矫治器

（1）适应证：①年龄，螺旋扩弓多用于上颌骨宽度的扩大，应在腭中缝未完全融合期间进行，适用于 8～14 岁的患儿。②上颌骨缩窄，主要用于牙弓狭窄、腭盖高拱等，导致牙齿拥挤、排列不齐或后牙反𬌗的病例。③上颌发育不足，主要用于面部的凹陷、上颌牙齿的生长和排列空间不足的病例。

（2）扩展速度：①快速扩弓，每日将螺旋（旋转 2～4 次，每次旋转 1/4 圈）开大 0.5～1.0mm，连续 2～3 周，力的积累最大可达 3000g，使腭中缝迅速打开，然后在扩展装置停止加力情况下保持 3 个月，使新骨在扩开的中缝沉积。②慢速扩弓，每周将螺旋（旋转 4 次，每次旋转 1/4 圈）打开 1mm，螺旋产生 1000～2000g 的力，在 2～3 个月逐渐使腭中缝扩开。

（3）扩展效果：单纯矫形力扩展可使磨牙区宽度增加 10mm 左右。对于年龄较小者，宽度开展一半是骨缝效应，一半是牙齿效应。年龄较大者骨缝效应减小，牙齿效应增大。为使上下颌在扩展时能达到良好的尖窝交错关系，常在腭开展之前或同时对下颌牙弓也开展正畸治疗。

2. 矫形正畸力混合扩展（orthopedic-orthodontic expansion） 指一方面利用矫形力刺激颌骨进行改建和生长，另一方面运用正畸力对牙齿的位置进行精细调整的方法。常应用于恒牙期青少年或成人，每侧可得 1～2mm 的间隙。上颌牙牙弓混合扩展的装置有螺旋器分裂基托活动矫治器、菱形簧分裂基托活动矫治器（图 6-21）及四眼圈簧固定矫治器（图 6-22）等，下颌牙弓扩展的装置有螺旋器分裂基托活动矫治器等。四眼圈簧固定矫治器主要用于乳牙期和替牙早期的腭中缝扩展，对恒牙期患者主要起使正畸牙牙槽扩展的作用。

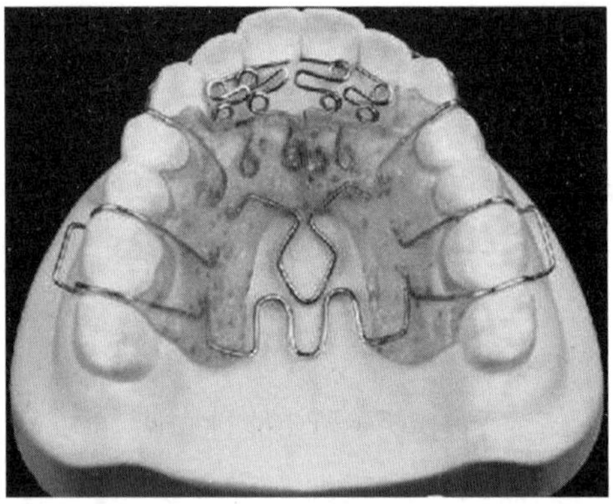

图 6-21　菱形簧分裂基托活动矫治器

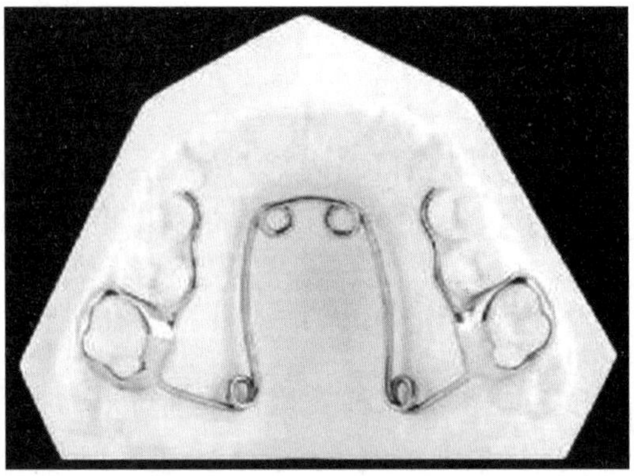

图 6-22　四眼圈簧固定矫治器

3. 功能性扩展（functional expansion） 指利用功能性矫治器，改变口周肌肉功能和颌骨生长发育，间接影响牙齿排列，从而增加牙弓宽度和长度，使牙弓内外侧软组织达到功能平衡的正畸治疗方法。这种治疗方法耗时较长，要从替牙早期开始并持续到青少年生长发育快速期，如功能调节器、唇挡矫治器、前庭盾也可用作功能性扩展。

二、口外矫形力矫治器

（一）概述

口外矫形力是一种用于矫治颌骨畸形、辅助正畸治疗时在口腔外部施加的力。口外矫形力矫治器又称口外支抗矫治器，是以头顶、枕、颈、额、颏等口外结构作为抗基，施加力量来矫正颌骨畸形的矫治器。口外矫形力矫治器有口外后方牵引矫治器、口外垂直牵引矫治器、口外前方牵引矫治器和头帽颏兜牵引矫治器等。因为正畸工艺和材料的发展，口外矫形力矫治器的口外结构都有成品件供应，并广泛应用于临床。

（二）组成及作用

口外矫形力矫治器的组成有口内部件、口外部件、连接部件和施力部件等。

1. 口内部件 是承担正畸作用力的主要载体，带动牙的移动或牙槽、颌骨生长量与方向的变化。口内部件包括活动矫治器和固定矫治器两大类。两者均需具有良好的固位、支持、稳定能力，还要有足够的强度。活动矫治器类应设计足够的固位装置如卡环等，可根据需要在矫治器上合并各种安放口外牵引连接部件的零件，如在箭头卡环上焊圆管，以及与基托相连的牵引钩或牵引环。固定矫治器类应在主弓丝上弯制牵引环或加入牵引钩，也可与 J 形钩相连后进行口外牵引，在磨牙带环上备有颊管，以连接口外弓进行向后牵引。

2. 口外部件 是正畸反作用力的承受载体，在口外发挥作用。口外部件主要以额、颏、顶、枕及颈后等部位作为支撑，常选用一个或一个以上部位，对应部位所用的材料都有各种成品件供应。

（1）颈带（neck strap）：是一条宽 25～30mm 的软质带子，以颈后部为支撑，绕过颈后部，两末端止于两侧耳垂的前下方，并附有纽扣或拉钩。颈带适用于低位口外牵引（图 6-23），其结构简单，戴用舒适，缺点是这类口外支抗固位不稳定。

（2）头帽（head cap）：戴在头上，以顶部、枕部、颈后部及额部为力量支撑部位，包含简单头帽和复合头帽（图 6-24）等多种类型。

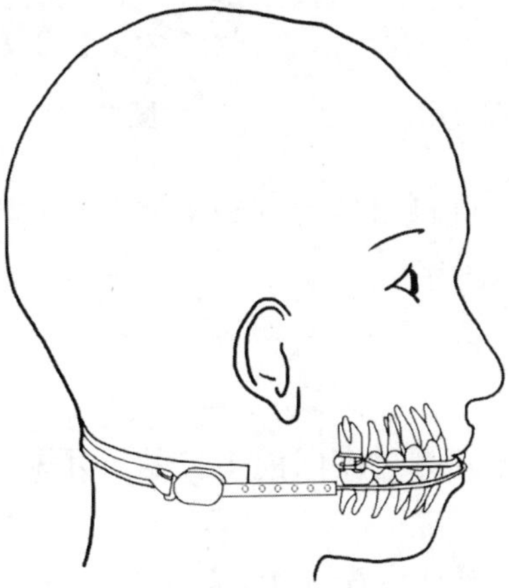

图 6-23　以颈带作为支抗部件（低位口外牵引）

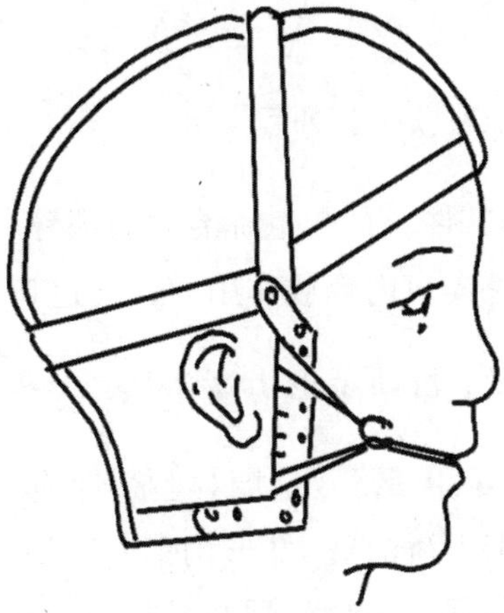

图 6-24　以复合头帽作为支抗部件（口外弓水平牵引）

（3）颏兜（chin cup）：放置在下巴处，也就是下颌骨的颏部。联同额垫，作为上颌前方牵引装置口外复合支撑的部件（图 6-25），刺激上颌骨的发育，解决上颌牙弓宽度不足等情况。联同头帽，牵引下颌向远中，用以纠正反𬌗并改善下颌生长方向和生长量（图 6-26）。缺点是牵引力量较大，牵引时间不宜过长，否则会造成前牙唇侧牙龈损伤，更为严重的是可能导致下颌功能紊乱或偏斜等。

（4）额垫（forehead pad）：以额部作为支撑，同颏兜联用作为上颌前方牵引装置的口外复合支撑部件。

（5）面具（face mask）：是上颌前方牵引装置的主要组成部分。它是以额部与颏部作为支撑，由额垫、颏兜、金属支架、牵引架组成。

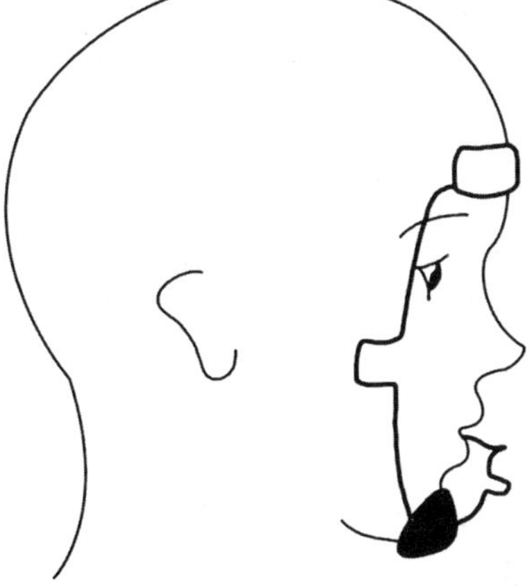

图 6-25　以颏兜与额垫复合支抗组成上颌前方牵引装置的口外复合支撑部件

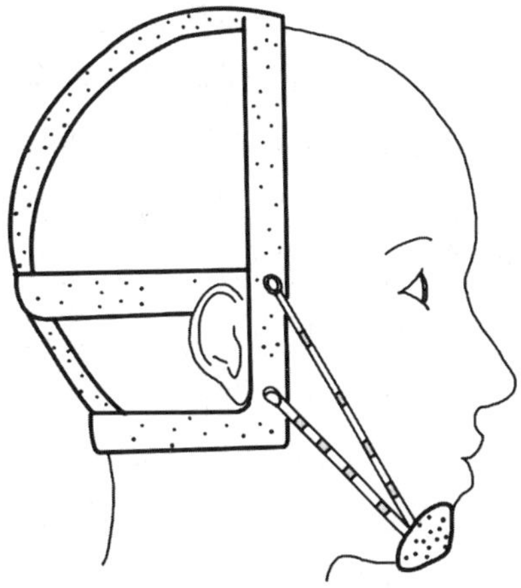

图 6-26　利用头帽颏兜将下颌向远中牵引

3. 连接部件 是口内部件与口外部件的连接装置，主要有口外弓（图 6-27、图 6-28）与 J 形钩（图 6-29）。

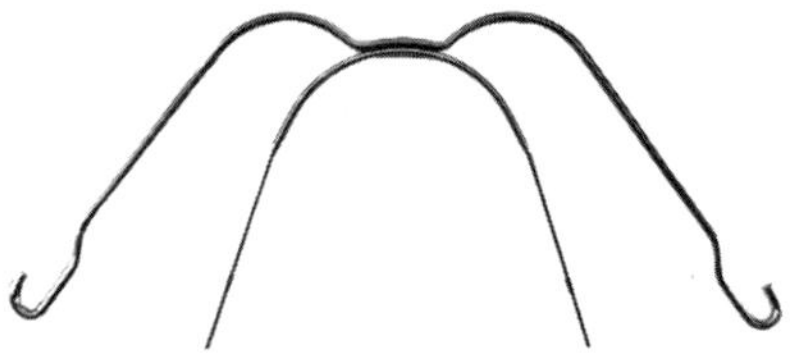

图 6-27 对称口外弓

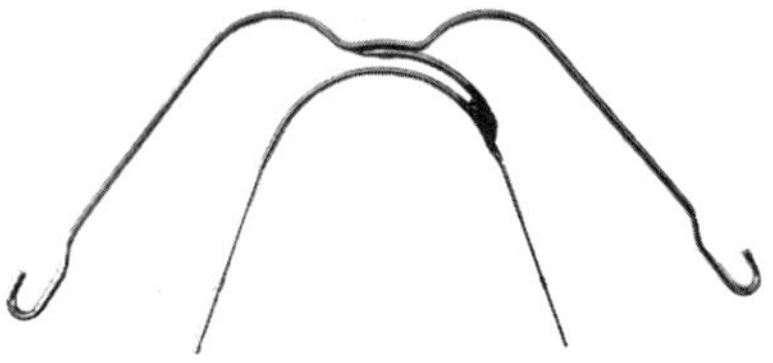

图 6-28 非对称口外弓

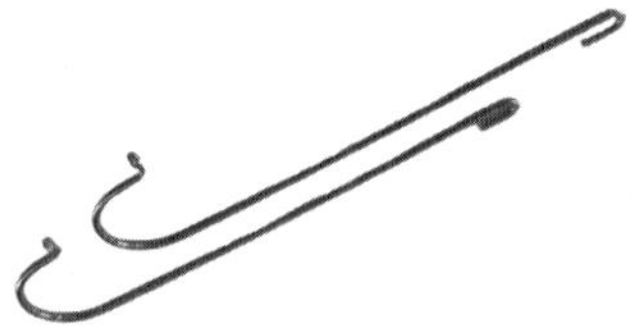

图 6-29 J 形钩

4. 施力部件 是产生矫治力的部分，常见的有橡皮圈、弹性带等弹性牵引装置。施力部件通常通过连接部件向口内释放作用力，通过口外支抗部件承受反作用力。

（三）常用口外矫形力矫治器

1. 后方牵引装置 是指对上颌骨施加向后的力或限制上颌骨过度向前生长的口外矫治装置。主要有口外弓牵引矫治器、J 形钩牵引矫治器等。

（1）口外弓牵引矫治器：是指以颈带或头帽作为支撑，口外弓作为连接部件，口外弓的内弓插入口内后牙的带环及颊管内的后方牵引装置。根据矫治时的牵引方向，可将其分为以下几种类型。

1）低位牵引（cervical headgear）：由颈带、橡皮圈、口外弓、口内固定或活动矫治器等组成，主要是因为颈带放置在枕骨下方的颈部，牵引的位置较低。①作用原理：向下向后牵引力作用于上颌颌骨及磨牙时，其水平分力可抑制上颌向前生长、促使磨牙向后移动；其垂直分力则促进上颌向下生长、促使磨牙伸长。低位牵引力作用于下颌时，可使下颌磨牙向后移动及压低移动。低位牵引对下颌骨生长型改变非常有限，但它通过对上下颌磨牙的伸长或压低，使下颌发生旋转，从而间接改变下颌生长方向。②适应证：因为低位牵引能伸长上颌磨牙及压低下颌磨牙，所以适用范围应严格控制在下颌平面角较小的安氏Ⅱ类错殆畸形或下颌平面角较大的安氏Ⅲ类错殆畸形。在低角型安氏Ⅱ类错殆畸形，低位牵引一方面可抑制生长发育期患者的上颌向前生长，从而协调上下颌骨间关系，另一方面作用于后牙使磨牙向后移动调整磨牙关系或增加拔牙病例的磨牙支抗，使上后牙伸长改善下颌平面角。在高角型安氏Ⅲ类错殆畸形，则可以推下磨牙向远中调整磨牙关系或加强磨牙支抗。③应用要点：在抑制上颌向前生长时，牵引状态下口外弓的内弓前部必须同上颌前牙接触，此时内弓可自由通过磨牙带环颊管，以抑制上颌前部向前生长；或在内弓近磨牙颊管近中处设置阻止装置，牵引力在抑制上颌前部的同时，也可带动上颌后部移动，从而实现上颌整体的向后移动；在推磨牙向后或增强磨牙支抗时，牵引状态下内弓与上颌前牙不接触，此时内弓在磨牙带环颊管近中处弯制 U 形曲或焊制阻止点。此外，通过调控外弓臂长或外弓上下向的角度，可以控制磨牙向后移动是以牙冠为主还是以牙根为主。

2）高位牵引（high-pull headgear）：由简单头帽、橡皮圈、口外弓及口内矫治器组成，通常固定在头顶等较高的位置，向上、向后牵引颌骨。①作用原理：向上向后牵引力的水平向分力可抑制上颌骨向前生长，或推上颌磨牙向远中移动。垂直向分力可抑制上颌骨后部向上生长，或使上磨牙压低。通过调节作用力方向与后牙阻抗中心之间的关系，可以取得磨牙牙冠后移或牙根后移不同的效果。②适应证：由于向后向上牵引力能压低上后牙，故这类牵引较适合下颌平面角正常或较大的安氏Ⅱ类错𬌗畸形。在生长发育期患者，可以用来抑制上颌骨向前生长，调整上颌平面的倾斜度以协调上下颌骨间关系。作用于后牙时，可以推磨牙向后调整磨牙关系，或加强拔牙病例的磨牙支抗；其上后牙压入机制还可以促进下颌逆时针方向旋转，改善高角型患者的下颌平面角度。③应用要点：当抑制上颌向前生长时，口内部件可选择固定或活动矫治装置。选用口内固定装置时，口外弓在牵引力作用下应与上颌前牙有均匀接触，此时内弓近磨牙颊管近中处可弯制阻挡曲、焊制阻止点，或在内弓末端插入开大型螺旋弹簧，从而使向后牵引力分布作用于整个上颌，抑制其向前生长。选用口内活动装置时，常与肌激动器联合使用口外弓高位牵引，以抑制上颌向前向下生长，同时刺激下颌骨向前生长。

当推磨牙向后或增强磨牙支抗时，内弓前部在牵引力状态下应离开上颌前牙，此时内弓在磨牙颊管近中处作阻止装置或放置螺旋弹簧，以使向后向上牵引力全部作用于上后牙。在向后向上总体方向下，通过对牵引力方向、外弓上下角度等的细微调整，可以控制磨牙移动的性质。当牵引力方向通过磨牙阻抗中心时，磨牙以整体向后移动为主，其压入移动趋势较大；当牵引力方向处在磨牙阻抗中心之上时，磨牙远移以牙根为主，其压入趋势也较明显；当牵引力处在阻抗中心以下时，磨牙远移以牙冠为主，其压入趋势较小。

3）水平牵引（combination headgear）：由复合头帽、橡皮圈、口外弓及口内矫治器组成，主要是因为头帽环绕在头的颞部相对区域附近，牵引力方向基本水平。①作用原理：基本水平的牵引力不产生垂直向分力，所以对上颌骨只抑制其向前生长而不伴有垂直向的抑制或刺激生长作用；对后牙只促进其向后移动而不伴有伸长或压低作用。②适应证：由于牵引力无垂直向分力，故适用于下颌平面角较正常或不存在下颌平面旋转生长的安氏Ⅱ类错𬌗畸形。可作用于上颌骨抑制其向前生长，或作用于后牙促使其向后移动、加强磨牙支抗。③应用要点：水平牵引抑制上颌生长或推磨牙向后的临床要点与低、高位牵引基本相同，由于其力的方向单一，在临床上更容易控制。值得注意的是，在总体水平方向上，通过对外弓上下位置的改变，水平牵引力可被调控穿过磨牙阻抗中心的不同位置，从而取得磨牙牙冠或牙根的向后移动。不对称口外弓也较适用于水平向后方牵引，如需要单侧移动磨牙向远中，可加长该侧外弓，或将外弓不对称地焊在移动侧的侧切牙区或尖牙区，该侧磨牙可受到更大的力量。

（2）J形钩牵引矫治器：是指以颈带或头帽作为支撑、J形钩作为连接部件的后方牵引装置。呈钩状的一端与口内部件相连，另一端则通过弹力带等与头帽相连。

1）作用原理：J形钩牵引装置的施力点主要在牙弓的前部，用来远中移动尖牙、前磨牙或内收切牙。根据支撑部件和支撑部件放置的位置不同，J形钩在运用时产生的牵引方向也不同，具体分为以下三种。①当用颈带时，牵引力方向向后向下。②当用简单头帽时，牵引力方向向后向上。③当用复合头帽时，牵引力方向基本水平向后。

2）适应证：适用于在切牙内收、压低或尖牙、前磨牙远中移动时，磨牙支抗需要得到最大限度保护的各类错𬌗畸形。但根据牵引力方向，J形钩牵引也有其特定的适用范围。低位J形钩牵引适用于覆𬌗较浅或有开𬌗倾向的错𬌗畸形；高位J形钩牵引适用于上颌平面顺时针旋转或深覆𬌗病例；水平J形钩牵引则适用于下颌平面角较正常的错𬌗畸形。

3）应用要点：在远中移动尖牙或前磨牙时，将J形钩直接挂于移动牙近中的主弓丝上或托槽的牵引钩上；在内收切牙时，J形钩挂于侧切牙远中的主弓丝牵引钩上，此时主弓丝在磨牙带环颊管近中端不加阻挡装置，以便弓丝向远中滑动而带动切牙内收；在加强磨牙支抗时，J形钩挂于主弓丝牵引钩上，此时弓丝在磨牙颊管近中处制作阻挡装置或插入螺旋弹簧，以向磨牙施加向后的力量。

2. 前方牵引装置 是以活动或固定矫治器作为口内部件，额垫、颏兜作为口外复合支撑部件，面具牵引支架作为连接部件的口外矫治装置，主要将上颌骨向前牵引。

（1）作用原理：促进上颌及上颌牙弓向前生长，使下颌骨向下、向后呈顺时针方向旋转，同时还有抑制下颌向前生长的作用。100 多年前该矫治器已应用于临床，其后许多正畸学者通过临床实践和动物实验认为前方牵引能促进上颌骨生长而使其向前移位，因而该方法得到正畸界的充分重视和广泛应用，甚至生长发育快速期已过的患者也在应用。它不仅可促进上颌的发育，而且年龄较大的患者也可配合固定矫治器使上颌向前移动。

（2）适应证：此装置可应用于各种原因所致的面中部后缩，包括上颌向前发育不足或下颌发育过度的反𬌗患者，以及唇腭裂术后上颌发育不足者等。通常业内认为，前方牵引能够促进年龄在8～11 岁的恒牙早期病例颌骨发育、咬合关系改善、面型优化，具体疗效也受个体差异（如骨骼发育潜力、错𬌗畸形严重程度等）、矫治装置佩戴时长（一般需每日戴够 12 小时以上）等影响，且该装置的作用也较有限；对于恒牙期病例，前方牵引装置对上颌骨的矫形意义不大。

（3）应用要点：在临床具体应用时，应注意下列几个方面。

1）支架调节：面具支架与额垫、颏兜及其他部件均以螺旋关节连接，可根据患者面型调节。

2）口内部件设计：口内可做上颌活动矫治器，在上颌第一前磨牙或第一磨牙上设计箭头卡环、上颌左右两中切牙联合设计做一长箭头卡环，箭头处可套橡皮圈与口外面具上的牵引钩相连，两侧后牙做𬌗垫，待反𬌗解除后，逐渐磨低𬌗垫，直到上下后牙有𬌗接触时，𬌗垫全部磨去。若做固定矫治装置，在上颌第一磨牙上制作带环，并制作与牙列紧贴的腭弓，在上颌尖牙远中处焊接牵引钩。

3）施力点与牵引方向：对下颌平面角较小且反覆𬌗较深的反𬌗患者，施力点主要放在上颌后牙区，向前向下方向牵引；对下颌平面角较大且反覆𬌗较浅的反𬌗患者，施力点宜放置在上颌前牙区，向前向下牵引，促进上颌骨前部向前向下生长，改善上下颌的垂直向咬合关系。对于下颌平面角正常的反𬌗患者，施力点放置于上颌前部，牵引力方向以水平为宜。

（四）口外牵引力的调控

力的大小、方向、作用点与作用时间是力发挥效能的四大因素，对口外牵引力的调控归根结底是对力的这四大因素的调控。施力部件位于连接部件与支撑部件之间，其走向代表了牵引力的方向，根据错𬌗畸形的具体情况进行口外弓的低位、高位与水平牵引，就是在根据患者的个性进行牵引力的调控。牵引力的作用点由连接部件与口内部件的接触部位决定，也可根据具体矫治目标，选择距离矫治牙较近但稳定的点进行调控。牵引力的方向和作用点的调控很大程度上由医师来主导把握，而力的大小与作用时间则需要患者的高度配合。

1. 口外牵引力类型

（1）持续力：主要是指口外正畸力，需要长时间、缓慢、持续调整颌骨生长、发育，逐渐使颌骨达到矫治的理想位置。临床上通常是用口外弓缓慢、持久地移动上颌后牙向远中的力。

（2）间歇力：主要是指口外矫形力，是不连续的力，患者只需要在一天中的特定时间段佩戴口外牵引矫治器，且只在佩戴时产生牵引力，间歇力可随时根据患者的矫治具体情况调节牵引的时间等以达到矫治效果。一般后方牵引力能抑制上颌向前生长而允许下颌发挥其向前生长的潜力，使其持续生长；前方牵引力作用相反，具有抑制下颌向前向下的生长，且促进上颌向前发育的作用。

2. 牵引力大小和作用时间

（1）加强磨牙支抗（主要是口外弓或J形钩）：每侧牵引力需200～300g，可根据需要每天佩戴8小时、10小时或12小时。

（2）推磨牙向远中（主要是口外弓）：每侧用300～500g牵引力，每天作用时间不少于12小时。

（3）远中移动尖牙或前磨牙（主要是J形钩）：一般每侧牵引力为150～300g，每天佩戴最少不低于12小时。

（4）压低和内收4个切牙（主要是J形钩）：牵引力应在100～150g，要求每天佩戴时间14小时以上，至少12小时。

（5）抑制上颌的向前生长（主要是口外弓）：牵引力一般为每侧500～800g。如要取得上颌快速整形效果，可使用每侧1200～2000g的力值。

（6）刺激上颌生长（主要是前方牵引）：前方牵引的力值一般为500～1000g，最大时可达3000g，因此，口内矫治器需加强固位，如为固定矫治器，主弓丝必须足够粗，用直径为0.5mm的圆形或方丝弓。戴用时间要每天10～12小时，一般要求尽量延长戴用时间。

（7）抑制下颌生长（主要是头帽颏兜）：一般每侧牵引力500g左右。年龄较大的患者可根据颏部软组织的耐受程度和颞下颌关节情况适当增加；年龄较小的患者，牵引力应逐渐增加，可以从每侧150～300g开始，1～2个月后增加到500g。要特别强调佩戴时间，每天不得少于12小时，临床上要求每周戴用100小时或更长的时间。

（8）抑制垂直向生长（主要是垂直牵引）：口外弓垂直牵引用于压低单个磨牙时，每侧牵引力在150～300g，而压低后牙段时可增加至300～500g。垂直颏帽牵引矫治器的力值应在颏顶软组织和颞下颌关节的耐受范围内，一般为每侧500g或更大。

3. 戴用注意事项

（1）戴用时间监导：口头医嘱有时不能完全引起患者的重视，临床上建议使用戴用时间记录卡，请患者每天做戴用矫治器的时间记录，以引起患者对戴用时间的重视。对年龄较小的患儿，应该让家长配合对患儿进行监督和指导，同时也要对患儿及家长充分说明合作对矫治效果的重要意义。

（2）戴用顺序指导：使用口外矫形力矫治器时，注意教会患者如何戴用，要求患者密切合作，树立正确的心理防线，不因口外矫形力矫治器在头外部有大的矫治部件而产生自卑等心理，按照医师、技师指导的戴用顺序专心操作。戴用时应先将头帽和口内矫治器就位后，插好口外弓的内弓于矫治器的颊管内，然后将橡皮圈的一端先挂在面弓的外弓臂端钩上，最后再将其另一端挂在头帽的纽扣上；摘下时按相反顺序，先将橡皮圈的头帽端取下，切记这时患者千万不可先摘除口外弓的内弓部分，否则由于橡皮圈有弹性，使面弓从手中滑脱，内弓的两末端刺向双眼，可能导致失明或损伤面颊软组织，造成意外损伤，所以医患在使用该矫治器应多加注意。

第五节　固定矫治器及其矫治技术

固定矫治器是正畸矫治器中应用最普遍的一种类型。此类矫治器主要是由正畸医师将一些矫治器部件粘接和结扎固定在牙齿上，矫治过程中正畸医师可拆装调整，而患者不能自行取戴。正畸医师拆装调整的过程，就是固定矫治技术操作实施的过程。

一、概述

固定矫治器由带环、托槽、矫治弓丝及其他附件组成。固定矫治器被广泛应用，主要是因为其具有以下优点：①固位好，支抗充分。②能有效地控制牙齿在不同方向的移动。③可使多数牙齿同时移动。④可施加多种类型的矫治力。⑤矫治效果可靠，不良反应少。

早期的固定矫治器，是利用焊有托槽或其他附件的金属带环，粘固于牙齿之上。随着粘接技术的发展，托槽可以直接粘接于牙面上，然后以各种金属弓丝结扎固定于托槽槽沟内，利用弓丝的弹力，使被矫治牙受力而移动。固定矫治器的种类很多，目前常用的固定矫治器有方丝弓矫治器、直丝弓矫治器、Begg 细丝弓矫治器等。

二、常用固定矫治器

（一）方丝弓矫治器

Angle 于 1928 年首先提出方丝弓矫治器。这类矫治器的主要特点是利用方形矫治弓丝与托槽方形槽沟间的作用而施力。方丝弓矫治器具有较高的矫治效能，主要适用于恒牙列的矫治。

1. 方丝弓矫治器的组成　方丝弓矫治器主要由带环、托槽、矫治弓丝及其他附件组成。

（1）带环：方丝弓矫治器常在支抗磨牙粘接带环。带环多为金属成品，可分为两种，一种是焊接有附件的带环，另一种是不焊接附件的光滑带环。临床上常用第一磨牙的成品带环，且带有颊面管和牵引钩。其他牙可使用成品带环，也可个别制作。带环应与牙齿紧密贴合，不妨碍咬合，对牙龈无刺激。

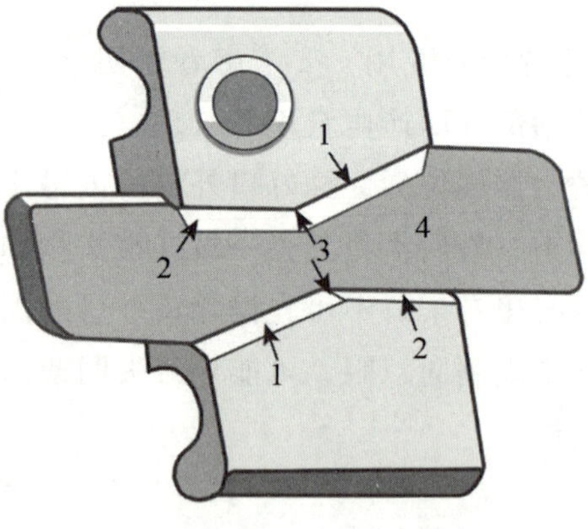

1. 托槽的槽沟；2. 托槽的翼；
3. 托槽的底部；4. 托槽的主体部分。

图 6-30　方丝弓托槽

（2）托槽（图 6-30）：弓丝通过托槽对牙施加矫治力。托槽的中部是容纳弓丝的槽沟，槽沟的宽度和深度有 0.46mm（宽）×0.64mm（深）和 0.56mm（宽）×0.71mm（深）两类。托槽的殆龈方有为固定弓丝所用的结扎丝沟。托槽按照形态可分为单翼托槽和双翼托槽。双翼托槽与弓丝接触面积大，对牙齿的控制效果较好，临床应用更为广泛。托槽的底面为网格状或燕尾状，可以更好地与牙面牢固粘接；如若托槽直接粘接效果不佳、反复脱落，也可以焊接在带环上，连同带环一起固定于牙面上。

托槽粘接的位置正确与否直接影响矫治效果，因此，对托槽在牙面上的高度、轴倾度和近远中位置要求比较严格。

1）高度：指由牙尖或切缘到托槽槽沟的殆向底面之间的距离。一般常用的托槽定位高度对应牙位如下：

6541	1465	4.5mm
654	465	
2	2	4.0mm
21	12	
3	3	5.0mm
3	3	

2）轴倾度：托槽粘接时要与正常排列的牙齿长轴倾斜度相近或一致。

3）近远中位置：托槽的近远中位置与牙冠的唇、颊面中心一致。

（3）矫治弓丝：根据矫治的设计，在矫治的过程中，分阶段替换更换矫治弓丝，弓丝要与托槽槽沟的规格相适应。在方丝弓矫治技术中，矫治初期使用细圆丝，在关闭间隙、弯制理想弓形时使用方弓丝。

（4）颊面管（图 6-31）：根据其底板不同，可以焊接于带环或直接粘接于牙面。颊面管的内径规格有 0.46mm×0.64mm 和 0.56mm×0.71mm 两种。颊面管有单颊面管和双颊面管之分，通常单颊面管多用于下颌磨牙，双颊面管用于上颌磨牙，增加了辅弓方管的双颊面管可用于上下颌磨牙。一般颊面管都设计有拉钩，方便牵引。

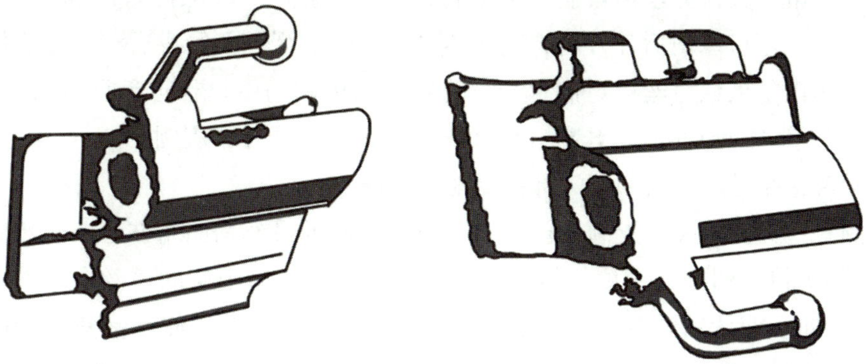

图 6-31　颊面管

2. 方丝弓矫治器矫治弓丝的弯制（图 6-32）　在方丝弓矫治器矫治弓丝的弯制中，主要是利用弓丝带有的三个序列弯曲与托槽的紧密配合，准确传递转矩力，使要矫治的牙作出移动的需要而设计的。

在做三个序列弯曲前，先将弓丝调整成具有一定牙弓形态的弧度，并确定弓丝的中点，然后调整弓丝弧度，使其与预成弓形图的弧度一致。

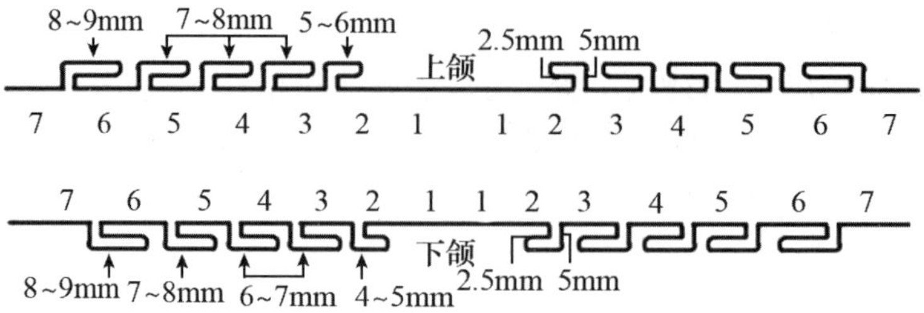

图 6-32　多曲方丝弓矫治器的弯制

（1）第一序列弯曲：水平向弯曲，用于调整牙齿的颊舌向位置关系，在圆丝和方丝上均可弯制。第一序列弯曲主要有内收弯和外展弯。

1）内收弯：所成弯曲的弧度向内凹。用钳子夹紧需做内收弯处，在钳子的近中侧将弓丝弯向舌侧，远中侧将弓丝弯向唇、颊侧，即可完成内收弯弯制。

2）外展弯：所成弯曲的弧度向外凸。弯制方法与内收弯相反，即在钳子的近中侧将弓丝弯向唇、颊侧，远中侧将弓丝弯向舌侧。

上颌弓丝的第一序列弯曲包括在两侧中切牙与侧切牙间弯制内收弯，在两侧侧切牙与尖牙间、两侧第二前磨牙与第一磨牙间弯制外展弯，以及在弓丝末端插入颊管后部做舌向的弯曲。

下颌弓丝的第一序列弯曲包括在两侧侧切牙与尖牙间、第一前磨牙近中面后移 0.5mm 处及第二前磨牙与第一磨牙邻接部后 1.0mm 处做外展弯，而无内收弯。弓丝末端亦需做舌向的弯曲。

下颌弓丝开始弯制时，其前部弧形段应离开预成弓形图前部弧形段 1mm，以适应上下牙的正常覆盖关系。

（2）第二序列弯曲：垂直向弯曲，用于调整牙齿的垂直向位置关系，可升高、压低牙齿或前倾、后倾牙齿，在圆丝和方丝上均可弯制。第二序列弯曲主要有后倾弯、前倾弯、末端后倾弯及前牙轴倾弯。

1）后倾弯：用钳子夹住弓丝需弯制部分，将钳子远中侧的弓丝龈向弯曲 30°，钳子近中侧的弓丝𬌗向弯曲 30°。后倾弯可以使后牙升高，前牙压低，用于前牙深覆𬌗或后移前牙病例。

2）前倾弯：用钳子夹住弓丝需弯制部分，将钳子远中侧的弓丝𬌗向弯曲 30°，钳子近中侧的弓丝龈向弯曲 30°。前倾弯可以使前牙升高，后牙压低，用于前牙开𬌗病例。

3）末端后倾弯：在弓丝插入颊管的部位做龈向弯曲。

4）前牙轴倾弯：尖头钳夹住上颌弓丝中点，钳子两侧的弓丝均向𬌗方弯曲；然后将钳子移至中切牙与侧切牙之间夹持，钳子近中侧的弓丝向龈方弯曲，钳子远中侧的弓丝向𬌗方弯曲，但𬌗向弯曲应略大于龈向弯曲。前牙轴倾弯根据托槽粘贴位置、前牙形态选择使用，使矫治过程中切牙保持正常轴倾度，以维持切牙排列的美观。

第二序列弯曲中选用前倾弯还是后倾弯，一般依不同类别的错𬌗畸形而定；但是末端后倾弯几乎是除前牙开𬌗外，所有错𬌗畸形矫治的常规弯曲，用以增强磨牙的支抗，并防止磨牙在矫治过程中前移或前倾。

（3）第三序列弯曲：在弓丝上弯制转矩，用于牙齿的控根移动。第三序列弯曲只能在方丝上弯制。

1）根舌向转矩或冠唇向转矩：可使牙根舌向移动，牙冠向唇、颊向移动。

2）根唇（颊）向转矩或冠舌向转矩：可使牙根唇、颊向移动，牙冠舌向移动。

转矩弯曲可在弓丝的前牙段、后牙段或局部牙位上进行，转矩的性质根据牙需要移动的方向而定。在拔牙病例中使用第三序列弯曲可保持牙根平行。

3. 临床基本操作步骤 错𬌗畸形的临床表现各异，针对不同错𬌗畸形，方丝弓矫治器的矫治设计方法也略有不同。矫治材料的应用上也具有多样性，但在矫治步骤上仍具有一定的共性。在所有的矫治病例中，可分为拔牙矫治和不拔牙矫治两类，下面以拔牙矫治远中错𬌗畸形病例来展示方丝弓矫治技术的临床基本操作步骤。

（1）排齐和整平牙列：这是第一阶段矫治，此阶段的主要目的是将错位的牙齿排齐，整平牙弓。常用较高弹性的圆丝作为矫治弓丝。当牙齿错位较严重时，则需利用各类弹簧曲进行矫治。

（2）关闭拔牙间隙：这是整个矫治过程中较为关键的步骤，包括尖牙远中移动、切牙舌向移动、关闭间隙、调整上下颌牙弓间关系等内容。

1）尖牙远中移动：可以使用较硬的圆丝或方丝作为主弓丝，用链状橡皮圈或螺旋弹簧牵拉完成，也可以用其他方法远移尖牙。这一步要注意防止支抗丢失太多和尖牙过度倾斜。

2）切牙舌向移动及关闭间隙：使用方丝作为主弓丝，在侧切牙与尖牙间弯制闭合垂直曲或泪滴样曲来关闭间隙。为达到切牙控根移动，需要在切牙段弓丝做根舌向转矩，并与拉切牙向后的力组成一个复合的力，可以产生切牙整体移动的效果。同时，利用弹力橡皮圈做安氏Ⅱ类错𬌗畸形颌间牵引，调整牙弓间的𬌗关系。

（3）牙位及𬌗关系的进一步调整：这一阶段应使用具有良好牙弓形态和牙轴倾度的理想弓丝，配合各类牵引措施，对局部存在的牙轴、牙位及咬合关系异常进行精细调整，使上下颌牙弓的形态、功能达到较为完善的状态。

（4）保持：矫治基本完成后，先去除上下弓丝，将上下颌牙弓用结扎丝从一侧颊面管到另一侧颊面管，通过所有托槽进行“8”字形交叉连续结扎固定3～4周。若牙齿和𬌗关系稳定，改用保持器保持。

方丝弓矫治器具有较高的矫治效能（图6-33），但由于其结构较为复杂且矫治力较大，主要适用于恒牙列的矫治，对于乳牙列和混合牙列的病例不太适合。

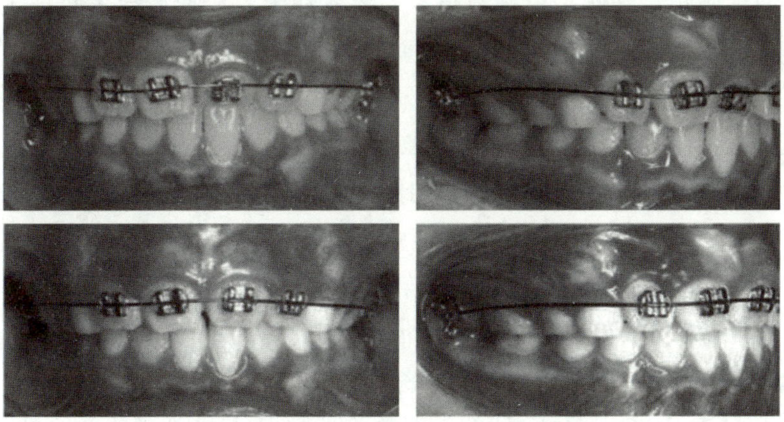

图6-33 方丝弓矫治器矫治前牙反𬌗

▶**知识拓展**

Angle与正畸矫治器和矫治技术

Angle的一生中拥有37项专利。1907年，他设计出E型弓（expansion arch）矫治器；

1912 年，提出钉管弓矫治器（pin and tube appliance）；1915 年，又开发出带状唇弓矫治器（ribbon arch appliance），并首次提出了托槽的概念。在这些基础之上，1928 年，Angel 设计出方丝弓矫治器（edgewise appliance），其具有较高的矫治效能，可以达到理想的矫治效果，成为固定矫治技术的代表，至今仍是世界各国正畸医师普遍选择的固定矫治方法。

当代正畸学中，绝大多数固定矫治器都是基于 Angle 在 20 世纪早期的这些设计理念发展形成的。他发明方丝弓矫治技术后仅 2 年，便与世长辞了。但他确立了建立一个学科所需要的三要素：正规的专业学校教育、正式的社团组织、严谨的学术期刊。Angle 是正畸领域这三者的奠基人，被誉为现代口腔正畸学的创始人。

（二）直丝弓矫治器

20 世纪 60 年代，Andrews 研究了 120 例未经正畸治疗的恒牙期正常𬌗，提出了正常𬌗的六项标准，并在此基础上于 20 世纪 70 年代设计出直丝弓矫治器（straight wire appliance，SWA）。直丝弓矫治器源于方丝弓矫治器。由于没有做到托槽的个别化，方丝弓矫治器需要通过大量的弓丝弯制补偿来完成牙弓内治疗。直丝弓矫治器通过在托槽和颊面管上预成不同的厚度、轴倾角及转矩角，消除了在弓丝上弯制三个序列弯曲的必要性，仅使用一根具有基本弓形的平直弓丝即可完成牙齿三维方向的移动，治疗结束时，弓丝仍完全平直，因此称为直丝弓矫治器，又称预调矫治器。由于临床操作的简化和矫治的准确性，直丝弓矫治器得到了广泛的应用。

1. 正常𬌗的六项标准 被认为是𬌗的最佳自然状态，是正畸治疗的目标。偏离其中某一项或几项，就可能造成𬌗关系的异常。临床研究表明，自然状态下完全符合这个标准的𬌗并不常见，正畸治疗后能完全达到这个标准的也不多。

（1）磨牙关系：上颌第一磨牙近中颊尖咬在下颌第一磨牙颊沟上，上颌第一磨牙远中颊尖的远中斜面咬在下颌第二磨牙近中颊尖的近中斜面上，上颌尖牙咬在下颌尖牙和第一前磨牙之间。

（2）牙齿近远中轴倾角：轴倾角也称冠角，系牙齿临床冠长轴与𬌗平面垂线的交角。临床冠长轴的龈端向远中倾斜时冠角为正值，向近中倾斜时冠角为负值。正常𬌗的冠角都为正值。

（3）牙齿冠转矩：冠转矩也称冠倾斜，系牙齿临床冠长轴的唇（颊）、舌向倾斜度。冠唇（颊）向倾斜转矩为正值，冠舌向倾斜转矩为负值。上颌切牙冠向唇侧倾斜，冠转矩为正值；下颌切牙牙冠接近直立；从尖牙起，上下颌后牙牙冠都舌向倾斜，冠转矩为负值，磨牙比前磨牙更明显，下颌比上颌更甚。

（4）旋转：正常𬌗应当没有不适当的牙齿旋转。

（5）间隙：正常𬌗应当有良好接触，没有牙齿间隙。

（6）𬌗曲线：正常𬌗的纵𬌗曲线较为平坦，Spee 曲线深度在 0～2mm。

因为专利问题，在 Andrews 之后设计的类似矫治器都要注意回避“直丝弓”，所以后期大都使用“预调矫治器”或“预置矫治器”，并冠以设计者的名字。从广义上讲，凡是托槽中预置三个序列弯曲设计的矫治器都可以被称为“直丝弓矫治器”。

2. 直丝弓矫治器的设计原理

（1）消除第一序列弯曲：通过对托槽及颊面管底板不同的厚度设计，可以在一个标准弓形上调牙齿的唇舌向位置，避免了在弓丝上的弯曲，消除了第一序列弯曲。

（2）消除第二序列弯曲：通过对托槽的槽沟进行预成轴倾度设计，可以在一个标准弓形上调整牙齿的轴倾度，避免了在弓丝上的弯曲，消除了第二序列弯曲。

（3）消除第三序列弯曲：通过对托槽的托座进行预成转矩设计，可以在一个标准弓形上调整牙齿的转矩，避免了在弓丝上的弯曲，消除第三序列弯曲。

3. 直丝弓矫治器的组成　与方丝弓矫治器的组成相同，所不同的是各部件的特征。

（1）带环：直丝弓矫治器除使用第一磨牙成品带环外，通常还要使用第二磨牙成品带环。带环上一般焊有颊面管。带环也可以个别制作，要求与牙齿紧密贴合，不妨碍咬合，对牙龈无刺激。

（2）托槽：直丝弓托槽和方丝弓托槽的不同点如下。①有关牙齿的轴倾角、转矩、旋转和颊舌向关系等数据，已全部制作表达在托槽上。各种不同系列直丝弓托槽的主要差别就表现在这些数据的差异上。②托槽的远中龈向翼上都有永久标志点，用来指示托槽方向。③托槽粘接的位置是牙齿临床冠的中心。在直丝弓矫治技术中，托槽粘接的位置是否正确，直接影响矫治效果。

（3）矫治弓丝：使用原则和顺序与方丝弓矫治器基本相同，只是基本不需要进行弓丝的弯制。

（4）颊面管：直丝弓颊面管的设计与托槽设计相似，有关牙齿的轴倾角、转矩、旋转和颊舌向关系等数据，已全部制作表达在颊面管上，由于这些数据的差异，形成各种不同系列的直丝弓矫治器类型。

4. 直丝弓矫治器的类型

（1）Andrcws 直丝弓矫治器：Andrews 根据不同类型病例设计了 12 种直丝弓托槽，而且每个牙齿的托槽也各不相同。对一个特定患者，首先要根据拔牙或不拔牙选“标准式”或“拔牙式”托槽；其次要根据患者 ANB 角的大小区分使用三种不同类型的切牙托槽；最后，对拔牙病例还要根据支抗的大小确定三种不同形式的尖牙与后牙托槽。Andrews 的初衷是使矫治器能做到“全程式化”，并适用于每一个特定的患者，但是系统太繁杂，不利于推广使用。

（2）Roth 直丝弓矫治器：罗思（Roth）是正畸功能㘭的倡导者。功能㘭是下颌功能运动时㘭的状态，是正常㘭的动态标准，也是正畸治疗的目标，其要求如下。①正中㘭即最大牙尖接触位时髁突应位于关节窝正中位置。②正中㘭时后牙均匀接触，㘭力尽可能沿长轴方向；前牙应稍分离，形成后牙对前牙的保护。③前伸㘭时 6 个上颌前牙与 8 个下颌前牙接触，后牙稍分离，形成前牙保护后牙。④侧方㘭时，形成尖牙保护㘭。

Roth 根据多年使用 Andrews 托槽积累的经验和他倡导的功能㘭目标，设计了一种适合大部分患者使用的托槽，属于过矫正拔牙托槽，被称为 Roth set-up。其托槽包含的角度可以完成牙齿在三维方向的轻度过矫正；允许牙齿轻度倾斜移动；为省去弓丝的代偿弯曲，切牙托槽位置设计稍靠切缘。Roth 的做法符合简单实用的原则，大大促进了直丝弓矫治器的推广，Roth 设计的直丝弓矫治器也因此成为目前临床上使用最广泛的直丝弓矫治器。

（3）MBT 直丝弓矫治器：1997 年，麦克劳克林（McLaughlin）和贝内特（Bennett）及特雷维西（Trevisi）设计出 MBT 直丝弓矫治器（图 6-34）。其主要特点如下。①强调持续轻力，减小了上下颌前牙，特别是尖牙的轴倾角。②增大上颌切牙的冠唇向转矩角和下颌切牙的冠舌向转矩角。③增大上磨牙冠舌向

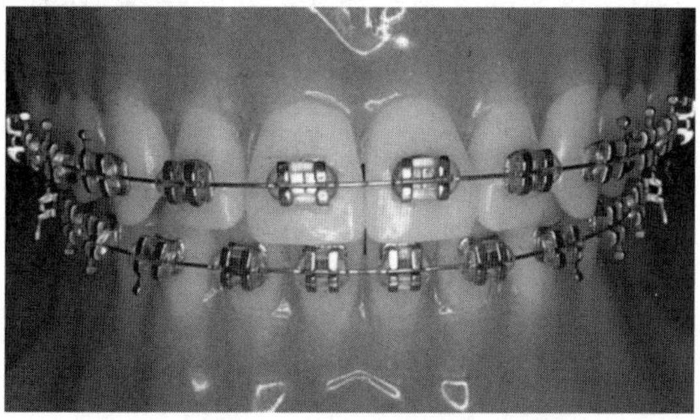

图 6-34　MBT 直丝弓矫治器

转矩角。④减小了下颌尖牙和下颌后牙特别是磨牙冠舌向转矩角。⑤上颌第二前磨牙托槽底座增加了 0.5mm 的厚度。

MBT 直丝弓矫治器作为新一代的直丝弓矫治器，是以持续轻力滑动法移动牙齿的高效能直丝弓矫治体系。对比传统直丝弓技术，其变化主要体现在直丝托槽改进、多种预成弓形、新的托槽定位技术、简化的弓丝序列、有效的支抗控制手段、精确的个别牙调整等方面。

（4）Z2 矫治器：2006 年，曾祥龙等根据中国人正常䯅牙齿特征设计了 Z2 矫治器。Z2 矫治器是用于矫治形成符合中国人牙齿特征的直丝弓矫治器，临床的使用结果证明可以进一步提高矫治质量和矫治效率。

（5）其他直丝弓矫治器：目前临床上还会使用到 O-PAK 直丝弓矫治器、亚历山大直丝弓矫治器等；另外，为了减低摩擦力，减轻临床操作强度，目前临床上也大量使用根据上述矫治器设计数据研发的无须结扎丝结扎的自锁托槽矫治器。

（三）Begg 细丝弓矫治技术

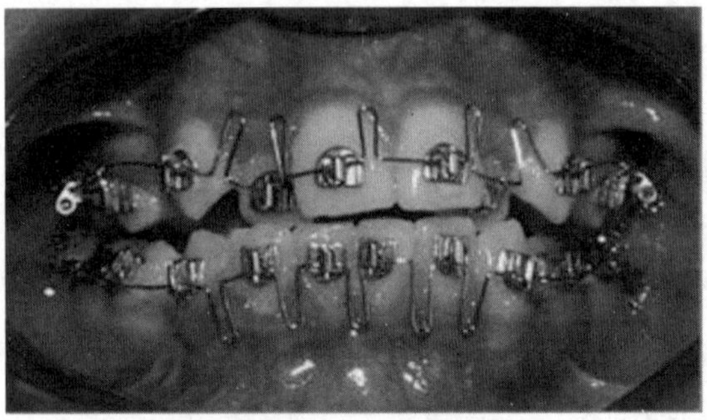

图 6-35　Begg 细丝弓矫治器

Begg 细丝弓矫治技术是由澳大利亚正畸医师 Begg 创立、研制而成的矫治体系（图 6-35）。有别于方丝弓矫治技术和直丝弓矫治技术，Begg 细丝弓矫治技术是整体牙移动技术中的一类矫治技术，被称为差动牙移动技术。所谓差动牙移动，是指先容许牙冠倾斜移动，然后再进行根的直立，达到间接的整体牙移动。Begg 细丝弓矫治技术适用于各种牙齿移动，能够运用最适宜的力量，达到牙齿的最大移动效果，矫治过程顺利而安全。在当今迅速发展的矫治技术中，Begg 细丝弓矫治技术的一些重要理念一直被其他矫治技术广泛地吸收采用。Begg 细丝弓矫治技术的原理如下。

1. 䯅的磨耗　Begg 通过对古澳洲人牙䯅的研究发现，牙齿存在广泛的䯅面及邻面磨耗，因此推断牙齿咬合不是固定不变的，人的一生中，牙齿都在倾斜地向近中和咬合方向移动。基于这种认识，他不提倡牙齿的远中移动。同时 Begg 细丝弓矫治技术要求将前牙矫治成为对刃关系，并且提倡拔牙矫治。

2. 差动力原理　当单根的前牙和多根的后牙之间使用交互微力（如 60g）牵引时，前牙相对快速倾斜移动，而后牙几乎不动；而当较大的力用于同一种情况时，则后牙趋于近中移动，而前牙运动受阻。这实际上是不同牙齿对同一种力的“不同反应”，这就是差动力的根本意义。Begg 充分利用差动力原理，成功解决了口内支抗问题。在矫治过程中不使用口外支抗是正畸临床学的一个重大改进。

三、制作固定矫治器的常用器具

（一）细丝弯制钳

细丝弯制钳（图 6-36）也称细丝钳，是最为常用的正畸器械。钳喙细长，一个为圆头，一个为方头，用以弯制精细弯曲，要求所弯制的弓丝直径应小于 0.51mm。

（二）转矩成型钳

转矩成型钳（图 6-37）也称方丝转矩钳，用于方形弓丝的弯制，常成对使用。要求所弯制的弓丝尺寸应不超过 0.56mm×0.71mm。

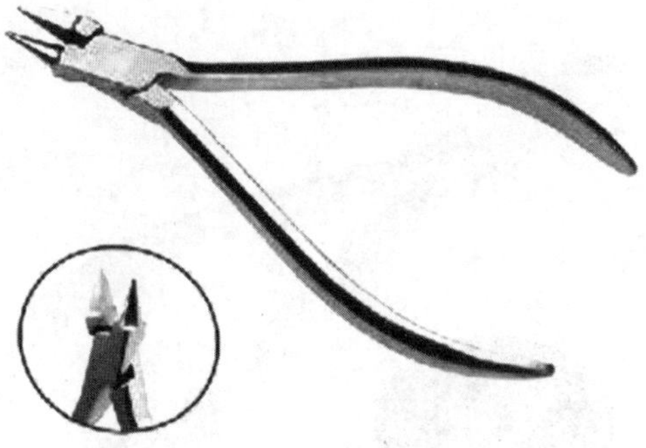

图 6-36　细丝弯制钳

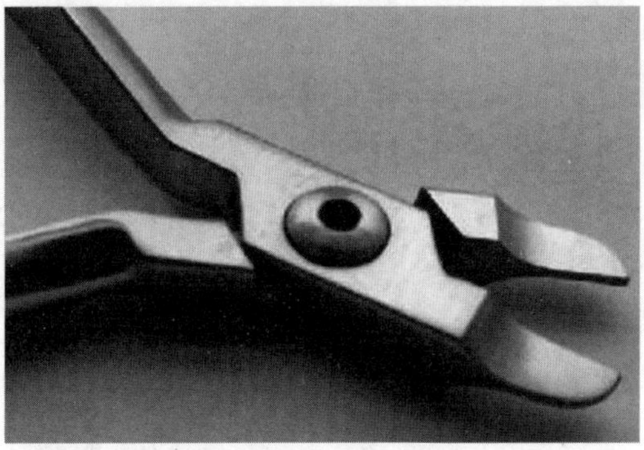

图 6-37　转矩成型钳

（三）Tweed 弯丝钳

Tweed 弯丝钳（图 6-38）为小梯形半圆钳，钳喙一头为精细的小梯形，一头为凹槽内面的方喙，用以弯制停止曲或 Ω 曲。要求所弯制的弓丝直径应小于 0.56mm。

（四）末端切断钳

末端切断钳（图 6-39）用以切断颊面管远中的过长弓丝，可以保证切断的弓丝不弹射刺伤黏膜。要求所切断的弓丝尺寸小于 0.56mm×0.71mm。应注意及时去除留在钳喙上切断的钢丝，以免损伤钳喙。

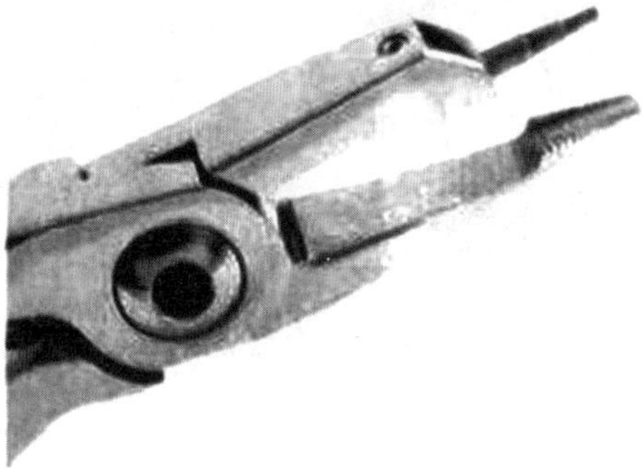

图 6-38　Tweed 弯丝钳

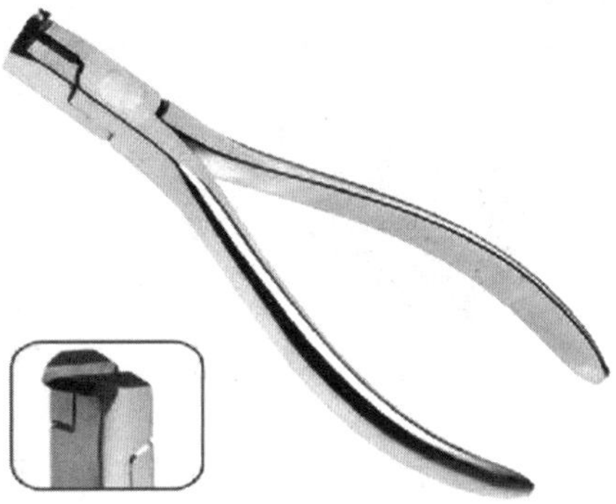

图 6-39　末端切断钳

（五）垂直曲弯制钳

垂直曲弯制钳钳喙为对称的梯形板，用以弯制弓丝上不同高度的垂直曲。要求所弯制的弓丝直径应小于 0.56mm。

（六）Kim 钳

Kim 钳（图 6-40）是专门为多曲方丝弓技术设计的钳子，用于多曲方丝弓技术中 L 形曲的弯制，常用于弯制的弓丝尺寸为 0.41mm×0.56mm。

（七）细丝切断钳

细丝切断钳（图 6-41）常用于切断托槽上的结扎丝，切断钢丝直径小于 0.38mm。不允许用于切断正畸主弓丝。

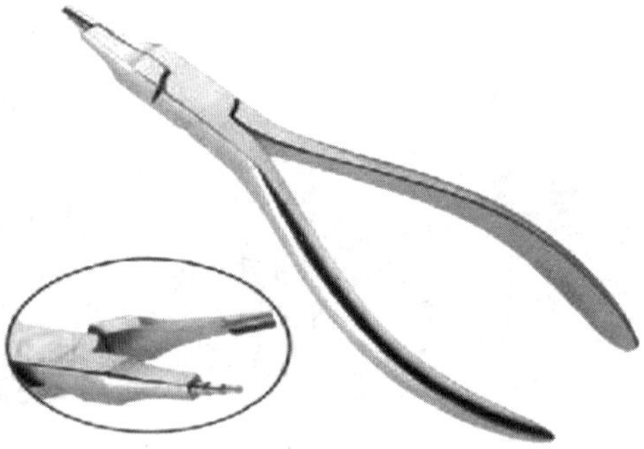

图 6-40　Kim 钳

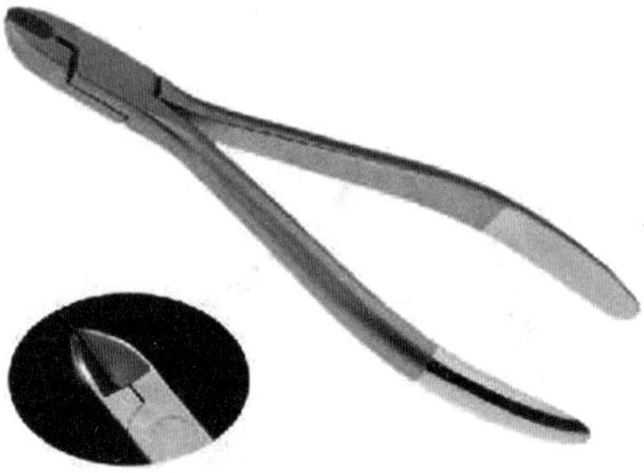

图 6-41　细丝切断钳

（八）分牙圈放置钳

分牙圈放置钳（图 6-42）用于分牙橡皮圈的放置。

（九）粗丝切断钳

粗丝切断钳（图 6-43）用于切断直径不超过 1.2mm 的粗钢丝。

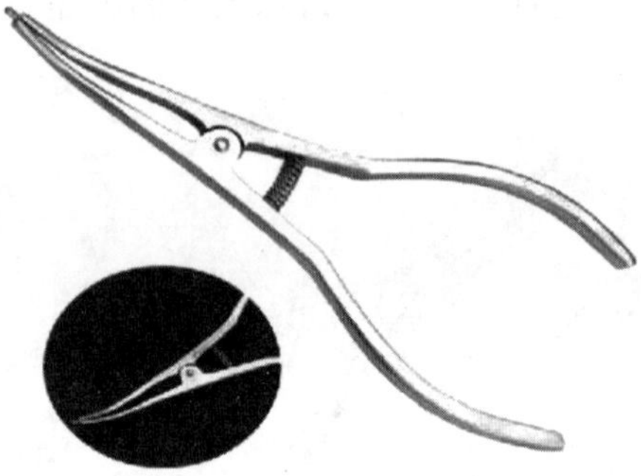

图 6-42　分牙圈放置钳

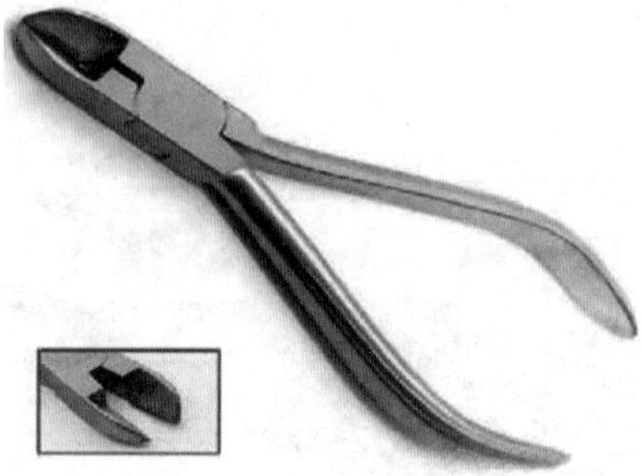

图 6-43　粗丝切断钳

（十）游离钩专用钳

游离钩专用钳（图 6-44）用于在主弓丝上放置游离牵引钩。

（十一）推带环器

推带环器（图 6-45）用于推压带环就位至牙冠合适的位置，以及带环完全就位后，推压带环的𬌗、龈边缘，使之与牙面完全密合。

（十二）压带环器

压带环器（图 6-46）将金属头抵于带环边缘或颊面管上，通过手压或适度咬合使带环就位。

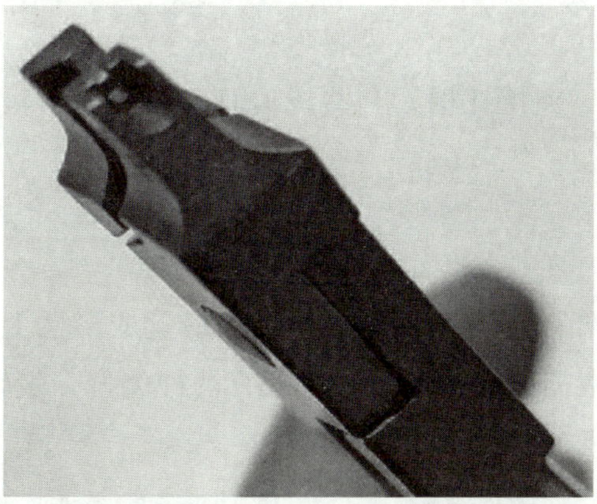

图 6-44　游离钩专用钳

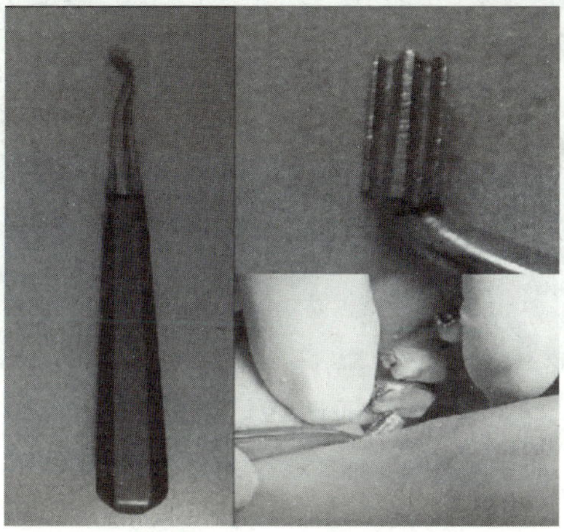

图 6-45　推带环器

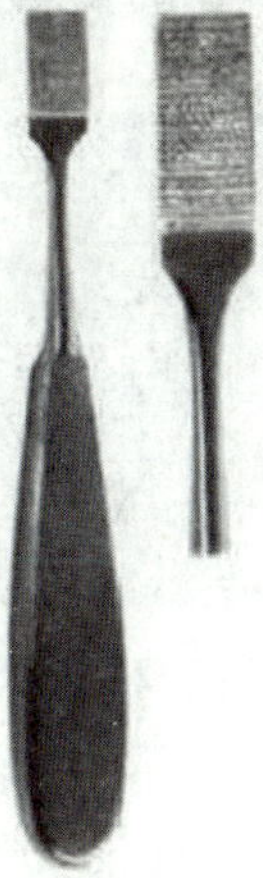

图 6-46　压带环器

（十三）托槽定位器

托槽定位器（图 6-47）上一般有四种刻度，分别为 3.5mm、4.0mm、4.5mm、5.0mm；也有三种刻度的托槽定位器。刻度可协助托槽和颊面管的定位，但需注意托槽定位器在不同牙位使用时的参照平面是不一样的。

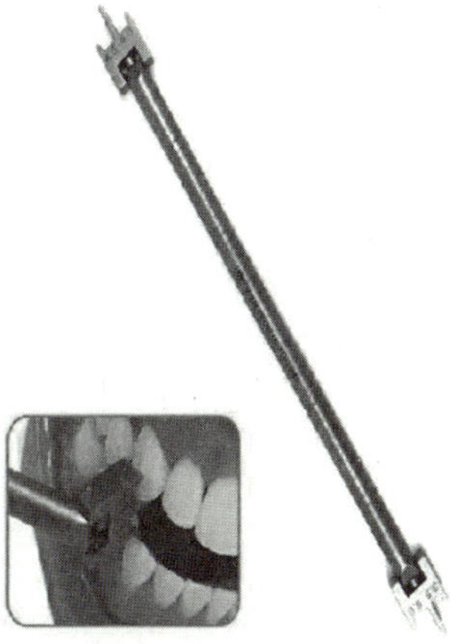

A

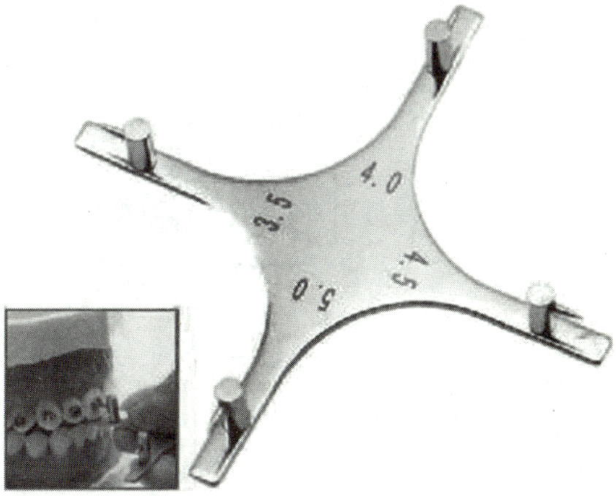

B

图 6-47　托槽定位器

A. 杆式托槽定位器；B. 十字形托槽定位器。

（十四）托槽放置镊

托槽放置镊（图 6-48）用于夹持托槽。有些托槽放置镊的另一头可用于托槽微调和去除多余黏合剂。

（十五）弓丝成形器

弓丝成形器（图 6-49）主要用于方丝的弯制成形。弓丝成形器上有不同宽度大小的凹槽，分别适用于不同粗细的弓丝成形，根据凹槽的设计，一般有两种类型：带转矩凹槽和零转矩凹槽。

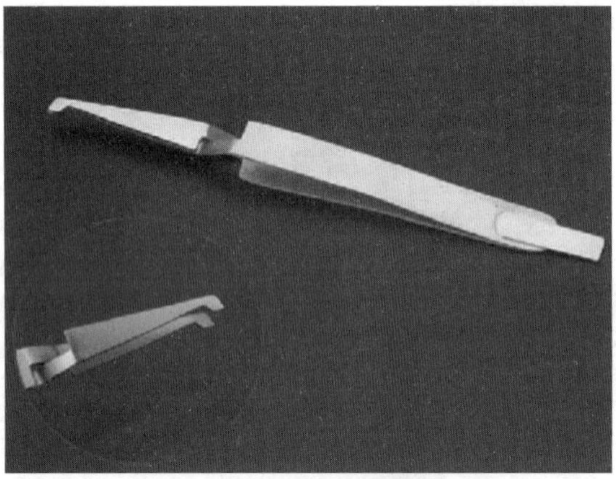

图 6-48　托槽放置镊

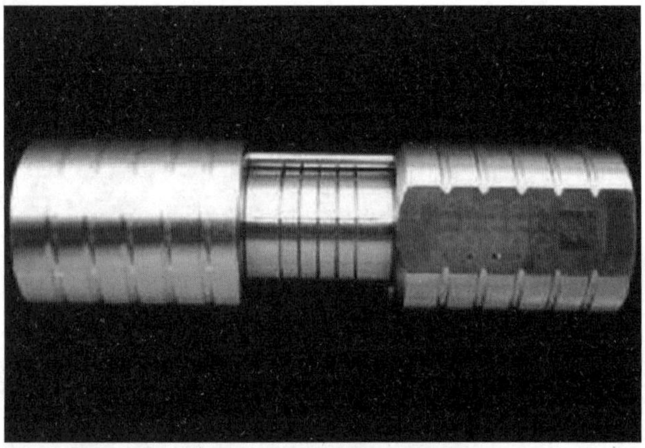

图 6-49　弓丝成形器

（十六）微型弹簧秤或测力计

微型弹簧秤或测力计（图 6-50）用于测量弹簧或橡皮圈的施加力值。

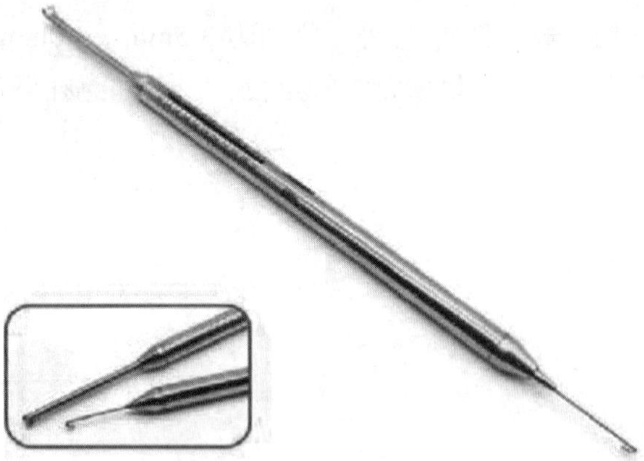

图 6-50　测力计

（十七）标准弓形图

标准弓形图（图 6-51）作为弯制标准弓形弓丝时参照、对比之用，临床中弓形图均为成品，一般用英文标注尺寸。

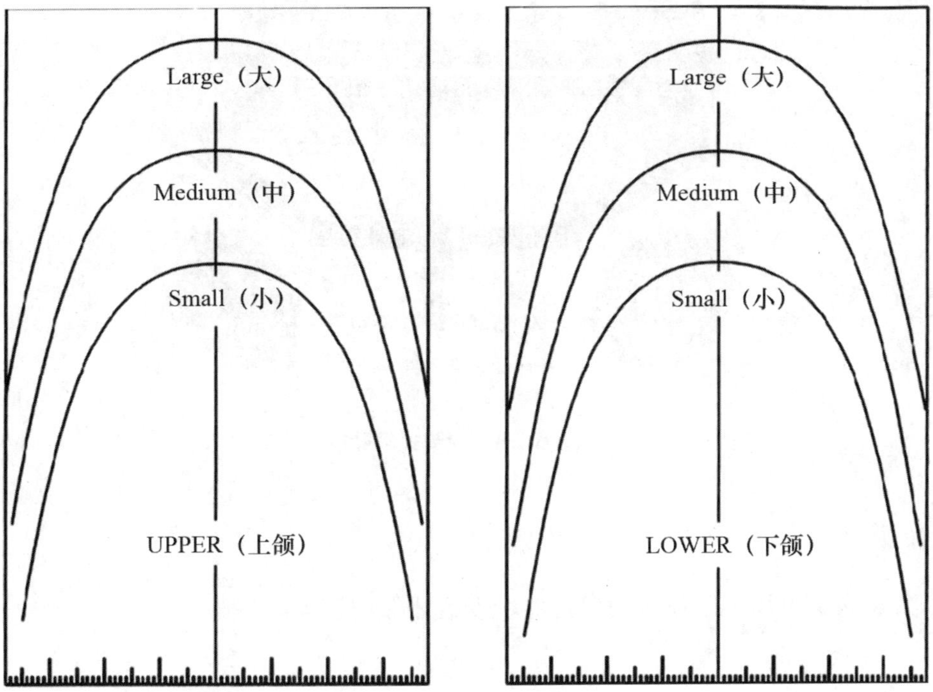

图 6-51　标准弓形图

（十八）点焊机和弓丝加热器

点焊机（图 6-52）用于焊接颊面管或其他附件到带环上；弓丝加热器用于热处理弓丝，改变弓丝性能。临床常用点焊加热一体机，其使用非常方便。

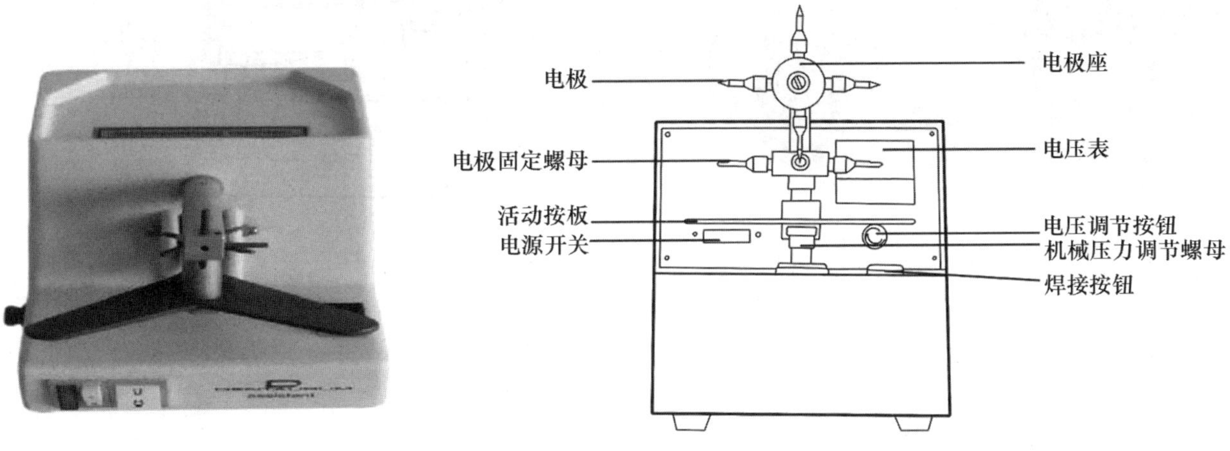

A　　B

图 6-52　点焊机及其结构示意

A. 点焊机；B. 牙科点焊机结构示意。

（十九）喷砂机

喷砂机（图 6-53）以压缩空气为动力将砂料高速喷射到需处理物件的表面，常用于去除托槽底面残留的粘接剂。

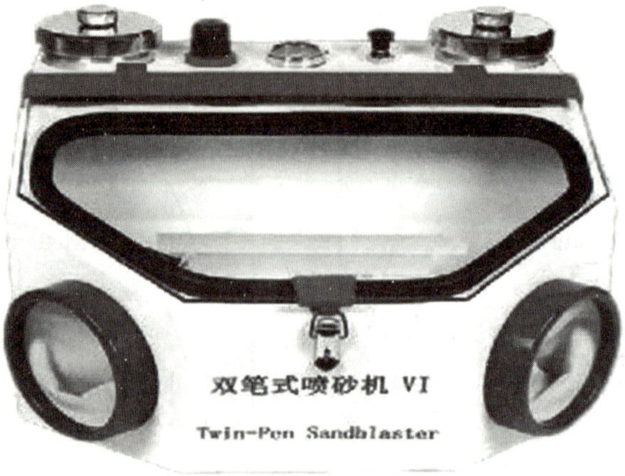

图 6-53　双笔式喷砂机

（二十）压膜机

压膜机（图 6-54）可用于制作压膜保持器、夜磨牙保护套等。

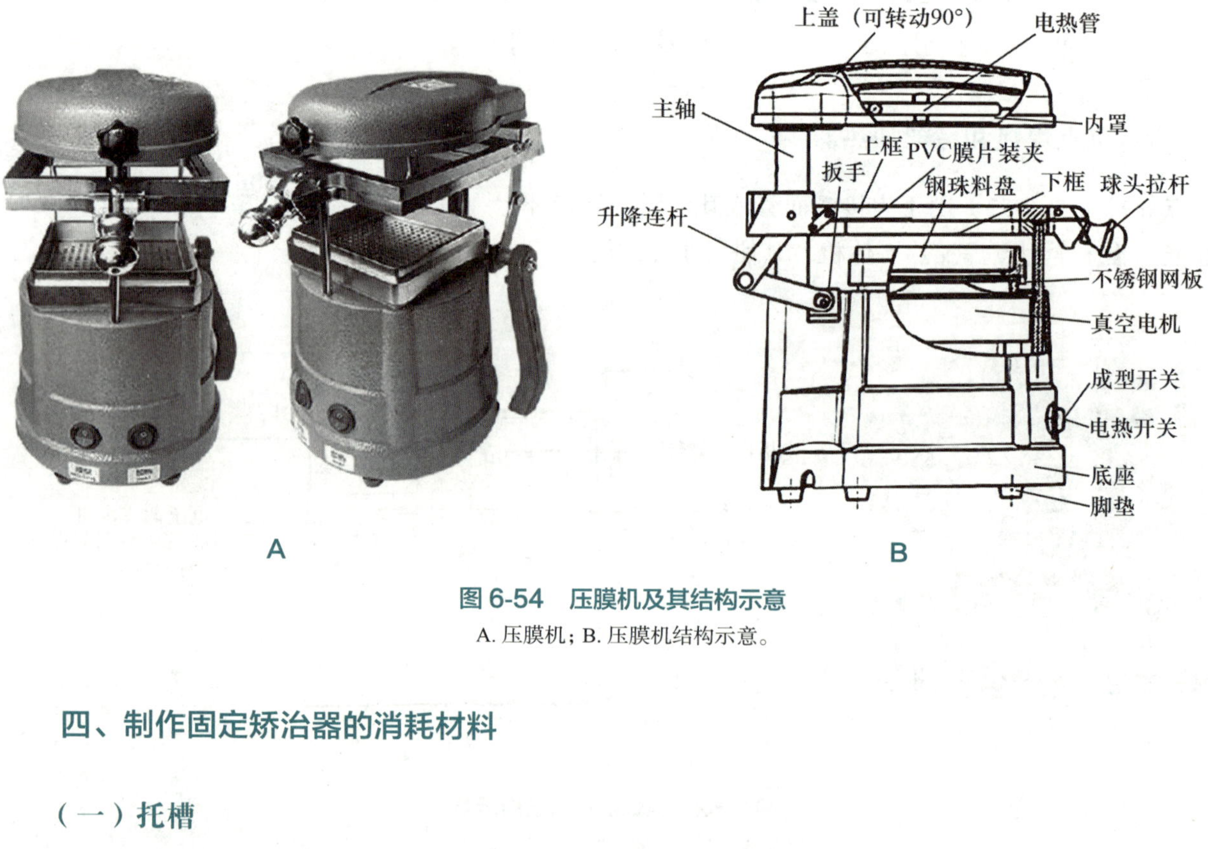

图 6-54　压膜机及其结构示意

A. 压膜机；B. 压膜机结构示意。

四、制作固定矫治器的消耗材料

（一）托槽

托槽（图 6-55）是固定矫治器的重要组成部分，弓丝通过托槽对牙齿施以各种类型的矫治力。根据加工材料不同，托槽可分为树脂托槽、金属增强树脂托槽、陶瓷增强树脂托槽、金属托槽、陶瓷托槽等，临床上较多使用金属托槽及陶瓷托槽。根据矫治系统的不同，托槽也分为方丝弓托槽、直丝弓托槽、舌侧托槽等。

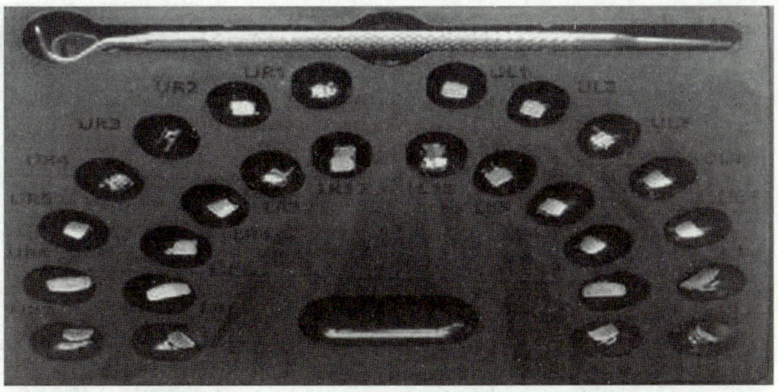

图 6-55　托槽

托槽在中部设计有容纳弓丝的槽沟，槽沟的宽度有两类，一类宽 0.46mm，另一类宽 0.56mm。不同槽沟的托槽需配合相应规格的弓丝使用。托槽的𬌗龈方有为固定弓丝所用的结扎丝沟。而在槽沟周边设计有锁片或盖板以固定弓丝的自锁矫治器，自锁矫治器目前也得到了广泛应用。

▶知识拓展

直接粘接托槽替代带环装置

20 世纪 70 年代以前，固定矫治器采用多带环技术，这种方法费用高，耗时耗力，不利于口腔卫生，且有碍美观。

1949 年，瑞士化学家研制出第一代树脂粘接剂——丙烯酸树脂，可以将托槽粘接在牙齿上，但它的聚合收缩率高，托槽易脱落，粘接效果不甚理想。随着 1955 年酸蚀技术的开发、1963 年大分子环氧树脂的发明，1970 年，森田公司生产出新一代树脂粘接剂 Ortho mite。20 世纪 70 年代以后，直接粘接技术大规模应用，成为固定矫治技术中的一项突破性变革。

（二）带环

带环（图 6-56）由不锈钢片或合金金属片制成，多为成品，也可进行个别制作。成品带环以数值标记大小，带环上颌用“U”标记，下颌用“L”标记，左边用“L”标记，右边用“R”标记。后牙带环颊侧多焊有颊面管和牵引钩。

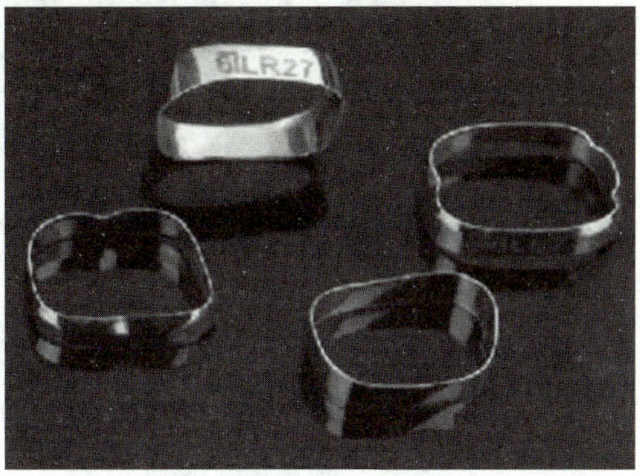

图 6-56　带环

（三）各种矫治附件

1. 橡皮圈类　橡皮圈（图 6-57）常用于颌间牵引。有 1/8″（3mm）、3/16″（5mm）、1/4″（6mm）、5/16″（8mm）、3/8″（10mm）等不同内径，同一内径又有粗细之分，可产生不同大小的牵引力。橡皮圈类产品一般以“盎司（oz）”作为计力单位，分为 2.0oz、3.5oz、4.5oz、6.5oz 等不同规格。

2. 橡皮链类　橡皮链（图 6-58）常用于颌内牵引，有长距（L）、中距（M）、短距（S）之分，可根据需要选择使用。

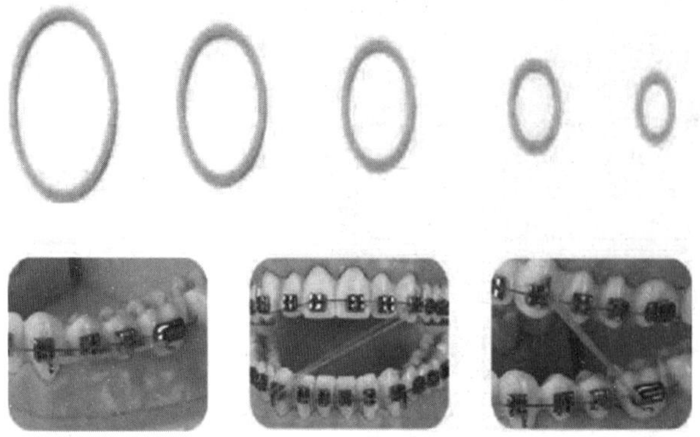

图 6-57　橡皮圈类

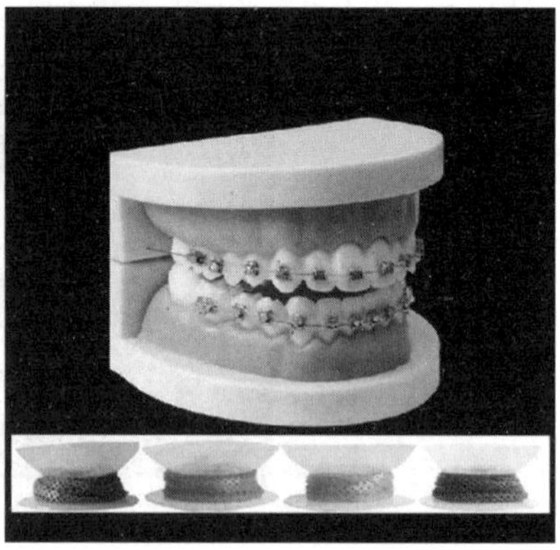

图 6-58　橡皮链类

3．钩、钉类　有舌侧扣（图 6-59）、舌侧管、牵引钩（图 6-60）、舌侧鞘等。

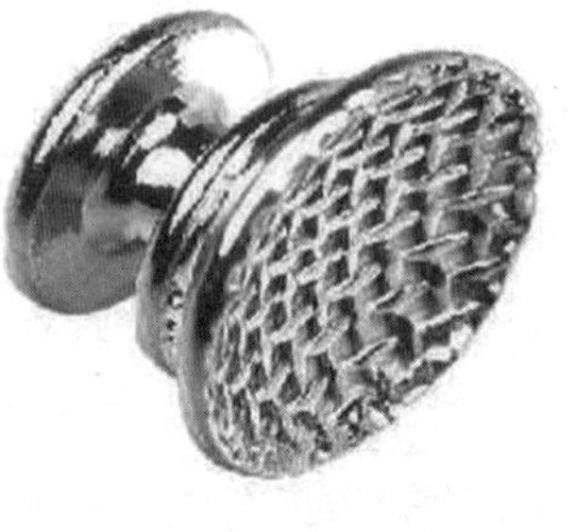

图 6-59　舌侧扣

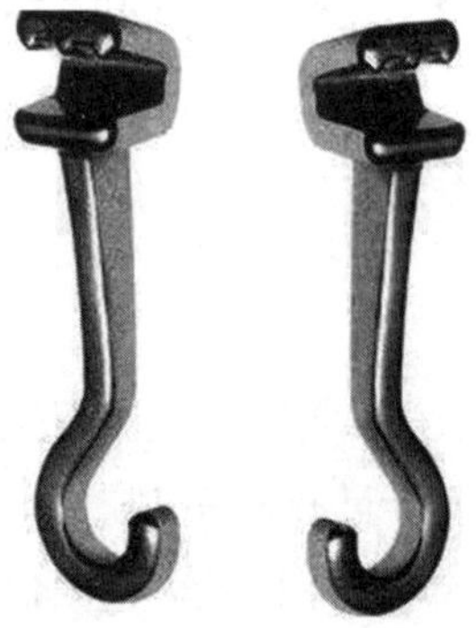

图 6-60　游离牵引钩

4．螺旋弹簧类　有扩大螺旋弹簧（推簧，图 6-61）和压缩螺旋弹簧（拉簧，图 6-62）两类，材质有镍钛合金和不锈钢两种。

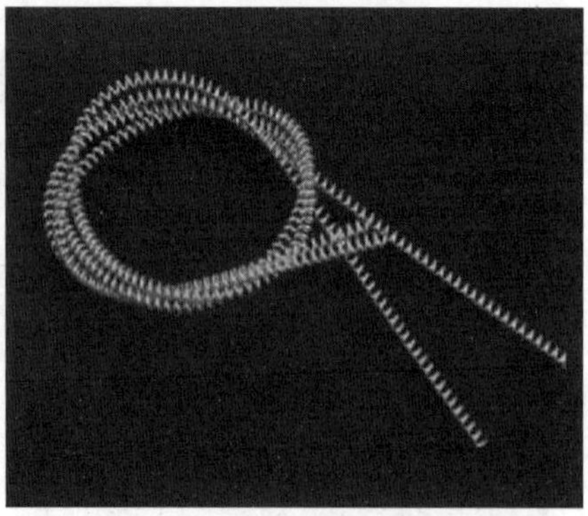

图 6-61　推簧

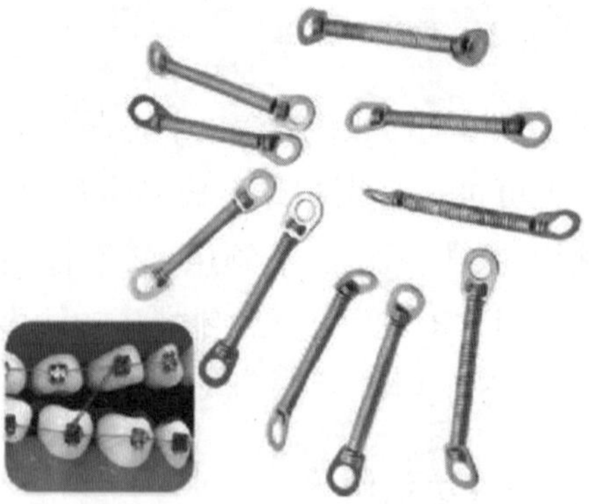

图 6-62　拉簧

（四）粘接剂

粘接剂的种类较多，有树脂类粘接剂、玻璃离子类粘接剂、聚羧酸锌粘接剂等。树脂类粘接剂一般有光固化粘接剂（包括紫外线固化及一些波长在 400 ～ 500nm 的可见光光固化）、化学固化树脂粘接剂、双重固化树脂粘接剂，目前使用最广泛的是光固化粘接剂。

（五）分牙材料

分牙材料有分牙簧（由直径0.5mm不锈钢丝制作，图6-63）、0.6mm分牙铜丝、分牙橡皮圈（图6-64）等。

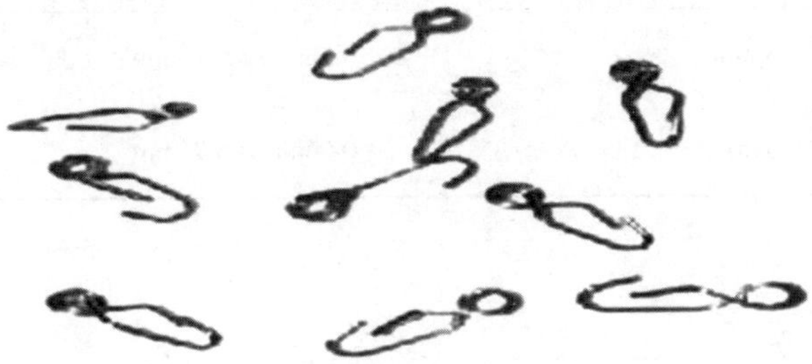

图6-63　分牙簧

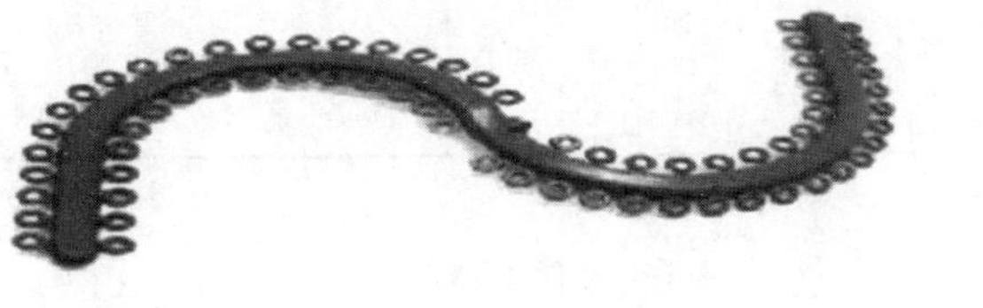

图6-64　分牙橡皮圈

（六）各种类型的正畸弓丝

1. 弓丝类型

（1）镍钛合金丝：有极好的弹性和柔韧性，脆性大，不易弯曲和焊接，一般不能在弓丝上弯制各种矫正曲。在矫治初期用以排齐牙齿，效果很好。有预成圆（方）弓形丝、预成圆（方）摇椅弓形丝和直圆丝三类。

（2）不锈钢丝：有较高的强度，不易变形，弯曲性能良好，易焊接。主要在矫治中、后期使用。一般情况下，遵循"先细后粗，先圆后方，先软后硬"的原则使用。多股麻花丝属于不锈钢丝类，有良好的柔韧性，用于矫治初期排齐牙齿，效果很好。

（3）澳丝：是Begg技术中必须使用的一类弓丝，它兼具镍钛合金丝的弹性优点和不锈钢丝可弯曲、不易变形的优点，弓丝的硬度和弹性之间趋于平衡，易焊接，澳丝仅有圆丝。

2. 弓丝规格　见表6-4。

表6-4　常见正畸弓丝规格

弓丝种类	弓丝规格	
	槽沟规格为0.46mm	槽沟规格为0.56mm
圆形弓丝	0.31mm	0.36mm
	0.36mm	0.41mm
	0.41mm	0.46mm
	0.46mm	0.51mm
方形弓丝	0.41mm×0.56mm	0.48mm×0.64mm
	0.43mm×0.56mm	0.51mm×0.64mm
	0.43mm×0.64mm	0.53mm×0.64mm

续　表

弓丝种类	弓丝规格	
	槽沟规格为 0.46mm	槽沟规格为 0.56mm
方形弓丝	0.46mm×0.56mm	0.55mm×0.70mm
	0.46mm×0.64mm	0.55mm×0.71mm

（七）各种结扎材料

1. 结扎丝　一般使用直径 0.20mm、0.25mm 的不锈钢丝进行托槽结扎。

2. 结扎橡皮圈　依据患者的兴趣，有多种颜色可供选择，适合用于能注重口腔卫生的患者。

3. 弹力线　应用于牵引结扎或牙齿扭转结扎。

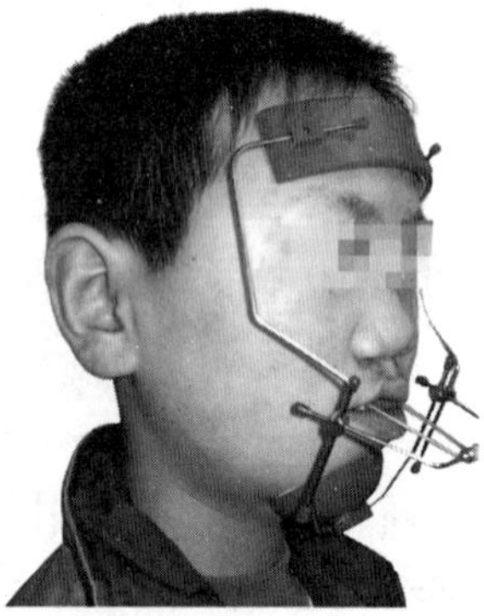

图 6-65　面具

（八）口外部件

1. 支抗部件　与口外矫形力矫治器的支抗部件相通，常见的支抗部件有颈带、简单头帽、复合头帽、颏兜、额垫、面具（图 6-65）等，参见本章第四节。

2. 连接部件　与口外矫形力矫治器的支抗部件相通，主要是各种类型的口外弓和 J 形钩，参见本章第四节。

五、固定矫治器的操作技术

（一）正畸分牙技术

在装配带环之前，需要对支抗牙的近远中邻面进行处理，使支抗牙与邻牙间产生间隙，以利于安放带环。一般不允许通过切削的手段获得间隙，所以需要一些专用器械和技术来解决这个问题。

1. 橡皮圈分牙法　临床上较多地使用成品橡皮圈进行分牙，可以用分牙钳撑开橡皮圈后，将橡皮圈下段压入邻间隙内，松开分牙钳，让橡皮圈包绕邻接点即可。利用橡皮圈收缩的力量分开邻牙，分牙时间约 1 周。特别注意取出时仔细检查，防止橡皮圈滑入龈下，引起牙周病变。

2. 分牙簧分牙法　分牙簧由直径 0.5mm 的不锈钢圆丝弯制而成，包括小圈、短臂和带钩的长臂。簧的长臂部分钩入舌侧邻间隙，簧上部越过殆面，短臂部分从颊侧插入邻间隙。利用短臂和长臂合拢的力量分开相邻牙齿。分牙时间为 3、4 天。

（二）托槽粘接技术

除带环外，固定矫治器中的托槽、颊面管、舌侧扣等，通常都利用直接粘接技术粘固于牙齿表面。其基本原理是通过酸处理使釉质表面产生多孔蜂窝状结构，粘接材料渗透入其中，凝固后形成大量树脂突；此外，以同样的原理渗透入正畸附件背板的金属网格形成机械固位，这样就能使矫治器各部件粘固在牙面上。具体操作方法如下。

1. 牙面清洁 使用毛刷或者橡皮杯装配在慢速手机上，蘸取细浮石粉或牙膏，在牙面上打磨20秒以清洁牙面，特别是粘接区的菌斑、软垢。

2. 牙面酸蚀 吹干牙面，将酸蚀剂涂在牙面上，涂布范围稍大于粘接区域。酸蚀时间一般为30～60秒，氟斑牙的酸蚀时间可适当延长。

3. 牙面冲洗、干燥 酸蚀后用水汽彻底冲洗牙面，隔湿、吹干，此时牙面酸蚀区呈白垩色。酸蚀过的牙面不能被唾液污染。

4. 调制粘接剂 先在牙面上涂布粘接剂底液，不宜太厚，可用气枪吹薄。若使用调和型化学固化型粘接剂，需将各组分调拌均匀；也可使用光固化型粘接剂。

5. 托槽粘接 以光固化型粘接剂为例，在托槽及正畸附件底面涂布适量粘接剂后置于牙面，稍施加压力，使之与牙面紧贴，迅速调整至合适位置，去除多余粘接剂，用光固化灯光照固化。若使用化学固化型粘接剂，则无须使用光固化灯。

（三）弓丝弯制技术

1. 钳的握持方法 夹持弓丝时，弓丝应与钳喙呈直角。

2. 锐角的弯制 右手握钳夹持弓丝，左手拇指紧贴钳喙，圆喙置于弓丝内侧，先弯制一直角；然后将钳喙离开直角少许，重复前一动作即可。

3. 平缓钝角的弯制 左手拇指、示指捏住弓丝，稍离开转折区一些，右手握钳夹持弓丝向内侧用力并缓慢移动形成弯曲。

4. 各类弹簧曲的弯制

（1）垂直曲：有开大垂直曲和闭合垂直曲两类；高度一般为7mm；带圈的垂直曲产生的力更柔和、持久。开大垂直曲主要用来开大间隙，特别是两个开大垂直曲组成一个加力单位，可以使牙进行唇向、舌向、扭转、升高和压低等移动。闭合垂直曲可用来关闭间隙。

（2）垂直张力曲：也称大V字曲或泪滴状曲，主要用来关闭间隙。

（3）水平曲：也称L形曲，用于升高、压低及扭正牙齿。带圈水平曲可以使力更柔和、持久。

（4）T形曲：属于水平曲的一种，弹性更好。

（5）匣形曲：用于升高、压低及正轴牙齿。

（6）Ω曲：常弯制于弓丝末端颊面管近中端，与颊面管结扎，也称末端结扎曲；置于弓丝前部可作为牵引挂钩。

（7）小圈曲：一般作为牵引钩使用。

六、口内辅助装置的制作

（一）横腭杆

横腭杆（图6-66），又称腭弓，有活动横腭杆和固定横腭杆两类，主要用于加强磨牙的稳定和支抗。使用直径0.9mm的不锈钢丝制作，要求先弯制Ω曲部分，横腭杆离开黏膜1.0～1.5mm；活动横腭杆的末端回折成双股丝，插入带环腭侧面的鞘管中，并结扎固定；固定横腭杆的末端用银焊焊接于带环腭侧。

（二）南西（Nance）腭托

在需要中度支抗时选用腭托（图 6-67），可以增强磨牙支抗、防止磨牙前移，但在内收前牙时要切断腭托。使用 0.9mm 的不锈钢丝制作，要求先弯制弓丝部分，注意在上腭前部，钢丝应离开黏膜，将钢丝焊接到带环，再制作前部树脂腭托。

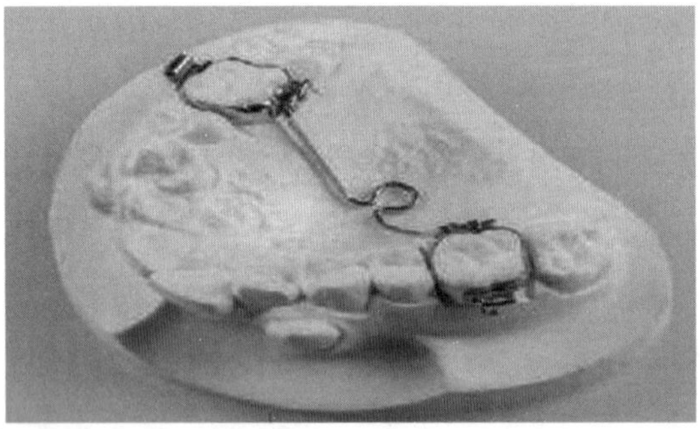

图 6-66　横腭杆

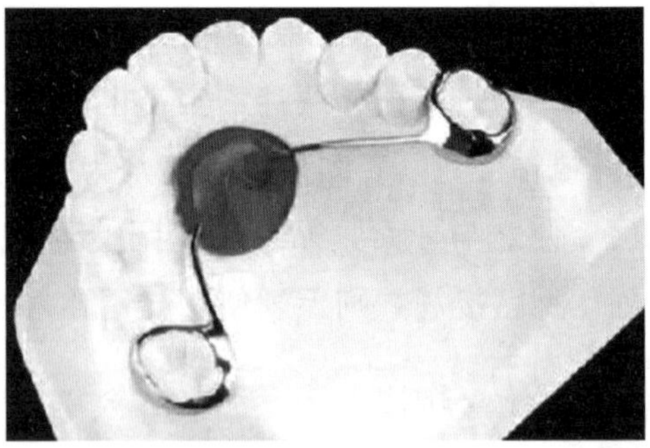

图 6-67　Nance 腭托

第六节　其他矫治器及其矫治技术

一、舌侧矫治器及其矫治技术

（一）概述

20 世纪 70 年代，随着人们对固定矫治的美观性要求越来越高，美国的 Craven Kurz 医师开启了舌侧矫治技术的研究与实践，于 1976 年首次研发出舌侧矫治器。早期的舌侧矫治器因托槽在舌侧过大，影响患者的舒适性，矫治技术也因此受到口内狭窄的空间限制。随着托槽、粘接材料等的发展变化以及个性化舌侧隐形矫治器的出现，舌侧矫治技术逐渐发展成熟。

舌侧矫治技术是一种将矫正器安装在牙齿内侧的矫正方法，能够有效减少外部可见的矫治器，提供更高的美观度。

（二）组成部分

1. 托槽

（1）根据结构特点来看，舌侧矫治器的托槽包含槽沟、托槽翼、基底。槽沟、托槽翼与唇侧托槽相似，槽沟用于容纳弓丝，托槽翼用于固定弓丝，部分托槽翼附上拉钩可用于颌内、颌间牵引等。托槽的基底与牙齿相贴，也可以根据牙冠舌侧的解剖形态设计成个性化基底，预制形成不同的转矩、轴倾度和托槽厚度。临床常用的托槽有预成托槽（图 6-68）和个性化托槽（图 6-69）。

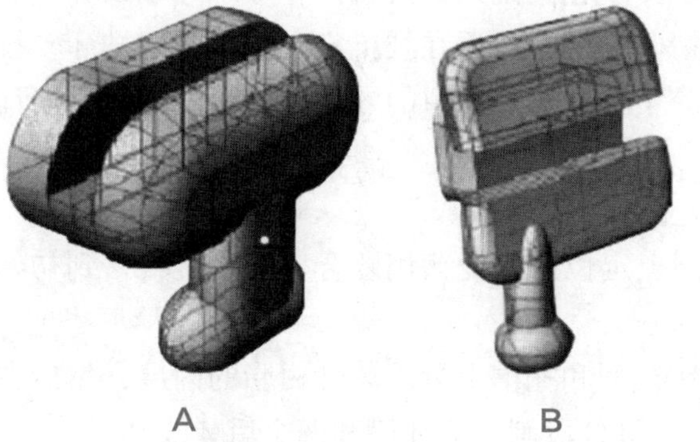

图 6-68　预成托槽

A. 前牙竖直槽沟的舌侧托槽；B. 后牙水平槽沟的舌侧托槽。

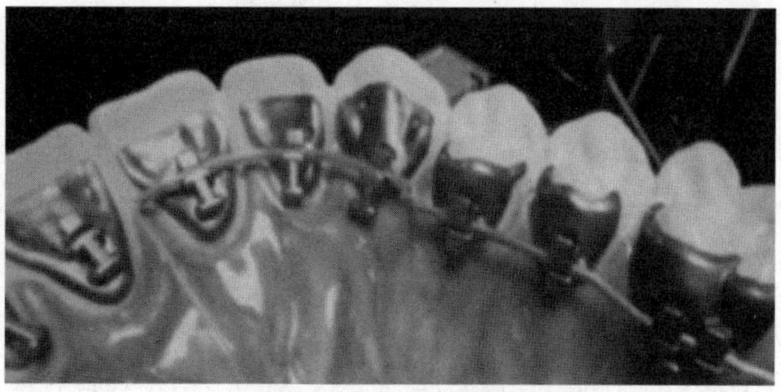

图 6-69　个性化托槽

（2）根据制作材料来看，舌侧矫治器的托槽有金属托槽、陶瓷托槽、树脂托槽。金属托槽承受矫治力大，具有良好的强度和硬度，不易变形；陶瓷托槽美观性好，但脆性大、价格较高；树脂托槽美观、舒适、价格相对较低，但强度不够，也容易变色。

2. 弓丝

（1）根据形态来看，舌侧矫治器的弓丝有蘑菇形、Ω 形。蘑菇形弓丝需要在尖牙和前磨牙及前磨牙和磨牙之间设置内收弯，与牙齿舌侧面贴合度高，能更好地传递矫治力，同时减少对舌头的刺激。Ω 形弓丝则在特定的矫治技术中使用，如用于压低前牙等特定的牙齿移动方式。

（2）根据制作材料来看，舌侧矫治器的弓丝有不锈钢丝、镍钛合金丝。不锈钢丝的强度大，能够提供稳定的矫治力，用于使用较大力量使牙齿移动，如关闭拔牙间隙等。镍钛合金丝的弹性大、具有良好的记忆性，适用于排齐牙齿、缓慢持久的释放矫治力。

（3）舌侧矫治弓丝的粗细、更换频率因个体差异和矫治阶段而异。在矫治初期，可能几周就需要更换一次，以适应牙齿的快速移动和排齐；到了矫治后期，更换间隔时间可能会延长。技工室在制作时也可根据患者的具体情况弯制出符合患者的个性化矫治弓丝（图 6-70）。

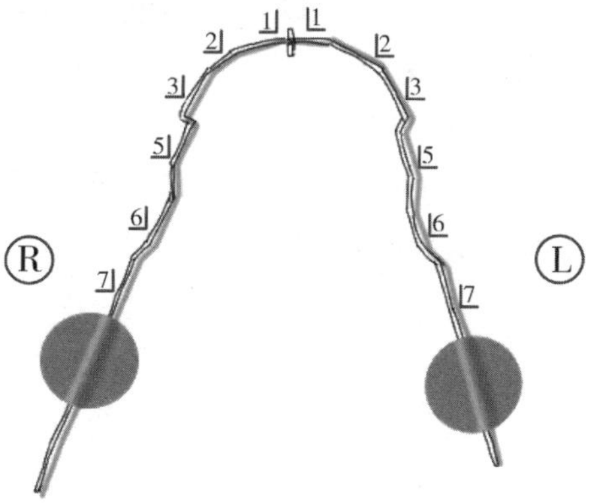

图 6-70　个性化矫治弓丝

（三）托槽定位

牙冠的舌侧解剖外形各异、口内空间狭窄、隔湿困难、牙弓内侧视线不好等情况使舌侧托槽的定位比唇、颊侧托槽的定位更困难。目前，舌侧托槽的定位有以下方法。

1. 数字化模型定位　通过口内扫描或制取模型，获取患者牙齿的精确模型，利用计算机辅助设计软件在模型上进行托槽的精准定位，确定每个托槽在牙齿舌面的理想位置和角度。

2. 排牙模型定位　对患者的模型进行重新排牙，将牙齿排列到理想的矫治位置，然后在排牙模型上确定托槽的位置，以保证托槽的位置和角度符合矫治要求。

（四）间接粘接技术

间接粘接技术是为了解决舌侧托槽定位难的方法技术。通过对患者口内取模，在模型上确定托槽的位置，用转移托盘将托槽转移至口内，再用光固化的方法将托槽粘接在牙齿舌侧。具体步骤如下。

1. 取模、排牙 取患者口腔的高质量印模，灌制精确模型，然后在技工室对模型进行排牙，排牙时尽可能地将各个石膏牙分开，不要破坏邻接点，将牙齿排列到理想的牙尖交错𬌗，符合矫治计划需要达到的矫治位置。

2. 托槽定位 舌侧托槽的定位同唇、颊侧托槽的定位。

3. 转移托槽至初始模型 将数字化模型或排牙模型上定位好的托槽用复合树脂条带转移到初始模型上。

4. 制作转移托盘 转移托盘主要由树脂制成，先在模型和托槽上制作软性树脂的内层，然后在内层上制作硬质的树脂外层。为了方便术者在口内操作，可分段制成前牙段和两个后牙段。

5. 光固化粘接 先在患者口内进行常规的清洁、隔湿、酸蚀、冲洗吹干后，在牙齿舌面及托槽底面上涂一薄层光固化处理液，在托槽底板涂少量光固化树脂。然后，将每个托槽放到相应的牙面上，去除多余的粘接剂，光照固化至少20秒。重复同样的步骤，直至全部托槽粘接完成，最后去除树脂托盘。粘接好托槽后，卡入舌侧弓丝即完成初步矫治操作。

（五）适应证和禁忌证

通常来讲，能够行唇侧矫治的患者也可行舌侧矫治，不适合做唇侧矫治的患者大部分也不适合做舌侧矫治。

1. 对美观要求高的患者 因为它粘接在牙齿的舌侧面，从外侧基本看不到矫治器，在日常的社交等场合中比较隐蔽。

2. 各种错𬌗畸形需矫正的患者 如牙列拥挤，牙齿排列不齐、空间不足导致牙齿错位等情况，先天缺牙或者牙齿较小产生间隙等，以及深覆𬌗、深覆盖等，上下牙列垂直向或者水平向关系异常的情况都可以使用。

3. 临床冠短小、患有严重的牙周疾病、患有严重的颞下颌关节紊乱病、生活无法自理、患有严重精神类疾病的患者。

（六）临床应用

1. 在矫治初期，医师需要进行详细的口腔检查、诊断和设计。对于患者的错𬌗畸形情况进行准确分析，再根据患者的情况和舌侧矫治技术的特点制订个性化矫治方案。

2. 舌侧矫治技术的矫治过程主要经历排齐、整平、内收前牙和精细调整四个环节。在舌侧矫治的过程中，因为舌侧的弓形等原因，矫治弓丝在卡入前牙托槽槽沟底时多使用双重结扎，而对扭转牙采取扭转结扎的方法。

3. 在开展舌侧矫治的过程中，还能和其他正畸辅助装置（如种植钉）配合使用，来达到理想的矫治效果。

4. 藤田欣舌侧矫治器（图6-71）与其他舌侧矫治器一样，它安装在牙齿的舌侧面，从外面看不到矫治器，具有较好的隐形效果，能够满足患者在治疗过程中的美观需求。它可以根据患者牙齿的具体形态、大小、位置等情况进行定制，采用先进的力学设计，能够更精确地控制牙齿的移动方向和力度，使牙齿按照预定的轨迹移动，提高矫治效率和准确性。

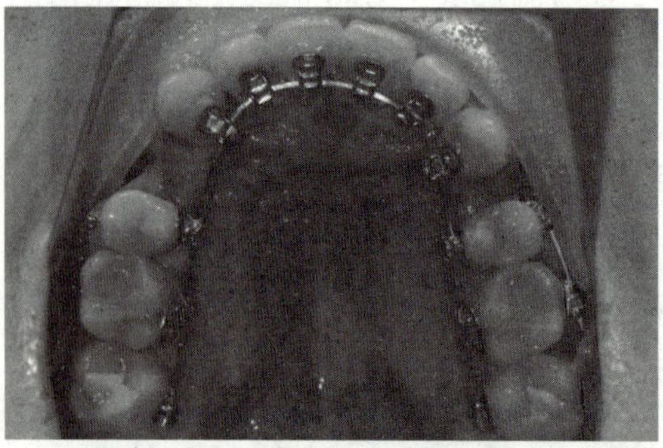

图6-71 藤田欣舌侧矫治器

▶知识拓展

舌侧隐形矫治技术

随着成人接受牙齿矫正人数的增加，人们要求在正畸治疗期间，不影响美观、保持正常的职场和社交活动。1976 年，美国正畸专家库尔茨（Kurz）发明了舌侧矫治器和矫治技术并获得专利。

1979 年，舌侧隐形矫治器出现，Kurz 医师先后推出了 7 代舌侧托槽和专用器械。2001 年，计算机辅助设计 / 计算机辅助制造（computer-aided design/computer-aided manufacturing，CAD/CAM）技术被德国正畸医师维希曼（Wiechmann）推广应用到制作个性化舌侧隐形矫治器上。这一国际上近年兴起的正畸新技术，经过多年理论研究和技术改进，目前日趋完善。

二、无托槽隐形矫治技术

（一）概述

最初的无托槽隐形矫治技术是在石膏模型上手工排牙，通过热压膜技术加工透明矫治器，效率低，牙移动精度难以控制，只能矫治简单病例，难以实现矫治器批量加工。

现代无托槽隐形矫治技术主要是通过数字化技术完成，是用数字化扫描技术获取患者个体牙列的三维数字化牙模，由口腔正畸医师、技师利用专门的软件进行模拟矫治设计最终排牙目标及牙移动步骤。在模拟设计的每一步骤中，牙齿会因此作出改变，根据改变制作出一系列透明矫治器（图 6-72）。患者在医师指导下，只需要按顺序、按时佩戴，定期更换每个阶段的透明矫治器就可以完成正畸治疗。与活动矫治器的佩戴一样，整个治疗过程需要患者有较高的配合度。

现代无托槽隐形矫治技术最早于 1997 年在美国出现，此后国产无托槽隐形矫治系统也相继研发成功。该技术是数字化、三维打印、精细制造、医用生物材料等领域先进成果在口腔医学领域应用的成功典范，满足了正畸患者对矫治器美观性、舒适性、方便性方面的需求及医患对疗效的可预测性、可视性的要求，为口腔正畸学诊断和治疗技术带来了又一次革新。

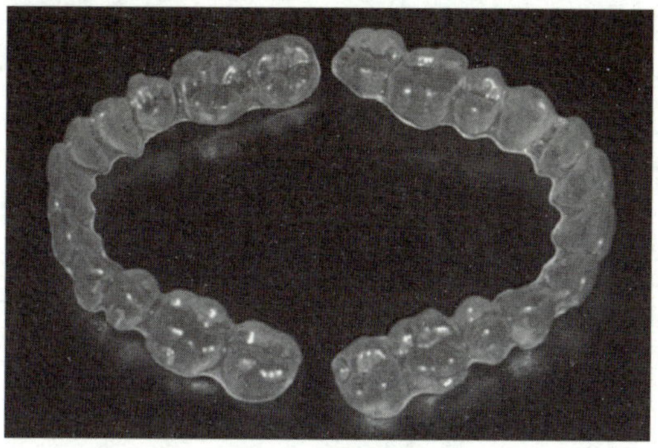

图 6-72 透明矫治器

（二）无托槽隐形矫治技术的基本流程

无托槽隐形矫治技术的制作工艺流程和治疗流程如下。

（1）获得数字化模型，可以通过硅橡胶印模经 CT 扫描获取，也可以通过口腔数字化扫描获取。

（2）通过专门的计算机辅助诊疗、设计系统进行模拟矫治方案制订，模拟出每步矫治后牙列数字化模型后，通过光固化快速成型设备获得每步矫治后牙列实体模型。

（3）通过热压模成型技术，以模拟的实体模型为模板获得一套无托槽隐形矫治器。

（4）交代患者每天除进食、刷牙外都需要佩戴，每隔 7～14 天更换一副，定期复查，如果因各种原因未达到矫治目标还可以通过重启来修正，最后完成治疗。

（三）常用器械

1．隐形钳

（1）泪滴钳（图 6-73）：在透明矫治器边缘，根据牵引的需要在龈方边缘剪出水滴缺口，方便勾住橡皮圈，配合其他粘接附件，达到更佳的牵引效果。配合其他粘接附件，通过牵引使牙齿伸长直至与牙套贴合。泪滴形牵引钩的角度和深度可以根据弹性牵引的方向自由调整。泪滴形牵引钩可以用于Ⅱ类牵引、Ⅲ类牵引、三角牵引、Ⅰ类内收牵引，利用种植体支抗的牵引，以及用于伸长某些牙齿的牵引。

（2）圆弧剪孔钳（图 6-74）：在透明矫治器龈向边缘剪出半圆形缺口，为牙面粘接舌侧扣或托槽留出空间。不影响牙套佩戴，还可以减掉需要软组织缓冲的部位，防止牙套压迫牙龈。在中切牙舌侧剪掉部分牙套使得牙套不会压迫牙乳头。圆形剪孔钳可在矫治器龈方边缘打一个半圆形缺口。半圆缺口可放在任何需粘接舌侧扣或者托槽的牙位上。

（3）垂直凹槽热成型钳（图 6-75）：在透明矫治器上，利用垂直钳在扭转牙近中或远中线角夹出凹陷来提高对扭转牙的控制。

（4）水平凹槽热成型钳（图 6-76）：在透明矫治器上，在相应牙齿的唇侧或舌侧龈缘夹出水平向的凹陷，实现对个别牙的转矩加力。在倒凹处或附件龈方夹出凹陷，也可以增加透明牙套或保持器的固位。

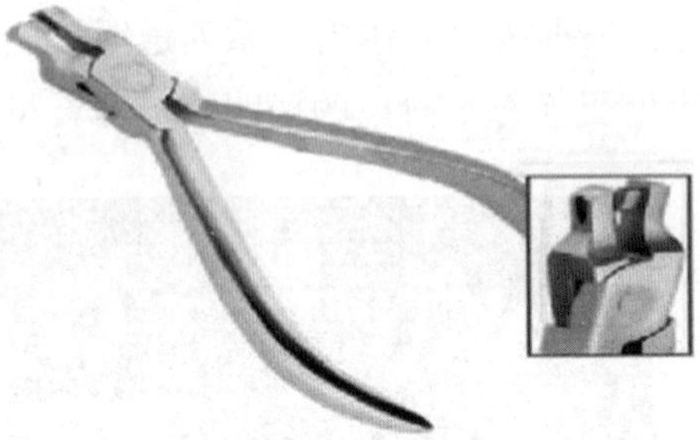

图 6-73　泪滴钳

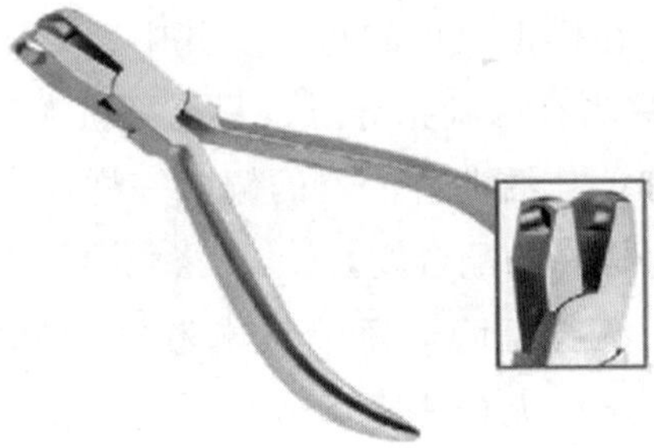

图 6-74　圆弧剪孔钳

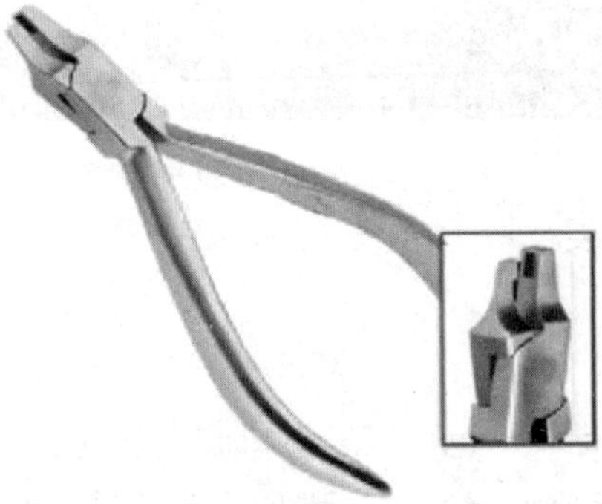

图 6-75　垂直凹槽热成型钳

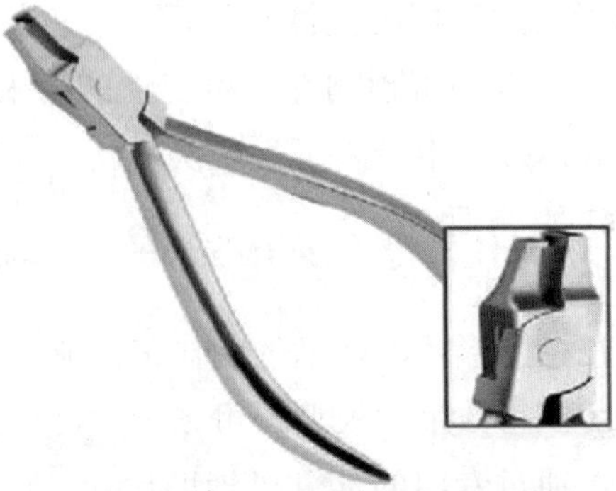

图 6-76　水平凹槽热成型钳

2. 邻面去釉套装

（1）金刚砂条：分手用和机用两种。手用金刚砂条（图 6-77）一般可获取 0.1～0.2mm 的间隙。机用金刚砂条是安装在专用慢速手机上，一般可获取 0.1～0.4mm 间隙。其优点是磨除釉质的精细程度高、去釉量准确，能尽量减小磨牙后带来的牙体组织损伤。

（2）金刚砂盘：与慢速手机配合使用（图 6-78），一般可获取 0.15～0.40mm 的间隙。金刚砂盘呈薄片状，表面附着有金刚砂颗粒。在使用时，将金刚砂盘放在邻面上来回移动来磨除牙釉质。它的优点是比较薄，能够较为方便地进入邻间隙进行操作，但是如果操作不当就会大面积损伤牙体组织。

（3）邻面去釉车针（图 6-79）：与高速手机配合使用，主要用于去釉量多的情况，通常可获取 0.4mm 以上间隙，但每颗牙邻面去釉量一侧不超过 0.5mm。在使用时要根据牙齿大小、邻面形态来选择合适的车针，红标车针用于最初的快速去釉，黄标车针用于抛光和修整牙体外形。

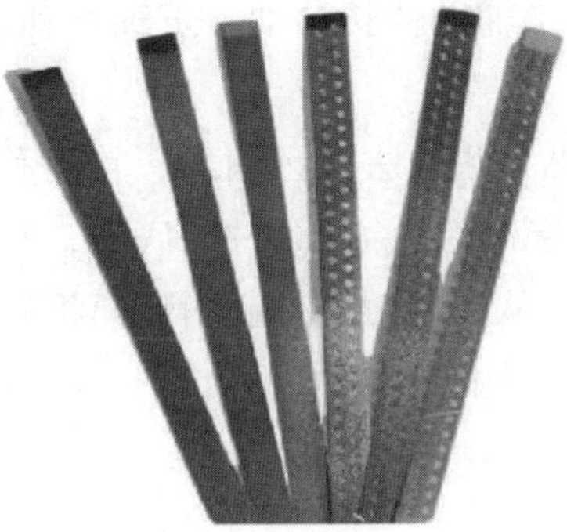

图 6-77 手用金刚砂条

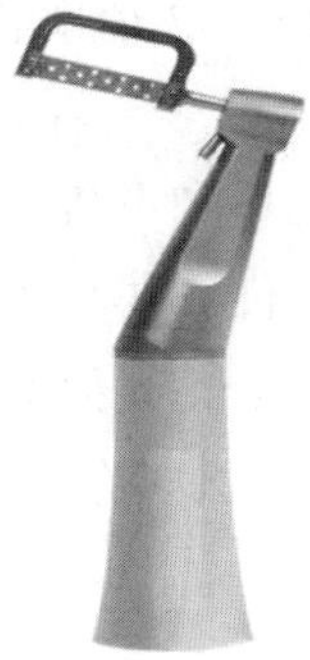

图 6-78 慢速手机 + 金刚砂盘（双面片切）

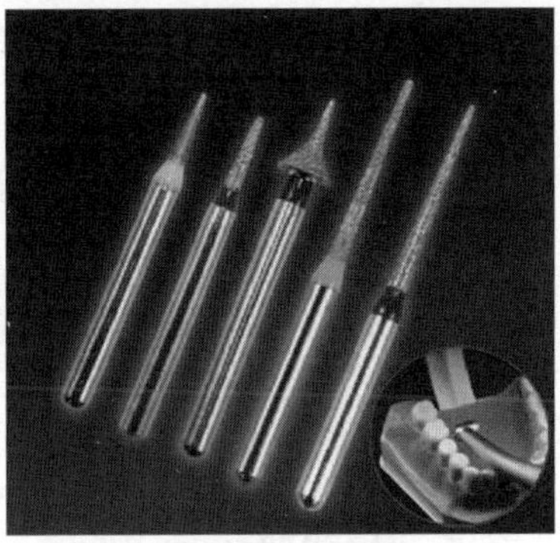

图 6-79 邻面去釉车针

（四）无托槽隐形矫治临床操作技术

1. 模型制取

（1）硅橡胶法：使用低黏度加聚型硅橡胶、缩聚型硅橡胶、藻酸盐等印模材料，通过工业扫描仪获取数字化模型。取适量重体印模材料，按要求的时间、混合比例搅拌均匀，放入口腔获得初模。然后使用轻体调拌枪在初模中注入轻体。轻体充填完成后，放入口腔均匀慢压，使托盘充分就位，按生产厂家要求的时间操作获得终模。

（2）口内直接扫描法：使用口内扫描仪直接生成数字化模型。口内扫描仪几分钟内即可精确获取数字模型，不再需要传统的“咬模型”方式，患者舒适感大幅提高，医师更容易把控，模型精度明显提升。扫描完后几分钟内就可初步预览矫正效果，节省时间。此外，口内数字印模可借助数字化分析软件进行牙色测量和数字比色分析，借助 CAD 软件可更好地分析数字化美学修复效果，更方便医患沟通。

2. 邻面去釉 又称减径、片切，是正畸治疗中获取间隙、解除拥挤的方法之一，也是无托槽隐形矫治技术中对临床医师要求较高的一项临床操作。

（1）邻面去釉的适应证：①轻度牙列拥挤患者。②上、下颌间的牙量 Bolton 指数不调患者。

③因牙周病、正畸治疗等原因造成的龈乳头缺陷（黑三角）患者。

（2）一般认为片切的最大厚度不得影响牙体和牙周健康。要注意的是，邻面去釉时去除部分不应超过牙釉质厚度的1/2。在临床操作中也要严格掌握适应证，不可将邻面去釉作为普遍应用的方法，且在非必要情况下尽量避免使用；特别注意在有禁忌证的情况下，如在龋易感和牙釉质发育不良的患者中，不应当使用该技术。

（3）正确的釉质片切技术步骤：去釉、间隙测量、改形、抛光和釉质保护。去釉可采用人工方法与机械方法，使用到的相关器材有手用金刚砂条（单面、双面）等、慢速金刚砂片（单面、双面）、高速车针（金刚砂车针、钨钢车针）。

3. 附件粘接 附件是无托槽隐形矫治技术的常规辅助装置，是一些形态各异的树脂块。将这些树脂块粘接在牙面特定位置，可以增加矫治器的固位，对于牙移动难度大、临床牙冠短、倒凹不足等情况尤其适用。

（1）附件功能：①辅助固位，用于矫治器固位力不足的牙，如短牙冠；或用于支抗要求更高的牙，如前牙压低时加强矫治器在后牙区的固位。②辅助移动，主要用于辅助伸长移动、正轴移动、扭转移动及牙齿整体移动等。

（2）附件粘接步骤：①清洁牙面，用抛光杯和不含氟的抛光膏清洁牙齿，去除牙菌斑、软垢和色素，用清水彻底冲洗，吹干牙面。②选择附件。③将少量光固化树脂粘接剂涂在附件的底面，然后按照设计好的位置把附件精准地放置在牙面上，光照固化。④用探针从附件龈方翘起附件模板边缘，分离除了附件的模板部分。⑤用车针打磨修去多余树脂，抛光，完成附件粘接。

▶知识拓展

3D打印和无托槽隐形矫治技术

20世纪80年代，从CAD/CAM被引入口腔修复体的制作开始，口腔医学数字化的时代就已经来临。20世纪90年代末，随着科学技术发展突飞猛进，3D打印技术和大数据时代也接踵而来，改变了口腔医学的面貌。无托槽隐形矫治技术的发明正是在这些新技术应用的背景下应运而生。

美国人齐亚·奇什蒂（Zia Chishti）在接受传统正畸治疗佩戴保持器的过程中产生灵感，1997年，他联合其他三位朋友（1名软件工程师和2名正畸医师），利用大数据算法，将CAD/CAM技术和3D打印技术、透明牙套保持器制作相结合，研制成功了利用透明牙套每次微小移动牙齿的无托槽隐形矫治技术，实现了正畸技术的一次大的飞跃。

无托槽隐形矫治技术经过20年的快速发展和改进，现已逐渐成为错殆畸形矫治的手段之一，得到广泛应用。但是，无托槽隐形矫治器的矫治力度有限，对于一些复杂的牙齿畸形，如严重的牙列拥挤、骨性错殆畸形等，可能无法提供足够的矫治力量，矫治效果可能不如传统托槽矫治技术成熟，无托槽隐形矫治技术还有待进一步发展。

考试知识点总结

本章小结

协和云课堂…… 拓展练习及参考答案

（苏 霞 王巧巧）

教学课件

第七章　错𬌗畸形的早期防治

学习目标

微课：错𬌗畸形的早期防治

素质目标

具备前瞻性的观察能力，指导患者提高早发现、早诊断、早治疗的意识，尽量减少骨性畸形的发生。

知识目标

（1）掌握：错𬌗畸形早期防治的概念、包括的内容、优缺点、特点及预防性矫治的方法。

（2）熟悉：错𬌗畸形早期阻断性矫治的方法。

（3）了解：错𬌗畸形的早期颌骨生长控制和矫形治疗。

能力目标

具备分辨替牙期暂时性错𬌗及需要早期干预的错𬌗畸形的能力，能选取正确的方法进行矫治。

案例导入

【案例】

患儿，男，9岁。主诉：上牙前突。口腔检查：替牙期，双侧第一磨牙完全远中关系，双侧乳尖牙与第一、二乳磨牙都未替换。上颌前牙唇向倾斜，前牙深覆𬌗Ⅲ度，覆盖8mm。侧面观示下颌及颏部后缩，面下1/3高度不足，下唇外翻，颏唇沟较深，下颌平面角低，双侧颞下颌关节无弹响。

【问题】

1．该患儿属于暂时性错𬌗还是需要早期干预的错𬌗畸形，为什么？

2．导致该患儿错𬌗畸形的可能原因有哪些？

3．该患儿该如何治疗？

·核心知识拆解·

第一节　概述

在儿童的生长发育过程中，遗传及环境因素都会影响颌面部发育，最终导致错殆畸形的发生。从胚胎颌骨初始发育至恒牙列建殆完成，是人一生中生长发育最活跃、最关键的阶段，特别是颜面部，此阶段是口颌及颅面形态的主要形成和功能完善期。在此期间做到早预防、早发现、早治疗是首要任务。

一、早期防治的概念

早期防治是指在儿童早期生长发育阶段，一般指青春生长发育高峰期及之前的阶段，对已表现出的牙颌畸形、畸形趋势及可导致牙颌畸形的病因进行的预防、阻断、矫治和导引治疗。

二、早期防治的内容

1. 早期预防和预防性矫治　包括胎儿到儿童期的保健及消除可能会导致错殆畸形的病因。

2. 早期阻断性矫治　对已经出现的早期错殆畸形及造成畸形的因素，以及不良习惯等进行矫治器阻断治疗及肌功能调整训练治疗。

3. 早期颌骨生长控制和矫形治疗　通过自身肌力或外力刺激或抑制手段，协调和控制上下颌骨在三维空间（长、宽、高）方面的正常生长发育关系。

三、早期防治的优缺点

（一）早期防治的优点

1. 可充分利用生长发育潜力　处于儿童期时，全身的细胞代谢旺盛，牙周组织及颌骨的可塑性很强，对矫治力的反应和适应性也好，这个时期矫治可利用生长的优势，对畸形的矫治很有益处。

2. 可降低复杂畸形的治疗难度　骨性畸形进行早期防治可以让颌骨改变而不是牙性代偿，更好地改善错殆畸形，改善上下颌牙弓及颌骨的不调关系，使后期治疗更容易，有些病例甚至可以不用后期的正畸及正颌外科治疗。

3. 矫治器和矫治方法简单　早期防治一般用活动矫治器或简单的片段弓即可，常仅用较短的时间，就可以获得较好的效果。

4. 早消除畸形，利于儿童心理健康　早期防治可以早期消除畸形，防止畸形给儿童造成生理和心理方面的伤害，对儿童身心健康的成长起到重要作用。

（二）早期防治的缺点

1. 易造成误诊和过矫治 早期防治时，儿童处于生长发育阶段，牙颌关系也在不断调整变化，畸形特征表现得不明显，常难以分辨是替牙期暂时性错秴还是需要早期干预的错秴畸形，所以一旦判断失误就会造成误诊或者过度矫治。

2. 易复发，多需双期矫治 早期防治以后，儿童仍处于生长发育期，一些原有的骨性畸形或生长型会继续表达，这种表达可能会延续到生长发育停止，因此错秴畸形复发的可能性大，矫治期可能会相应延长，很多都需要双期矫治。

3. 对医师要求高，否则易造成不当矫治 早期防治需要了解生长发育方面的知识，这就要求医师对这些知识全面掌握并能灵活运用，否则易造成不恰当的矫治。例如，一些矫治器设计不合理及戴用不恰当，或戴用时间过长，反而可能造成不良后果，可能影响牙齿的萌替，妨碍牙颌生长发育，甚至造成口颌面的畸形。

4. 需患儿高度配合，年纪小则配合差，疗效差 早期防治时，需要家长及儿童的共同配合，家长要配合医师，嘱咐儿童佩戴矫治器及辅助患儿做肌功能训练，儿童要听家长的话，但往往由于患儿年龄小，不能坚持，配合不好，最终导致疗效不理想。

四、早期防治的特点

（一）矫治时机要适当

一般乳牙列最好在4岁左右（3.5～5.5岁）进行矫治。替牙期的矫治，如前牙反秴，在8～9岁进行，此时恒切牙的牙根基本发育完成，加力时可以避免影响恒切牙的牙根发育。颌骨畸形的早期矫形治疗，应根据全身骨龄判断，最好在生长高峰期前及生长高峰期进行，一般在青春生长高峰期前1～3年，即在10～12岁前（女性的高峰期比男性早2年左右）进行。对于上颌骨宽度的扩大应在腭中缝完全融合前进行，一般不应大于15岁，否则牙弓的扩大不是骨性改变而是牙齿的改变，主要为后牙的颊向倾斜。

（二）矫治力应适宜

对牙齿施力时，力量应该为柔和的轻力，而对颌骨进行施力时，要选择重力。例如，对乳切牙反秴者，施力要轻柔，以免造成乳切牙过早脱落。对于上颌骨发育不足的反秴患者，进行前牵引治疗时，一般每侧力值为500g以上，甚至可达1500～3000g。但如果是下颌发育过度的反秴患者，在使用颏兜抑制下颌骨发育时，矫形力一般每侧300～400g即可，最大不超过每侧500g。

（三）矫治疗程不宜太长

一般都是选择简单的矫治器进行早期防治，并且矫治器在口内戴用的时间不宜过长，一般不超过一年，以免影响后续发育。

（四）矫治目标有限

牙颌面的生长是复杂的过程，早期防治仅涉及一段时间，所以只能是整个治疗计划的一部分。由于生长期变化存在个体差异，错𬌗畸形表现的部位、形式也并不确定，早期防治并不适用于所有的错𬌗畸形，而且就算进行了早期防治也可能需要二期治疗，常见的一些错𬌗畸形往往都需要在后期进行常规正畸治疗，因此，早期防治有些是尝试性的、有限的，故又称有限矫治。对一些具有遗传倾向的严重错𬌗畸形，如重度骨性错𬌗、复杂拥挤、严重深覆𬌗、深覆盖等一时难以确诊的畸形，早期防治的效果往往并不是特别理想。因此在早期防治过程中，可以根据情况进行调整，可以重新制订治疗计划或暂停治疗，先观察一段时间再决定是否继续矫治。

五、早期防治的方法

（一）简单矫治器治疗

1. 不良习惯的阻断　吮指、吮颊、吮咬唇、咬物和吐舌等不良习惯，它们都可造成错𬌗畸形，可戴用简单矫治器来阻断这些不良习惯，如舌刺、腭屏、唇挡、颊屏等。

2. 间隙保持及阻萌　乳牙或恒牙早失、恒牙早萌这些替牙障碍，可造成错𬌗畸形，为了避免形成错𬌗，在牙齿早失后就要保持牙弓长度，让后继恒牙能正常萌出或保留间隙以便成年后修复，一般常用缺隙保持器、舌弓及阻萌器等简单矫治器维持牙间隙。

3. 牙弓不调的矫治　主要为牙弓矢状向、宽度和垂直关系不调的错𬌗畸形的矫治，如牙间隙、乳前牙反𬌗、牙拥挤错位、上颌牙弓前突、深覆𬌗、开𬌗、单侧后牙反𬌗等，可用简单活动矫治器如上颌扩弓矫治器、上颌𬌗垫式舌簧矫治器、上颌平面𬌗板等矫治，也可用局部简单粘接托槽、固定舌弓等改正。

（二）功能性矫治器治疗

功能性矫治器是利用肌能力（如肌力及咬合力等）进行牙颌关系调整治疗的矫治装置，大多为活动矫治器，如肌激动器、前庭盾等；也有固定式的，如 Herbst 矫治器。

（三）口外矫形力矫治器治疗

口外矫形力矫治器是利用口腔外的头、颈、颏为支抗，所设计的一系列通过矫形力（重力）牵引，促进或抑制颌骨生长发育，从而达到矫治骨性错𬌗的矫治装置，如口外弓、前方牵引装置、头帽颏兜等。

（四）肌功能训练

肌功能不平衡可以导致错𬌗畸形。尤其对一些口周肌肉松弛、颏肌亢进的患儿，越早进行肌功能训练，越有利于畸形的矫治，面型改善越好，而且更不易复发。但肌功能训练需要家长及孩子的高度配合，每天都要坚持训练，持续训练一段时间才可能有效果。

1. 唇肌功能不足的患者可放一张硬纸卡于上下唇之间，用双唇夹住卡片，尽量不要露出唇红，保持这个姿势20分钟，每天3组；也可用线拴上一个纽扣，将纽扣置于切牙对应的前庭部，用唇将纽扣包住，使扣子不能脱出，进行牵拉训练，保持5秒，分别从三个方向（左侧－中间－右侧）练习，每个方向拉20次，每天3组；还可以吹乐器（笛子、喇叭等），练习爆破音等，均可达到训练唇肌的目的。

2．对于下颌后缩、远中关系的儿童患者，首先要保证喂养姿势正确，然后去除咬合障碍（上颌牙弓狭窄等）、纠正不良习惯（托颏等）。在这些都完成后可训练下颌主动前伸，即让患者正常站立，两手自然放于身体两侧，保持头、颈部正确姿势，然后让患者前伸下颌达到上下颌切牙对刃或反𬌗，在该位置上保持数分钟，反复多次训练使肌肉张力增加，下颌就可以逐渐向前调整。反之，对于下颌习惯性前伸的儿童患者，可让患儿做相反的动作，下颌后退至上下颌切牙对刃，反复多次训练达到治疗目的。同时配合矫治器或调𬌗去除𬌗干扰效果会更好。

3．患有扁桃体或咽喉炎症等慢性疾病时，患儿就不能形成正常的吞咽方式，会通过舌的习惯性前伸来避免吞咽时的疼痛，最终形成伸舌吞咽习惯。其治疗方法除了要治疗这些慢性疾病外，也可进行舌肌的功能训练，建立正常吞咽动作。舌尖放置一小物，如牵引圈或小食品，让患儿喝一口水，用舌尖抵在上颌切牙腭乳头处，然后慢慢吞咽将水咽下，舌尖上的小物不能移动。此法可每天进行3组，每组50次。

（五）序列拔牙治疗

序列拔牙是一种牙齿矫正方式，通常用于治疗严重的牙齿拥挤或错位。这种矫正方式需要在一定时间内分次拔除一定数量的牙齿，以创造空间让其他牙齿排列整齐。

第二节　早期预防和预防性矫治

早期预防和预防性矫治是指从胚胎第6周到恒牙列（除第三磨牙）建立咬合完成前，对影响牙、颌骨等正常生长发育的全身及局部不良因素及时发现并去除，从而使牙颌面达到协调发育，促进儿童形成健康的心理。

一、早期预防

早期预防是指发生错𬌗畸形以前采取的预防性措施，去除可能造成错𬌗畸形的危险因素，使之不发生错𬌗畸形。

（一）胎儿时期的预防

母体的健康、营养、环境及心理等是胎儿健康生长发育的保障，所以母亲从受孕开始就要做到保持良好的心态，重视妊娠期营养，避免患急性、发热性疾病，避免照射过量的放射线，避免摄入过量的烟、咖啡、酒，避免接触有毒、有害、污染的环境。

（二）婴儿时期的预防

1. 正确的喂养方法　母乳是公认的婴儿最好的食物，母乳中含有婴儿生长发育所必需的各种物质，而且较奶粉更易消化和吸收，所以母乳喂养是首选。正确的喂养姿势是45°斜卧位或半卧位。如果只能采用人工喂养，最好使用奶嘴口大小适宜的且与口唇外形吻合的解剖扁形奶嘴，奶瓶与𬌗平面垂直或稍下10°左右。如果奶瓶过高会导致下颌前伸，形成反𬌗；而如果奶瓶过低，下颌发育不足，则形成下颌后缩。

2. 正确的睡眠姿势　婴儿出生后睡眠时间较长，所以要经常调整睡眠姿势和位置，以免颌面部一侧长期受压导致畸形。

3. 消除口腔不良习惯　婴儿处于口欲期，经常会有吮指、吮咬唇或咬物等口腔不良习惯，一旦发现应尽早消除。

（三）儿童时期的预防

1. 合理膳食　儿童时期全身和颅颌面的生长发育很快，应注意食用富含营养和一定硬度的食物，促进和刺激牙颌正常发育。

2. 防治疾病　口呼吸可造成上颌前突和腭盖高拱等错𬌗畸形，因此对于扁桃体过大、鼻炎、鼻窦炎，应尽早治疗，以维持呼吸道通畅，从而避免口呼吸习惯。此外，一些影响生长发育的急性或慢性病也应尽早治疗，否则将影响牙及颌骨的发育。

3. 防龋　乳牙中矿物质含量少，更易龋坏，因此在儿童时期，应养成良好的刷牙习惯，减少龋坏发生，避免乳牙过早缺失，保持乳牙列的健康完整；也可通过医疗手段如窝沟封闭等预防龋坏的发生。如已发生龋坏，应及时治疗，恢复乳牙的咬合，保持牙弓的长度，为后继恒牙顺利萌出提供保障。

4. 心理维护　不良习惯如吮指可对幼儿造成不好的心理影响，特别是对年龄稍大的儿童，不良习惯及其所形成的牙颌畸形，常引起同学的嘲笑和大人的责备，可造成某种程度的心理伤害。家长、老师、医师应耐心指导，关心儿童，让他们接受正确的治疗，才能获得好的效果。

二、预防性矫治

预防性矫治包括维持正常牙弓长度、助萌、阻萌，维护正常口腔健康环境，去除𬌗干扰，异常唇、舌系带的矫正，以及刺激牙颌发育的咀嚼训练等。临床需要进行预防性矫治的情况主要有乳牙或恒牙早失、乳牙滞留、恒牙萌出异常及系带附着异常。

（一）乳牙或恒牙早失

乳牙早失和恒牙早失都会影响咀嚼和发音，牙齿早失后会使邻牙向缺隙侧倾斜，对颌牙伸长，造成咬合紊乱。乳牙早失还会使恒牙异位萌出。

1. 乳牙早失的治疗　保持间隙，让恒牙正常萌出，主要采用缺隙保持器。

（1）适应证：①乳牙早失，恒牙胚牙根形成不足1/2，牙冠上覆盖有较厚的骨组织。②间隙已缩小或有缩小趋势，影响下一步常规矫治。③一侧或双侧多数乳磨牙早失，影响咀嚼功能。

（2）要求：①能保持牙弓长度。②不妨碍牙及牙槽高度、宽度的发育。③能恢复一定的咀嚼功能。

（3）常用的缺隙保持器

1）丝圈式固定缺隙保持器（图 7-1）：常用于个别后牙早失，注意丝圈应离开牙槽嵴 1～2mm，不妨碍牙槽嵴宽度的发育，并与邻牙有良好的接触以保持缺隙的宽度。

2）固定舌弓（图 7-2）：常用于下颌乳尖牙早失，在下颌第一乳磨牙做带环附固定舌弓，以维持下颌牙弓长度，在舌弓上焊阻挡丝维持下颌切牙与第一乳磨牙位置，使之不向缺隙移动。

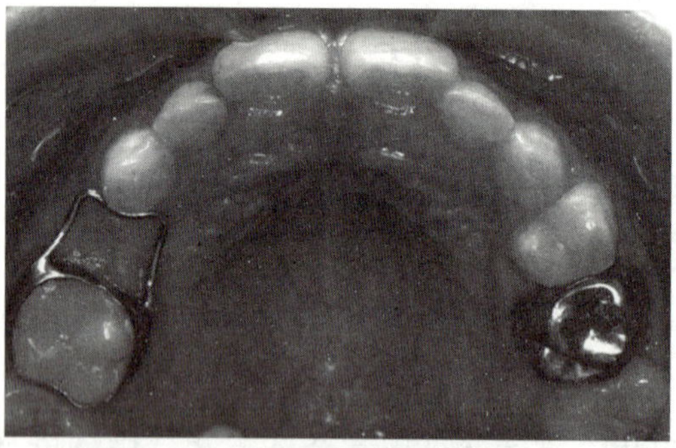

图 7-1　丝圈式固定缺隙保持器

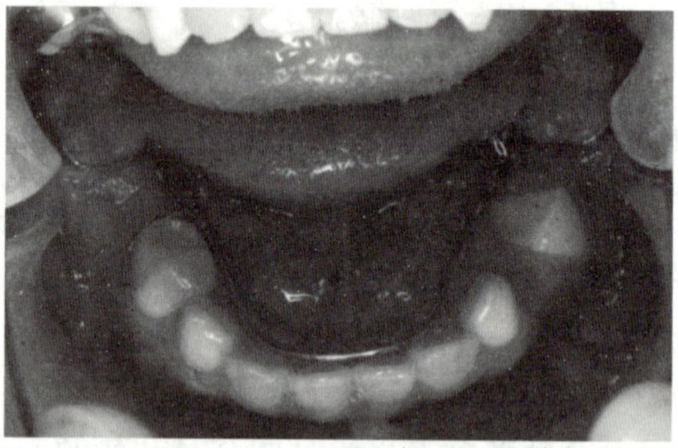

图 7-2　固定舌弓

3）活动义齿式缺隙保持器（图 7-3）：用于多数乳磨牙早失，既能保持缺隙的大小又能恢复一定的后牙咀嚼功能。

4）缺隙开大矫治器：若乳磨牙已前移，可设计活动矫治器推乳磨牙向远中恢复变小的间隙。如果可以采用固定矫治器，在增加前牙支抗的前提下，用螺旋弹簧开展间隙（图 7-4），推第一乳磨牙向远中，或戴唇挡推乳磨牙向远中。

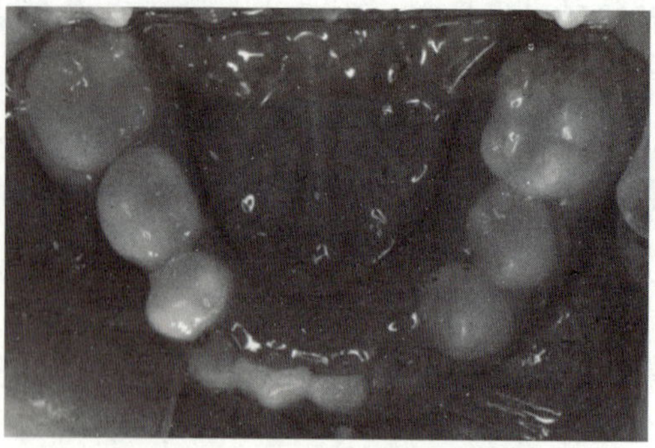

图 7-3　活动义齿式缺隙保持器

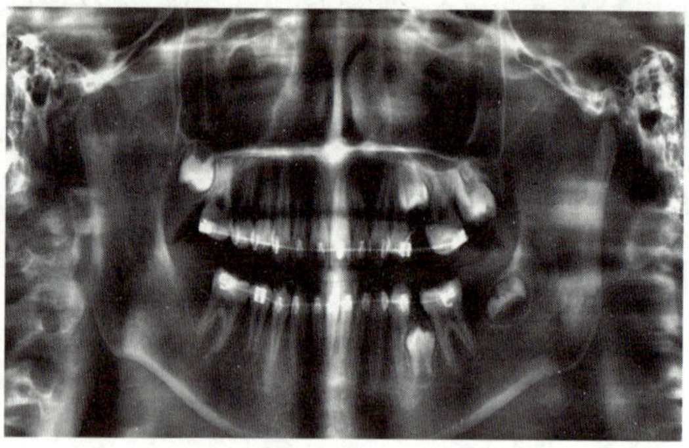

图 7-4　螺旋弹簧开展间隙

2. 恒牙早失的治疗　可采用间隙保持器保留间隙，待成年后义齿修复或乳牙替换完后再做全面的矫治计划，如拔牙矫治、支抗钉前移后牙等。

（1）上颌中切牙早失：可酌情将侧切牙移至中切牙的位置上，保持与对侧中切牙相同宽度，成年后做全冠修复，恢复中切牙的外形。顺次让尖牙和前磨牙前移代替侧切牙和尖牙，尖牙需改形成侧切牙，其余后牙均顺次前移，尽量使上下颌牙列建立良好的尖窝关系。

（2）第一磨牙早失：可酌情让第二磨牙前移代替第一磨牙，以牙为支抗或采用种植支抗，矫治过程中应防止第二磨牙牙冠的近中及舌向倾斜。同时还应防止对颌磨牙伸长形成干扰。

（二）乳牙滞留

应先拍摄X线牙片，在确定有相应恒牙胚存在时，尽早地拔除滞留的乳牙，以便于恒牙萌出调整。例如，下颌恒切牙舌向萌出（图7-5），在拔除滞留下颌乳切牙后，如间隙充足，由于舌的活动，下颌切牙常能从舌侧向唇侧移动到正常的位置。但是，上颌切牙舌向萌出后与下颌切牙已形成反㐌关系时，常需要矫治。乳磨牙粘连的患儿拔除粘连的乳磨牙后，应密切观察前磨牙的萌出。如果前磨牙牙根发育基本完成又缺乏自行萌出的能力，应根据患儿的牙龄、上下牙列拥挤程度等情况全面考虑后，再决定是否进行牵引助萌治疗。

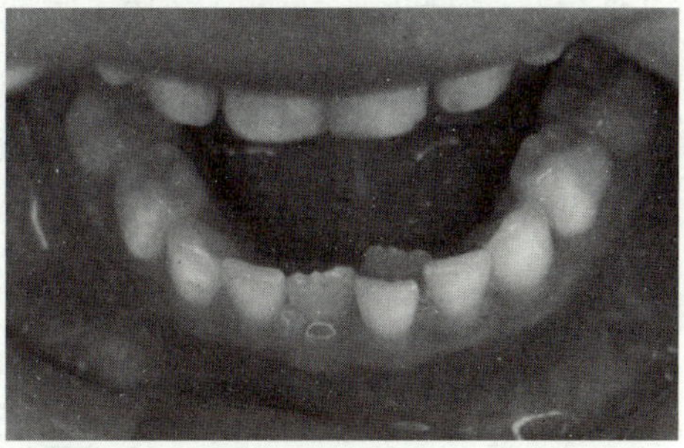

图7-5　下颌恒切牙舌向萌出

（三）恒牙萌出异常

1. 恒牙早萌的处理　临床检查乳牙有轻度松动，X线牙片显示恒牙牙根刚开始形成，其长度不足1/3，或牙根尚未形成，视为早萌，应该采用阻萌器。阻萌器是在丝圈式缺隙保持器上加焊一根阻萌丝，要定期观察，牙根已形成1/2以上时去掉阻萌器。

2. 恒牙迟萌、阻生及异位萌出的处理　恒牙在应萌出的年龄不萌，而对侧同名牙已萌出时为迟萌。分析迟萌、阻生的原因，尽早拔除滞留的乳牙、残根、残冠、额外牙，切除囊肿、牙瘤和致密的软硬组织。如恒牙牙根已形成2/3以上而萌出力不足，可用外科手术开窗、导萌阻生牙及迟萌牙（图7-6）。

3. 恒牙萌出顺序异常的处理　当下颌第二磨牙先于前磨牙萌出时，可利用第一磨牙前的固定舌弓维持牙弓长度，为前磨牙萌出提供间隙保障。当上颌尖牙萌出过早出现唇向错位时，根据牙列拥挤程度可以考虑推磨牙向远中或拔牙矫治。

（四）系带附着异常

1. 唇系带附着异常（图7-7）的处理　先用矫治器关闭中切牙间隙，之后再行唇系带修整术，避免先行手术导致瘢痕影响间隙关闭。如果间隙关闭后不切除异常的唇系带或手术不当保留了部分纤维组织，由于上唇的功能活动，系带纤维的牵拉常使中切牙间重新出现间隙。

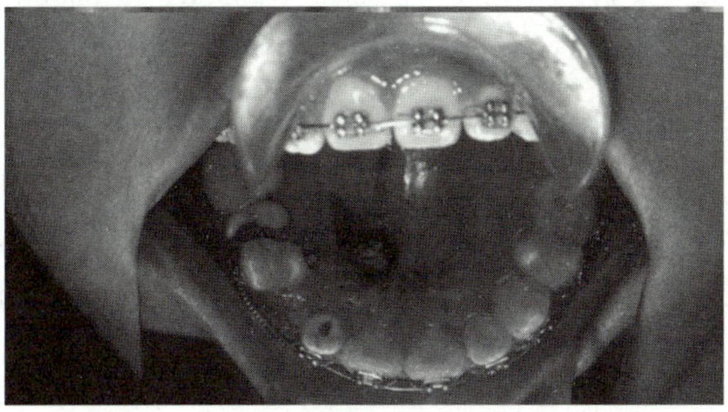

图7-6　导萌右上颌尖牙

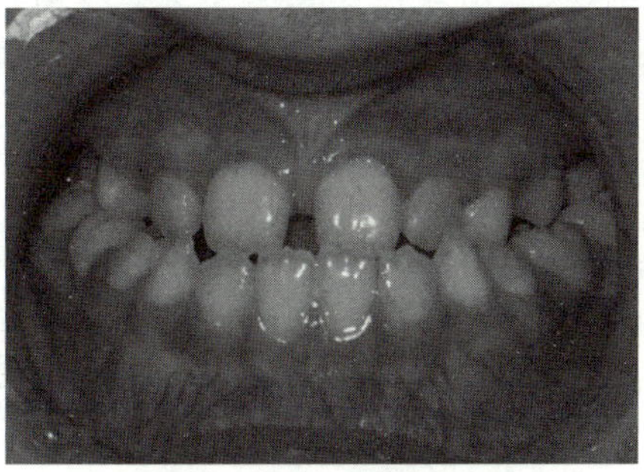

图7-7　唇系带附着过低

2. 舌系带附着异常的处理 尽早行舌系带延长术，一般建议在1～2岁进行手术，避免形成错𬌗和语音不清。早期没有处理的舌系带过短患者常伴有下颌牙弓过宽、前牙开𬌗，应在矫治错𬌗的同时行舌系带修整手术以延长舌系带，使舌体恢复正常的功能活动。由于患者舌体长期活动受限、位置异常，因此应注意训练患者将舌体置于正确的位置。舌体在姿势位时，舌背应上抬与腭部黏膜接触以减少对下颌牙弓的压力，防止错𬌗畸形复发。

第三节 早期阻断性矫治

在正畸治疗中，预防性矫治和阻断性矫治只有时间上及是否已有畸形表现的区别。预防性矫治在于防患未然，阻断性矫治是消除早期祸患，防止扩大。在进行阻断性矫治之前，首先要判别是否为替牙期的暂时性错𬌗。替牙期的暂时性错𬌗在上颌左右中切牙萌出初期，左右中切牙间常出现一间隙；上颌侧切牙萌出时，牙冠向远中倾斜；中切牙、侧切牙萌出初期，可能出现轻度拥挤；上下颌第一磨牙在乳牙建𬌗初期，为偏远中𬌗关系；替牙期常出现前牙深覆𬌗。如果确实为需要矫治的错𬌗畸形则可开始矫治。

一、口腔不良习惯的早期矫治

口腔不良习惯病因复杂，是一种儿童无意识行为，可破坏正常肌力、咬合力的平衡、协调，从而造成牙弓、颌骨发育及形态异常。口腔不良习惯持续的时间与错𬌗发生的可能性和严重程度成正比。因此，尽早破除不良的口腔习惯、阻断畸形的发展十分必要。常见的口腔不良习惯有吮咬习惯、异常吞咽及吐舌习惯、口呼吸习惯、偏侧咀嚼习惯等。

（一）吮咬习惯的矫治

吮咬习惯主要有吮拇指、吮其他指、吮咬唇、吮咬颊、咬物，这些如果发生在婴儿时期，3岁以后被其他活动取代一般不会产生不良作用。如果3岁以后不消失并加重，则属于口腔的不良习惯。不同的不良习惯会形成不同的错𬌗畸形。矫治方法为婴儿期可以用安抚奶嘴或在吮吸的手指上涂苦味药水或戴上指套；儿童期尽量通过讲道理来说服孩子自己戒除，若实在难以改正可用消除不良习惯的矫治器如唇挡、唇挡丝、腭屏、腭网等。

（二）异常吞咽及吐舌习惯的矫治

异常吞咽（伸舌吞咽）和吐舌习惯都会形成开𬌗畸形，两者都可通过说服教育儿童的方法改正，但如果有扁桃体过大、慢性扁桃体炎、佝偻病等疾病，应治疗疾病后再进行正畸治疗。必要时可做腭刺、腭网（图7-8），同时训练正常的吞咽动作。

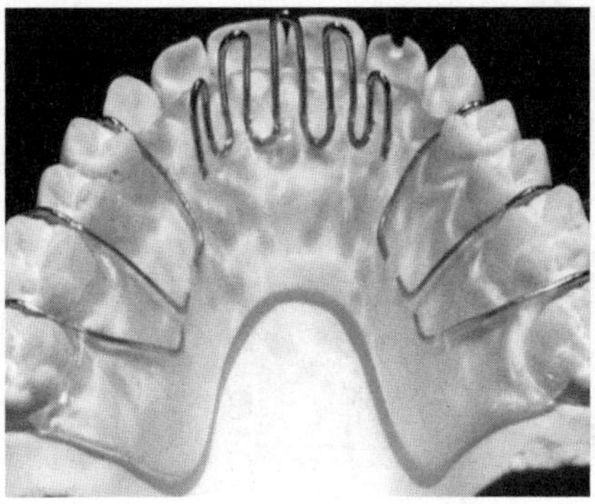

A

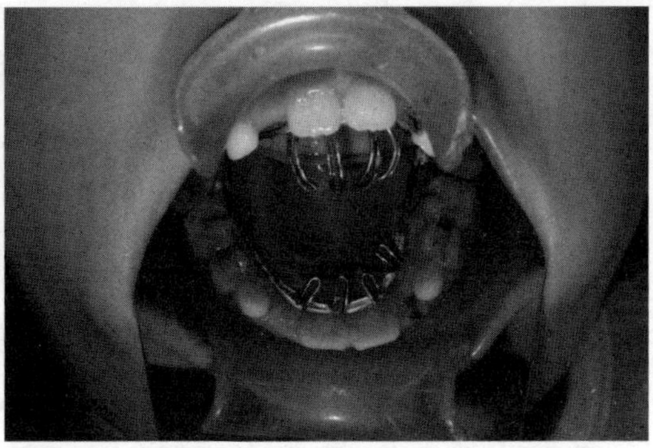

B

图 7-8 腭网

A. 活动腭网；B. 固定腭网。

（三）口呼吸习惯的矫治

由于大气污染导致鼻呼吸道疾病越来越多，所以口呼吸患儿也越来越多。这类患儿由于长期张口呼吸使下颌及舌下降，唇肌松弛、开唇露齿、唇外翻、上颌前牙前突、上颌牙弓狭窄，腭盖高拱，下颌向下、向后旋转，形成Ⅱ类高角畸形。矫治方法为首先治疗引起口呼吸的疾病，必要时切除过大的扁桃体或腺样体，待鼻呼吸道完全通畅后，再酌情进行矫治；如通过教育仍不能改正口呼吸可使用前庭盾置于口腔前庭部分，双侧延至第一磨牙，前份与前突的上颌切牙接触，双侧后份离开后牙 2～3mm，以促进切牙压入，后牙弓扩大。

（四）偏侧咀嚼习惯的矫治

偏侧咀嚼习惯大部分发生在乳牙期后期，因为这时牙齿易发生龋坏疼痛，严重者可变成残冠、残根。偏侧咀嚼习惯会导致面颊部左右侧不对称，咬合时下颌偏向一侧，颏点及中线偏斜，甚至形成单侧反殆，磨牙关系可能为一侧中性，或一侧远中、一侧近中。长期单侧咀嚼可形成偏颌畸形。矫治方法为尽早去除病因，治疗乳牙列的龋齿，拔除残冠、残根，去除干扰，修复缺失牙，并让患者注意训练用双侧咀嚼，对已形成错殆者，应根据错殆的情况，尽早进行一般性常规矫治。

二、牙数目异常的早期矫治

（一）额外牙的矫治

额外牙多为遗传因素或先天发育异常所致，上颌多见（图 7-9）。一旦发现就应拔除额外牙，观察恒牙自行调整。对严重恒牙错位、扭转、间隙，或已形成反殆且不能自行调整者，可尽早用简单的矫治器矫治恒牙错位。阻生牙冠根倒置且位置高、不压迫恒牙牙根、不妨碍恒牙的移动，而且外科手术拔除困难时，可以定期观察，暂时不予处理。

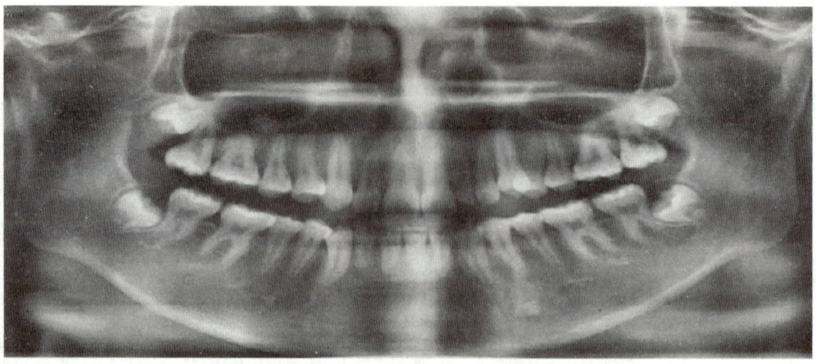

图 7-9 额外牙（左上颌中切牙与侧切牙之间）

（二）先天性缺牙的矫治

先天性缺牙（图 7-10）多为遗传因素，先天发育异常，外胚叶发育异常患者常有明显的家族遗传史。乳牙先天性缺失者少见，恒牙多见。常见缺失牙依次为下颌侧切牙、上颌侧切牙、下颌第二前磨牙、上颌第二前磨牙及第三磨牙。先天性缺牙与恒牙早失的处理类似。在替牙期可以观察其自行调整，待恒牙期后，再根据错𬌗情况酌情处理。原则上对个别牙缺失的患者，尽量选用后牙前移的替代疗法，而多数牙缺失的患者只能用义齿修复的方法恢复牙列或咬合，以恢复其咀嚼功能。

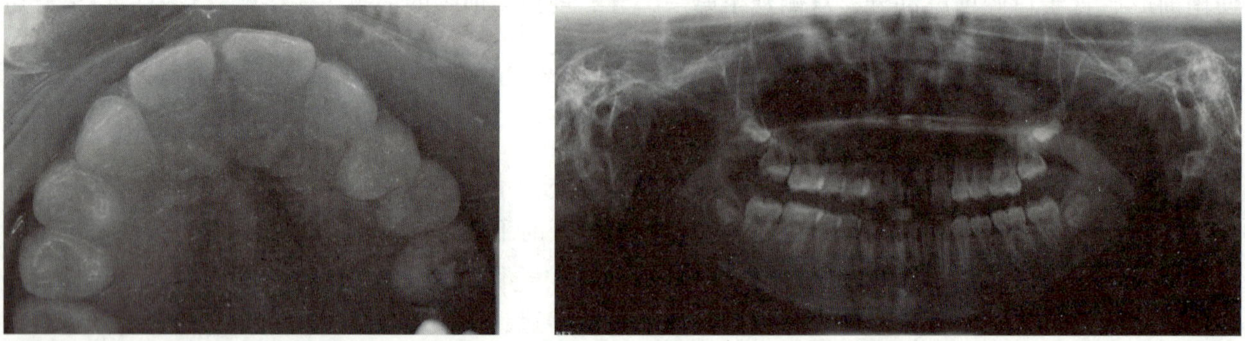

A　　　　B

图 7-10 先天性缺失上颌侧切牙

A. 口内照；B. 曲面体层片。

三、个别牙错位的早期矫治

（一）上颌中切牙旋转、外翻、错位的矫治

当 X 线牙片显示上颌中切牙根已发育 2/3 以上或基本发育完成时，应根据情况矫治扭转或外翻的上颌中切牙，使之回到牙弓中正确的位置上。常用矫治方法为粘接托槽，使用片段弓，用弓丝逐步加力。

（二）上颌中切牙间隙的矫治

替牙期上颌中切牙间隙需通过 X 线牙片判断是生理性的还是病理性的。如需要矫治，常用方法为粘接托槽，使用片段弓，通过结扎丝连扎或弹性橡皮链关闭间隙。

（三）第一磨牙近中移动的矫治

矫治目标是将近中移动的第一磨牙推向远中以维持间隙并等待第二前磨牙萌出。矫治方法分三种。

1．用活动矫治器附第一磨牙近中的分裂簧，或摆式矫治器（图 7-11），推其向远中。

2．在第一磨牙带环颊管上用唇挡（白天）及口外弓（夜晚）推第一磨牙向远中。

3．采用固定矫治器，以前段牙弓和对侧牙弓作为支抗，用螺旋弹簧开大间隙推第一磨牙向远中。

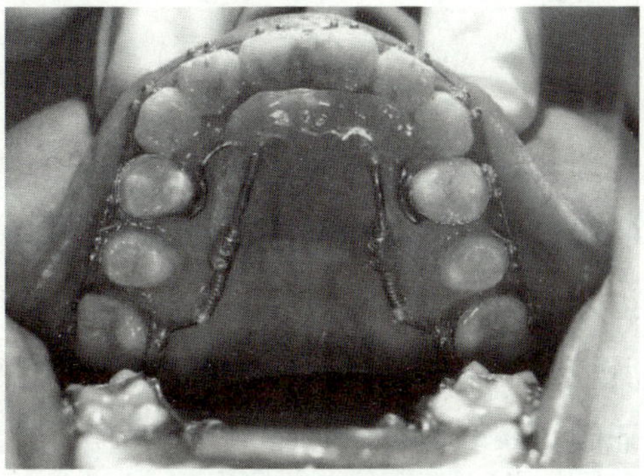

图 7-11　摆式矫治器

四、牙列拥挤的早期矫治

乳牙列拥挤极少见，主要为替牙期牙列拥挤。替牙期多数为暂时性拥挤，可定期观察暂不作处理。如果通过模型分析显示现有牙弓长度小于后继恒牙牙冠宽度总和，可诊断为牙列拥挤，一般将其分为轻度、中度、重度，再根据情况酌情处理。

（一）轻度牙列拥挤的矫治

轻度牙列拥挤患者应定期观察（一般每半年到一年复诊一次），随着恒牙的替换、颌骨及牙弓的长度与宽度的发育，可能自行生长调整为个别正常𬌗。发现有妨碍了牙弓前段发育的异常肌力时，可用唇挡进行矫治。如果第一前磨牙萌出时间隙不足，可以片切第二乳磨牙牙冠的近中邻面，让第一前磨牙能顺利萌出。

（二）中度牙列拥挤的矫治

替牙期中度牙列拥挤患者，一般不进行早期矫治，可以定期观察至恒牙期再酌情按牙列拥挤矫治。但对一些伴有个别恒牙反𬌗的患者需要及时进行矫治以免影响后续发育。

（三）重度牙列拥挤的矫治

对于重度牙列拥挤及有家族史拥挤倾向的患儿，可酌情考虑采用序列拔牙法治疗。但该方法疗程长达 3～4 年，还要求患儿必须合作，且对医师的经验要求高，所以临床不常采用。

▶**知识拓展**

序列拔牙法

第一期：拔除乳尖牙。当侧切牙萌出时严重拥挤、错位，约在 9 岁时拔除乳尖牙，让侧切牙利用乳尖牙的间隙调整到正常的位置。

第二期：拔除第一乳磨牙。9～10 岁时拔除第一乳磨牙让第一前磨牙尽早萌出。

第三期：拔除第一前磨牙。序列拔牙法的目的是最终拔除第一前磨牙，让尖牙萌出到第一前磨牙的位置上。

采用序列拔牙法的病例一般牙齿不可能完全自行调整得非常理想，常需要在恒牙期再进行必要的矫治。此外，使用序列拔牙法时应特别注意，当尖牙萌出时牙弓宽度还要发育，不能因采用序列拔牙法使下颌牙弓前段缩小而加深前牙覆𬌗。因此有人主张将序列拔牙法的拔牙时间推迟到 10 岁以后，即在下颌尖牙将萌出时，颌骨宽度增长后再做间隙分析。下颌尖牙萌出完全无间隙时，可拔除下颌第一乳磨牙，让下颌第一前磨牙提早萌出后再拔除下颌第一前磨牙，让下颌尖牙萌出于下颌第一前磨牙的位置上。而上颌由于牙齿萌出的次序是第一前磨牙先于尖牙萌出，此时若尖牙完全无间隙萌出，可以拔除上颌第一前磨牙让上颌尖牙萌出于上颌第一前磨牙的位置上。目前还是建议先观察，根据恒牙替换完后的拥挤程度，决定是否拔牙矫治。

五、反𬌗的早期矫治

不管是早期乳牙反𬌗还是个别恒前牙反𬌗，都应尽早矫治以阻断畸形的发展，避免形成骨性反𬌗。

（一）乳前牙反𬌗的矫治

乳前牙反𬌗一般在 3～5 岁进行矫治。临床多在 4 岁开始矫治。矫治太早，患儿难以配合治疗；矫治太晚，患儿进入替牙期，则应观察暂不矫治。矫治方法如下。

1. 反覆𬌗浅者 用调磨法，即调磨下颌切牙切缘的舌侧、上颌切牙切缘的唇侧，使上下颌前牙解除反𬌗锁结关系。特别应注意调改未磨耗的乳尖牙，以便下颌闭合运动时无咬合干扰而回到正常的位置。同时应训练患儿克服前伸下颌的习惯。

2. 反覆𬌗中度者 用附双曲舌簧的上颌𬌗垫式活动矫治器（图 7-12），推上颌前牙向唇侧，𬌗垫高度以脱离前牙反𬌗锁结为宜，一旦反𬌗锁结解除，应及时磨低𬌗垫以免压低后牙。注意双曲舌簧的弹簧平面应与上颌切牙长轴垂直，矫治力要轻微，每次打开舌簧 1mm，2 周复诊一次。嘱患儿吃饭时必须戴矫治器，反𬌗解除后，应注意调改上下颌乳前牙的咬合早接触点，特别是过高的乳尖牙牙尖，一般在 3～6 个月内完成矫治。

3. 反覆𬌗深者 可设计下颌联冠式斜面导板，斜面与上颌切牙长轴成 45°以引导上颌切牙向唇侧。若斜面太平，则垂直压入分力过大，无引导上颌切牙向唇侧的力；若斜面过陡，上颌切牙受力过大，不利于上颌切牙调整。如果需移动 4 个上颌乳切牙向唇侧，下颌 6 个前牙联冠支抗不够时，可以将舌侧基托向后牙舌侧延伸至下颌第二乳磨牙舌侧以增加下颌的支抗。对于反覆盖过大不能后退至对刃者，患儿吃饭时会前伸下颌将斜面咬在上颌切牙的唇侧，反而加重了畸形，所以一定要选好适应证。

4. 反覆盖过大者 多考虑骨性反𬌗，可根据畸形机制选择矫形治疗。

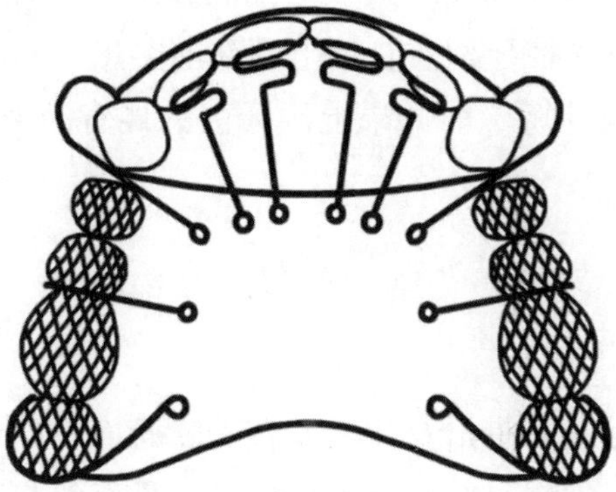

图 7-12　附双曲舌簧的上颌殆垫式活动矫治器

（二）替牙期个别恒切牙反殆的矫治

1. 上颌切牙舌向错位所致个别恒牙反殆　反覆殆浅或上颌恒切牙正萌长者可用咬撬法。反覆殆中度者可用附双曲舌簧的上颌殆垫式活动矫治器。

2. 下颌切牙唇向错位伴间隙所致恒切牙反殆　可用下颌唇弓殆垫式活动矫治器。

3. 伴拥挤的个别恒前牙反殆　临床常用简单固定矫治器（如“2×4”矫治器）。“2×4”矫治器的结构主要是在 4 个切牙粘接托槽、2 个磨牙粘接带环。

（三）后牙反殆的矫治

后牙反殆的矫治方法为调殆，去除殆干扰，单侧反殆者扩大一侧牙弓，使用单侧殆垫式活动矫治器附后牙舌簧等；双侧反殆者扩大上颌牙弓，使用四眼圈簧扩弓矫治器（图 7-13）、扩大螺旋（图 7-14）、分裂簧等。

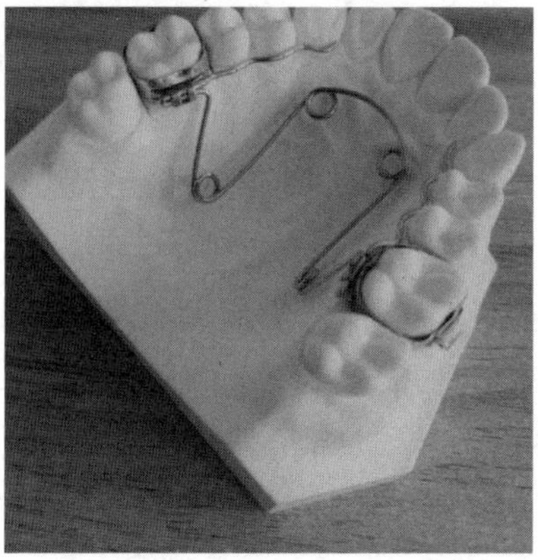

图 7-13　四眼圈簧扩弓矫治器

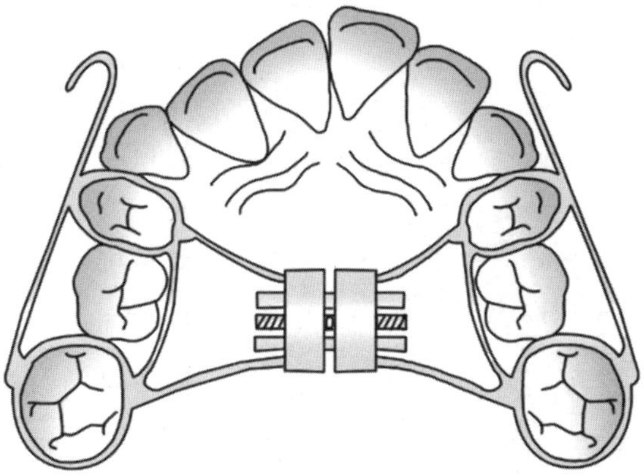

图 7-14　扩大螺旋

六、深覆盖的早期矫治

乳牙期及替牙期早期的前牙深覆盖多数是牙性、功能性的，磨牙多为安氏Ⅱ类关系，主要表现为上颌牙前突。此类错殆早期矫治的方法主要为阻断病因和诱导咬合调整，破除导致上颌牙前突的不良习惯，如戴前庭盾、下唇挡等；使用功能性矫治器（主要为肌激动器）；对于上颌牙弓存在间隙者，覆𬌗不深可直接内收，覆𬌗深需要打开咬合后再内收，可用活动矫治器唇弓或固定矫治器，但都需注意后牙支抗。临床上对于替牙期非骨性上颌牙前突患者一般不立即进行正畸治疗，而是观察替牙情况，待恒牙期再全面设计矫治。如果上颌牙前突伴有间隙影响美观或可能引起组织创伤，则应该开始正畸治疗。

七、开𬌗的早期矫治

在乳牙期和替牙期早期，由于牙萌出及牙槽发育受障碍而致的牙性开𬌗最常见，其病因主要为口腔不良习惯，如吮拇指习惯、咬物习惯、吐舌习惯等。是否引起开𬌗主要取决于不良习惯发生的频率和持续时间。所以尽早消除不良习惯很重要，首先应该对儿童进行说服教育，如果效果不理想，可制戴腭刺、腭网、腭屏等矫治器。

第四节　早期颌骨生长控制和矫形治疗

对于有严重骨性畸形的儿童，要在生长发育高峰期左右采用牙颌面生长导引和颌骨矫形治疗的方法，即用较大的力量改变颌骨的生长方向、空间位置和比例关系，引导颅颌面正常发育。根据作用力的类型，早期颌骨生长控制和矫形治疗可以分为两类：以肌力和咬合力作为力源的功能矫形治疗；以口外力（如头、颈、额为支抗的牵引力）作为力源的口外力矫形治疗。

一、骨性Ⅱ类错𬌗的矫治

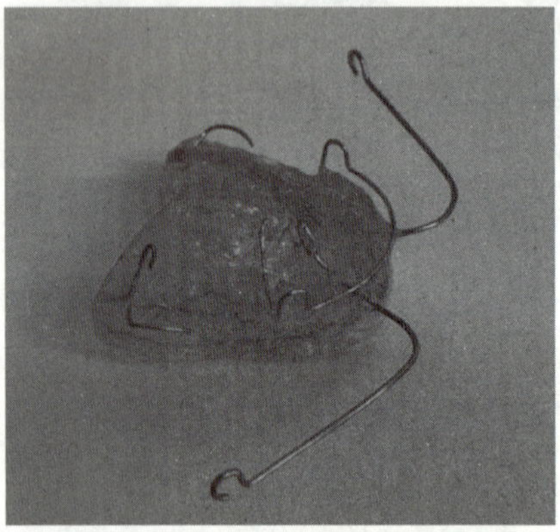

图 7-15　肌激动器加口外弓

骨性Ⅱ类错𬌗有三种表现形式，即下颌后缩、上颌前突、上颌前突合并下颌后缩，主要通过面型分析和头影测量进行诊断。第一种需要前导下颌，加速下颌生长，临床上常用功能性矫治器（如肌激动器、双𬌗垫矫治器、功能调节器、Herbst 咬合前导矫治器等）治疗。第二种需要抑制上颌骨的生长，临床常用口内有磨牙颊面管的唇弓式活动矫治器并附扩弓簧，口外为头帽结合口外弓，主要依靠口外力限制上颌发育，使下颌追赶上颌的发育。第三种需要抑制上颌骨的生长，促进下颌骨发育，临床常用附口外弓的肌激动器（图 7-15），配合头帽达到治疗效果。

二、骨性Ⅲ类错𬌗的矫治

骨性Ⅲ类错𬌗的三种表现形式为上颌后缩、下颌前突、上颌后缩合并下颌前突。第一种的早期矫治是促进上颌骨的发育，目前临床上多选用前方牵引装置，一般采用橡皮圈以每侧 300～500g 的重力做前牵引，牵引时间每天不得少于 12 小时，牵引方向为向前、下与䬽平面成向下约 30°。第二种需要戴用头帽颏兜抑制下颌骨的生长，使用颏兜时应注意不能用过大的向后牵引力而使下颌骨垂直向生长过度影响面型。因颏兜作用有限，有些患者成年后需采用正颌外科手术进行矫治。第三种可采用长拉钩改良颏兜抑制下颌生长的同时，前牵引上颌以刺激上颌的生长。

三、骨性开䬽的矫治

骨性开䬽一般是下颌向下后旋转生长，从而导致的前牙骨性开䬽，替牙期就应进行早期矫治。临床上多使用口外力支抗矫治器，除口内用䬽垫压低过度萌出的后牙 – 牙槽外，同时采用颏兜进行口外垂直向上重力牵引，降低面下部高度来矫治开䬽。对于早期矫治效果不理想的，恒牙期也需常规正畸治疗或成年后进行正颌手术。

考试知识点总结　　**本章小结**

协和云课堂……　拓展练习及参考答案

（任丽娜）

教学课件

第八章　常见错船畸形的矫治

学习目标

素质目标

（1）培养严谨的职业态度，增强医患沟通能力，能针对不同错𬌗畸形患者的需求制订个性化矫治设计。

（2）重视伦理决策和终身学习，确保规范、人文、科学的正畸诊疗实践。

知识目标

（1）掌握：单纯牙列拥挤的矫治方法。

（2）熟悉：双颌前突、前牙反𬌗、深覆𬌗、深覆盖的矫治方法。

（3）了解：其他常见错𬌗畸形的病因和常用矫治方法。

能力目标

具备较强的错𬌗畸形诊断能力，能够准确判断患者的错𬌗畸形类型及严重程度。

案例导入

【案例】

患者，女，24 岁。因上颌前牙拥挤不齐，影响美观及咀嚼功能，要求正畸治疗。

口腔检查：面型为直面型，面部对称。闭唇时无明显异常，微笑时上颌前牙暴露过多。

口内情况：恒牙列，磨牙关系为远中关系，上下颌牙列拥挤。上下颌中线对齐。前牙深覆𬌗、深覆盖。牙周健康，牙龈无明显红肿出血。

X 线检查：全口曲面体层片显示牙齿根尖无异常，第三磨牙萌出情况良好，骨量充足。

【问题】

1．对该案例作出诊断。

2．怎么测量上下颌拥挤度？

3．针对本案例情况，给出矫治方案。

·核心知识拆解·

第一节 牙列拥挤

牙列拥挤是临床中最常见的错䝐畸形。牙列拥挤可以单独存在于口腔中，也可以同其他错䝐畸形一同存在，前者称为单纯牙列拥挤，后者称为复杂牙列拥挤。单纯牙列拥挤的发生机制为牙量大于骨量，表现为牙齿不同程度的唇（颊）舌（腭）向错位或扭转，一般不会伴有上下颌骨及牙弓间的位置关系不调，多为安氏Ⅰ类中性错䝐。复杂拥挤的发生机制除了牙量大于骨量，还伴随上下颌骨及牙弓间位置关系不调，磨牙关系为安氏Ⅲ类近中或安氏Ⅱ类远中，软组织侧面型多为三类面型或二类面型。单纯牙列拥挤和复杂牙列拥挤由于其发生机制不同，最终得出的诊断和矫治计划往往也是不相同的。本节重点讲述单纯牙列拥挤的病因、临床表现、诊断和矫治。

一、病因

单纯牙列拥挤的发生机制为牙量大于骨量。牙量与骨量不调又受到多种因素的影响，影响因素主要有遗传因素和环境因素。

（一）遗传因素

人类从爬行到直立，颌骨逐渐退化缩小，而咀嚼器官的退化表现为不平衡现象，肌肉最先退化，然后是颌骨，最后是牙齿，因为咀嚼器官退化不平衡，使颌骨容纳不下所有的牙齿，即牙量大于骨量，出现牙列拥挤。牙齿及颌骨的形态、大小、位置在一定程度上也受遗传的影响。过大牙齿、额外牙及一些因颌骨发育不足造成的牙列拥挤与遗传因素有明显的相关关系。

（二）环境因素

在牙列拥挤中，乳恒牙替换障碍起着非常重要的作用，包括乳牙早失、乳牙滞留、恒牙萌出顺序异常、咀嚼功能不足、肌功能异常等（详见第二章内容）。

二、临床表现

单纯牙列拥挤时，由于牙量大于骨量，牙齿在牙弓上无法正常排列，表现为个别牙齿或多个牙齿在各个方向上的错位，如唇（颊）舌（腭）向错位、高位低位、埋伏阻生、扭转等。牙列拥挤还可能会影响牙弓形态或上下颌牙弓间的位置关系，例如，上颌前牙唇向错位可导致覆盖过大，舌向错位可使前牙呈现反䝐关系，高位或低位可导致覆䝐过深或无咬合接触，严重者会影响患者的面型；

后牙拥挤可造成后牙对刃、反𬌗、锁𬌗等。少数患者因牙列拥挤引起上下颌牙弓关系紊乱，导致咀嚼功能降低，影响食物的消化和吸收，严重者甚至会影响颞下颌关节的正常功能，出现疼痛、弹响等症状。此外，牙列拥挤会影响牙齿的自洁功能，容易诱发龋齿、龈炎等。

需要注意的是，有时牙列拥挤的程度会随着年龄增大而变得突出，这种情况常出现在恒牙期，随着第二、第三磨牙的萌出，牙弓拥挤度有可能增大；或者正畸结束后，在保持阶段，由于第三磨牙的萌出，出现前牙拥挤等现象。

三、诊断

（一）牙列拥挤度分级

（1）Ⅰ度拥挤（轻度拥挤）：拥挤度 4mm。

（2）Ⅱ度拥挤（中度拥挤）：4mm ＜拥挤度≤ 8mm。

（3）Ⅲ度拥挤（重度拥挤）：拥挤度＞ 8mm。

（二）单纯牙列拥挤的诊断

综合全面的口腔检查结合 X 线头影测量分析、模型分析及颜面美学分析（特别是面部软组织侧貌，即上下唇与审美平面的关系、鼻唇角的大小），是牙列拥挤正确诊断的基础。X 线头影测量分析结合模型分析可排除骨性畸形和上下颌牙弓位置异常的存在，从而区分单纯牙列拥挤和复杂牙列拥挤，并计算出拥挤度。在模型分析中，除了牙量骨量不调即拥挤度的测量，还应该加入 Spee 曲线曲度的测量、切牙唇倾度的评估等，即牙弓内所需的间隙 = 拥挤度 + 平整 Spee 曲线所需间隙 + 矫治切牙倾斜度所需间隙等。

通常情况下，每整平 1mm 牙弓 Spee 曲线，需要 1mm 的间隙；切牙唇向倾斜 1mm，可获得 2mm 间隙。此外，Bolton 指数的测量可了解上下颌牙量比是否协调，从而明确牙量不调的部位；Howes 分析可以确定患者的根尖基骨是否能容纳所有牙齿，并以此全面预测其切牙和磨牙重新定位的可能位置及关系，预测牙弓形态改变及支抗设置时可能获得的间隙量。而头影测量分析结合颜面及肌功能运动分析，则可以判断肌肉及咬合功能是否异常，特别是唇的长短、形态、位置和肌张力是否能容纳牙齿排齐后牙弓空间的变化量，是否能够达到较满意的面容，这对矫治预后是非常重要的。最后，综合分析决定是采用非拔牙矫治还是拔牙矫治。在临床中，对牙列拥挤的矫治，其关键往往在于是否拔牙。

四、矫治

微课：
牙列拥挤
的矫治

牙列拥挤的矫治原则是应用各种正畸手段增加骨量或 / 和减少牙量，使牙量和骨量趋于协调，同时满足牙、颌、面三者之间的协调、稳定和颜面美观。在制订矫治方案时需要考虑牙列拥挤的发生机制，是单纯牙量过大，还是单纯骨量过小，还是两者皆存在；考虑牙列拥挤的严重程度，一般拥挤度越大，越倾向于拔牙矫治；还要考虑颌面部生长发育情况，有些治疗方法需要在生长发育阶段实施，如快速扩弓。

在制订矫治方案时，应对患者牙颌面进行全面综合分析，并结合患者的主诉，最终制订矫治方案。在牙列拥挤中，首先要明确采用何种方法进行治疗，是增加骨量还是减少牙量还是两者兼有。在决定治疗方案时应综合考虑以下因素。①牙列拥挤度：在模型上测量，每 1mm 的拥挤度需要 1mm 的牙弓间隙来解除。拥挤度越大拔牙的可能性就越大。② Spee 曲线曲度：在下颌牙弓模型上测量，每整平 1mm Spee 曲线，需要 1mm 的牙弓间隙。③面部软组织侧貌：唇部突度大，影响美观，为降低唇部突度，可以拔牙，以利于内收前牙，改善唇部突度；但是，如果通过 X 线头影测量分析发现上颌骨发育不足，即使存在中度以上的拥挤，也要慎重拔牙。④前牙唇倾度：切牙唇倾，引起唇部凸起，影响侧面面型，需要内收切牙。内收唇倾的切牙需要额外的牙弓间隙，切牙切缘每向舌侧移动 1mm，则需要 2mm 的牙弓间隙。切牙越唇倾，内收时需要额外的牙弓间隙越多，拔牙的可能性就越大。⑤合并的错𬌗畸形类型：同样的牙列拥挤伴有不同类型的错𬌗畸形，采取的治疗方案有可能不同。例如，伴有深覆𬌗的牙列拥挤，拔牙可能会进一步加深覆𬌗，因此牙列拥挤伴有深覆𬌗者选择拔牙时需慎重。再如，同样是上颌前牙牙列拥挤，在安氏Ⅰ类错𬌗可能采取减数矫治，而在安氏Ⅱ类 2 分类错𬌗则往往唇向开展上颌前牙，再配合上下颌骨及牙弓关系的调整建立正常上下颌牙弓矢状向关系。以下介绍临床上常用的矫治方法。

（一）增加骨量

牙弓扩展是增加骨量的主要措施，包括牙弓长度扩展和宽度扩展。

1. 牙弓长度扩展　包括推磨牙向后和切牙唇向移动。

（1）推磨牙向远中：主要是向远中整体移动或直立第一磨牙，一般上颌每侧可获得 3～6mm 的间隙，下颌每侧可得 1mm 的间隙。临床通常的情况是推上颌磨牙向远中。适用于因第一磨牙前移造成的轻、中度牙列拥挤的病例，磨牙轻度远中关系，呈尖对尖关系，推上颌磨牙向远中纠正磨牙远中关系；第二磨牙没有萌出，且牙根形成 1/2，最好无第三磨牙或已拔除的患者。推磨牙向远中除了扩展牙弓长度，还可以调整磨牙关系，但是对于高角病例应慎重，以免升高后牙，造成前牙开𬌗。

临床中推磨牙向远中的矫治器常用的有口外弓、活动矫治器和固定矫治器。

1）口外弓：由内弓和外弓组成。内弓与牙弓形态基本一致，前部应离开切牙 2～3mm，根据需要，内弓可设计成多种形式和功能。外弓通过弹力橡皮圈或弹簧与头帽或颈带相连，产生牵引力，使用的牵引力每侧 300～500g，每天戴用不少于 12 小时，戴用时间越长效果越好。

2）活动矫治器：由腭基托、改良箭头卡环和指簧构成，一般每侧可获得 3mm 的间隙，每次指簧加力 100～125g，由于指簧力量单一，不能形成力偶，磨牙向远中倾斜移动，无法整体移动。为了磨牙远中移动更高效，可以在前牙腭侧增加一薄层平面导板，打开磨牙尖窝锁结关系，使后牙脱离咬合约 1mm。除饮食外，需全天佩戴矫治器，并按医嘱定时复诊。

3）固定矫治器：推上颌磨牙向远中的口内固定矫治器中，最常用的为摆式矫治器（图 8-1）。用来推磨牙向后的弹簧曲由直径为 0.8mm 的钛钼丝（TMA）弯制而成，并用改良 Nance 弓增加支抗，不需要口外唇弓。由腭侧 Nance 弓的基托内向前磨牙𬌗面延伸形成 4 个支托，矫治器就位后将带环和支托用粘固剂进行固定。推下颌磨牙向远中的固定装置主要是下颌舌弓和下颌唇挡。除以上固定矫治器外，随着种植支抗的普遍应用，也可使用微螺旋种植钉种植体推磨牙向远中。

（2）切牙唇向移动：适用于切牙较为直立或舌倾的轻、中度牙列拥挤，切牙切端唇向移动 1mm

可以获得 2mm 的间隙。唇向移动切牙多使用固定矫治器，可在固定矫治器前牙区弯制垂直开大曲（图 8-2）或在磨牙颊面管近中弯制 Ω 曲。

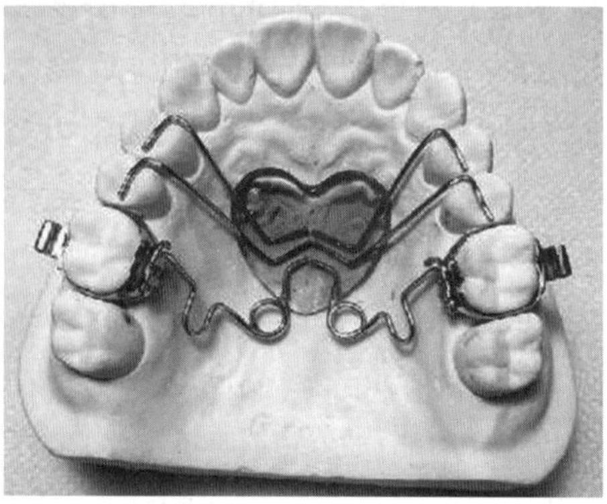

图 8-1　摆式矫治器推磨牙向远中

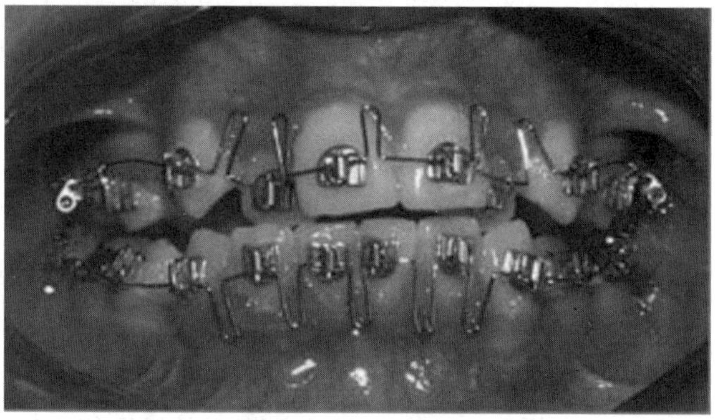

图 8-2　垂直开大曲唇向移动上下颌前牙

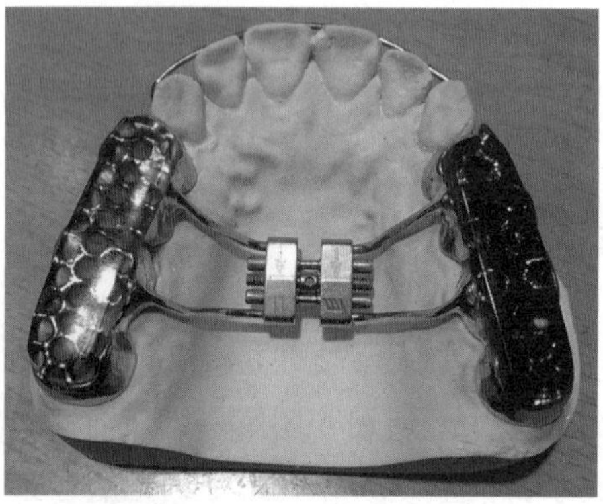

图 8-3　殆垫螺旋扩弓矫治器

2. 牙弓宽度扩展　牙列拥挤的患者常表现为不同程度的牙弓狭窄。牙弓狭窄可能是牙性的即牙舌侧倾斜，也可能是骨性的即基骨宽度不足，或两者皆有。牙弓宽度扩展有三种方式：矫形扩展、正畸扩展和功能性扩展。

（1）矫形扩展：即上颌腭中缝扩展，用螺旋扩弓器刺激骨缝内的新骨沉积（图 8-3）。主要用于因骨性牙弓狭窄造成的中重度牙列拥挤、上颌宽度不足、后牙反殆的病例。小于 15 岁的患者均适合矫形扩展，少数患者直到 18 岁仍有较好的腭中缝扩展效果，随着年龄的增长，腭中缝骨融合更加致密，扩展腭中缝变得更困难。上颌发育不足进行前方牵引的安氏Ⅲ类错殆畸形可以合并使用腭中缝扩展。

根据腭中缝扩展速度，矫形扩展可分为快速腭中缝扩展和慢速腭中缝扩展。快速腭中缝扩展每日螺旋开大至少 0.5～1.0mm，即每日旋转至少 2 次，每次 1/4 圈，连续 2～3 周，可使腭中缝迅速打开，上颌中切牙间出现间隙，当上颌磨牙舌尖与下颌磨牙颊尖舌斜面咬合时停止扩展，然后将螺旋开大器结扎固定保持 3～4 个月，使新骨在扩开的腭中缝处沉积。慢速腭中缝扩展每周将螺旋打开 1mm，或 2 天旋转 1 次，每次旋转 1/4 圈，在 10～12 周内逐渐使腭中缝扩展，与快速扩展一样，慢速扩展结束后将螺旋开大器用结扎丝固定 3～4 个月。

腭中缝矫形扩展对于年龄较小者，骨缝效应发生的比较充分，随着年龄增长，骨缝效应减小，牙齿效应增大，后牙会发生一定程度的颊侧倾斜，舌尖下垂，可使咬合抬高，引起前牙开殆及不利的下颌向后下旋转。若发生下颌后旋，可以在后牙区戴殆垫限制后牙伸长。

（2）正畸扩展：当患者年龄偏大时，腭中缝骨改建效应缺乏，通过后牙向颊侧倾斜而扩大牙弓宽度，每侧可得 1～2mm 间隙。后牙颊侧倾斜在某种程度上可以刺激该区域牙槽骨的生长，故正畸扩展的长期效果也是稳定的。上颌常用双菱形活动扩弓矫治器、螺旋扩弓分裂基托活动矫治器或四眼圈簧扩弓矫治器（图 8-4），也可以采用方丝弓矫治器配合粗弓丝或扩弓辅弓。

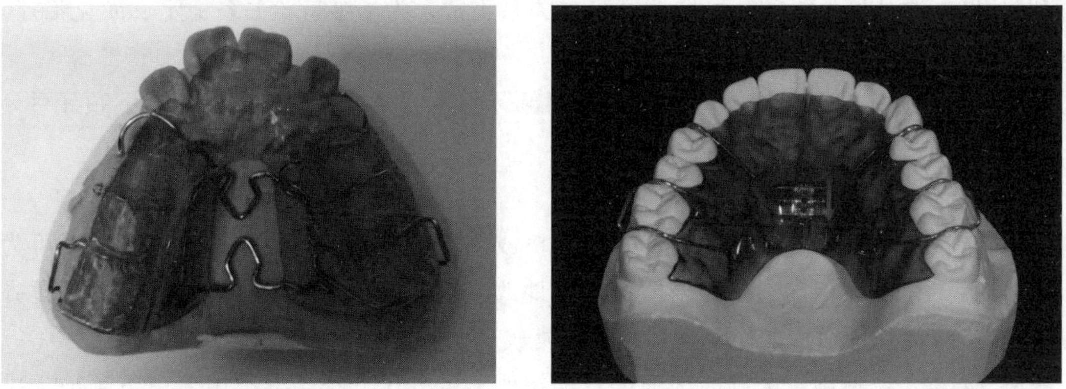

A B

图 8-4 扩弓矫治器

A. 双菱形活动扩弓矫治器；B. 螺旋扩弓分裂基托活动矫治器。

（3）功能性扩展：对轻度拥挤或中度牙列拥挤伴牙弓宽度不足者，可采用功能性扩展，多用功能调节器或下唇挡达到目的。功能调节器的颊屏可消除颊肌对牙弓向内的压力并在舌体的作用下使牙弓的宽度得以扩大增加。此外，唇挡、颊屏等对唇颊侧前庭沟黏膜具有牵张力，可刺激此处牙槽骨的生长，一般此种方法建议在替牙期中期开始治疗，持续到生长发育高峰期结束。

（二）减少牙量

减少牙量的方法有减径和减数，即邻面去釉和拔牙矫治。

1. 邻面去釉 此方法一般是针对上颌第一磨牙之前的所有牙齿，而非一颗牙或一组牙。牙齿邻面釉质厚度为 0.75～1.25mm，并且邻面釉质正常情况下是存在生理磨耗的，这是邻面去釉的解剖生理基础。邻面去釉的厚度仅为 0.25mm，因此在两颗上颌第一磨牙之前的牙齿经过邻面去釉后，一共可获得约 5mm 的牙弓间隙；下颌牙区由于切牙近远中径小，邻面去釉的程度较小，所能获得的牙弓间隙也比较少。

（1）适应证：一般适用于轻度牙列拥挤、口腔卫生良好、患龋率低、上下颌牙弓牙齿大小比例不调的患者。

（2）方法：从第一磨牙的近中向前开始，用砂条、正畸片切盘或细抛光钻磨出每颗牙齿邻接面的釉质 0.15～0.25mm，注意保持牙齿外形，磨除釉质后局部抛光，并涂氟，以降低龋齿的发生。

2. 拔牙矫治 单纯牙列拥挤只涉及牙和牙槽，拔牙的目的是解除拥挤，是否拔牙主要根据拥挤的严重程度。一般而言，轻度拥挤采用扩大牙弓的方法；中重度拥挤多数需要拔牙，其中可拔牙可不拔牙的边缘病例结合面部软硬组织形态，选择合适的手段，尽量能不拔牙就不拔牙。

（1）拔牙矫治的原则

1）拔牙保守原则：正畸拔牙应采取谨慎态度，通过模型分析、软组织侧貌分析和 X 线头影测量分析并结合患者和家长的意见，最终决定是否需要拔牙，对于临界病例，尽量不拔牙。

2）患牙优先拔除原则：通过临床检查，确定是否存在严重龋坏、额外牙、短根牙等，应尽可能拔除以上病患牙。

3）左右对称原则：单侧拔牙有时会使中线偏向一侧，对面部对称性产生影响，所以一般主张对称性拔牙，除非原有牙弓已出现不对称，可采用不对称拔牙。临床中如果下颌牙弓前段牙列拥挤，中后段前磨牙区、磨牙区上下颌牙弓协调，咬合关系正常，为了维持𬌗关系稳定、简化治疗等原因，可采取单侧拔除下颌中切牙。

4）上下协调原则：一般一个牙弓拔牙后，对颌牙弓也需要拔牙，从而保证上下颌牙弓牙量的协调及咬合关系的稳定。

（2）常见拔牙部位

1）拔除 14、24、34、44：最适用于前牙拥挤或前突的患者。当拔除第一前磨牙后可为前部牙弓提供最大限度的可利用间隙，同时还能最小量地改变后牙咬合，不仅明显地简化前牙排齐的治疗过程，还有利于维持后牙弓形的稳定和后牙的正常咬合关系。

2）拔除 14、24：适用于上颌前牙前突及拥挤明显的安氏Ⅱ类 1 分类患者，下颌前牙排列位置基本正常，年龄较大、下颌生长潜力较小。

3）拔除 15、25、35、45：适用于前牙弓拥挤或牙弓前突较轻，颜面及唇形较好，不需要改变前牙倾斜度，并且需要或不需要调整磨牙关系的患者。若不需要磨牙前移关闭间隙或调整磨牙关系，此时必须十分谨慎设计支抗以防磨牙前移，间隙丧失，咬合关系紊乱。

4）拔除 14、24、35、45：适用于上颌前牙拥挤明显，下颌切牙轻度拥挤或前倾，磨牙关系呈远中关系，需要调整磨牙关系的患者。

5）拔除 15、25、34、44：适用于上颌前牙拥挤或前突较轻，不需要改变上颌切牙倾斜度和唇倾度，下颌平面角较大的Ⅲ类患者。

6）拔除下颌切牙：适用于单纯下颌切牙拥挤，拔除 1 个下颌切牙可迅速排齐牙列的患者；也适用于下颌前牙 Bolton 指数不调，拔除 1 个下颌切牙，有利于建立前牙覆𬌗覆盖关系并保持稳定效果的患者。

7）其他：在拔牙矫治的病例中，临床上大多数采用对称性拔牙，但是如果牙弓内存在一些畸形牙，严重错位牙，龋坏、牙周病、𬌗障碍等，则必须首先拔除丧失功能的病牙。此外，在单纯牙列拥挤治疗中，除非第一磨牙严重龋坏或有牙周病，通常严禁拔除第一磨牙，如果拔除一侧龋坏严重的第一磨牙，一定不能为了遵循对称拔牙，拔除对侧第一磨牙，从生理功能、治疗疗程和治疗难度上来说，都是不建议的。

▶知识拓展

牙齿矫正过程中，为什么不拔除错位的尖牙？

一、尖牙的功能与重要性

1. 支撑作用　尖牙对口角有明显的支撑作用。拔除尖牙后，口角可能会塌陷，导致面部形态发生改变，显得苍老。

2. 咀嚼引导　虽然尖牙在咀嚼过程中并不起主要作用，但当牙齿进行咀嚼运动时，位于正确位置的尖牙可以引导其他牙齿进行正确的咬合。

二、尖牙的生理特性

1. 不易龋坏　尖牙表面光滑，不易积攒食物残渣，因此相对其他牙齿更不容易发生龋坏。

2. 牙根结构　尖牙的牙根是全口中最长的，这使得它特别坚固且长寿。

所以，在牙齿矫正过程中，一般不拔除错位的尖牙。

▶案例展示

患儿，女，14 岁。双侧磨牙中性关系，上下颌牙列拥挤，直面型，覆殆覆盖正常。

诊断：安氏 I 类错殆畸形，牙列拥挤。

治疗计划：扩弓，采用直丝弓矫治器矫治。经过 20 个月治疗，上下颌牙弓排列整齐，磨牙中性关系，覆殆覆盖正常（图 8-5）。

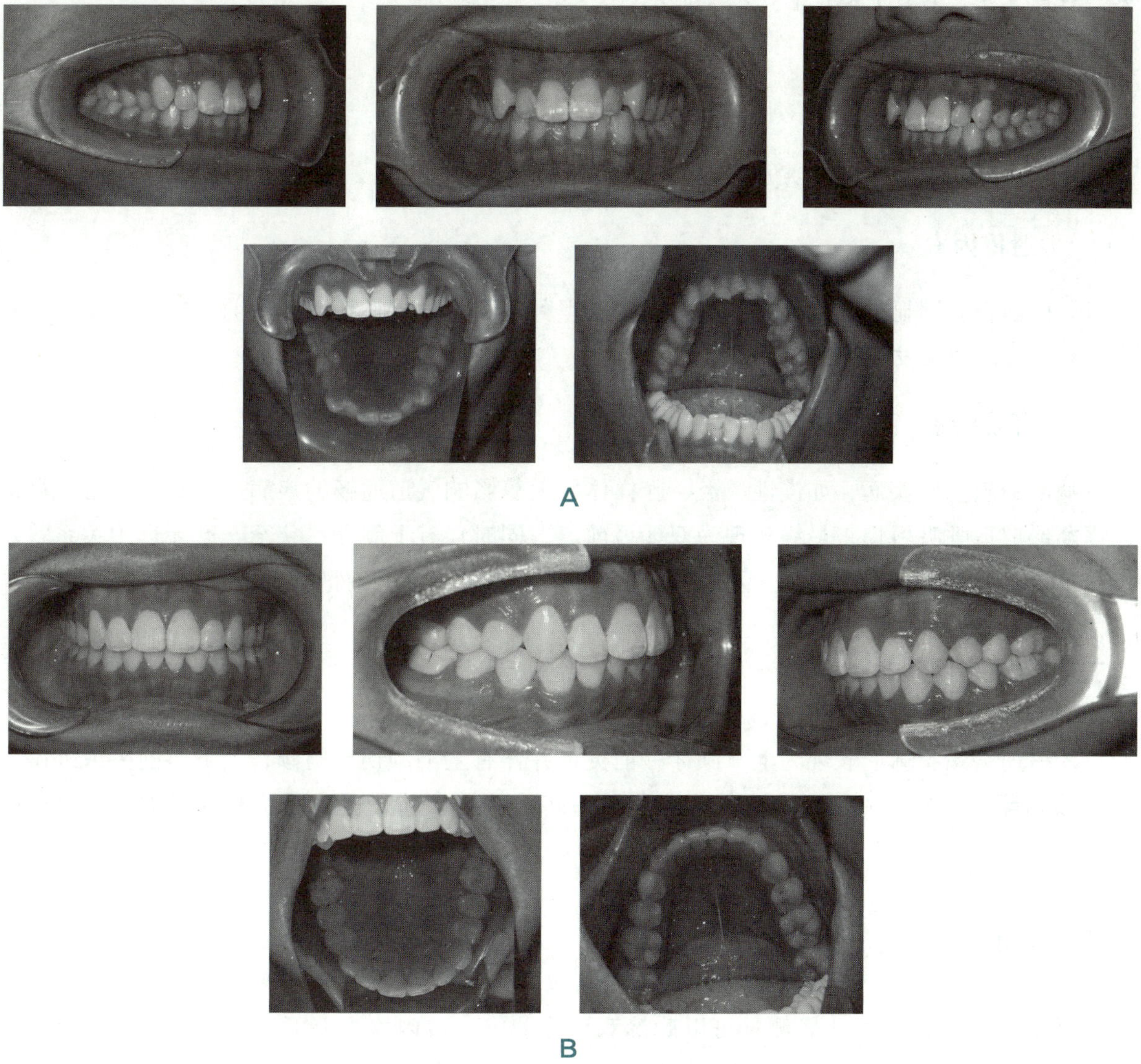

图 8-5　矫治前后口内像

A. 矫治前；B 矫治后。

第二节 双牙弓前突

双牙弓前突错殆畸形是指上下颌牙弓前突，为牙性的前突，表现为上下颌前牙前突而上下颌牙弓矢状向位置关系正常。临床中还有双颌前突，双颌前突是指上下颌骨相对颅部前突的面型，为上下颌骨同时前突并伴有上下颌前牙前突。双牙弓前突为牙性前突，双颌前突为骨性前突，前者比较多见，后者少见。本节主要介绍双牙弓前突。

一、病因

双牙弓前突的病因主要有遗传因素和环境因素。

（一）遗传因素

双牙弓前突有明显的种族和家族遗传倾向。黑种人和黄种人发生双牙弓前突的比例较高，我国南方人双牙弓前突的发生率比北方人高。

（二）环境因素

鼻咽部的阻塞性疾病，如慢性鼻炎、腺样体肥大等影响气道通畅的疾病，会影响正常的鼻部呼吸，逐渐形成口呼吸习惯，最终表现为双牙弓前突，同时伴有上颌牙弓狭窄、磨牙远中关系等。一些口腔不良习惯，如吐舌习惯，也可导致上下颌前牙唇倾，有时伴有散隙，表现为双牙弓前突。

二、临床表现

双牙弓前突错殆畸形表现为上下颌牙弓前突，并伴有上下颌切牙唇倾，上下唇前突或外翻，开唇露齿或露龈笑，颏部一般发育良好，磨牙关系多为中性，前牙覆殆覆盖基本正常，软组织侧貌较突。

三、诊断

通过临床检查和 X 线头影测量可以确诊双牙弓前突。口内检查上下颌牙弓矢状向位置关系正常，磨牙关系多为中性，前牙覆殆覆盖基本正常。X 线头影测量中代表上下颌骨位置的 SNA 角、SNB 角、ANB 角正常，代表上下颌中切牙倾斜度的 UI-SN 角、LI-MP 角和反映上下颌切牙突度的 UI-NP 突距、LI-NP 突距大于正常值，说明上下颌前牙唇倾。

在确定双牙弓前突的诊断时还应考虑颅面部生长发育。由于下颌骨的生长比上颌骨的生长持续时间长，从恒牙早期到恒牙期颏部的位置会逐渐前移，同时上下颌切牙会稍直立，因此在进行诊断和矫治时机时一定还要考虑生长发育对机体的影响。

四、矫治

恒牙期早期双牙弓前突患者的治疗，除早期消除不良习惯、训练唇肌外，主要采用固定矫治器矫治。此时，前牙舌向移动是治疗其病因而非代偿治疗，因此矫治效果更佳。临床常需要减数拔牙，多选择拔除四个第一前磨牙，以利前牙舌向内收。支抗设计多应考虑中等及最强支抗设计，可在上颌使用口外弓，也可在上颌两侧第一磨牙与第二前磨牙间颊侧植入微螺旋种植钉种植体，借助种植钉这种强支抗来内收上颌前牙。下颌支抗可采用微螺旋种植钉种植体，或者借助上颌微螺旋种植钉种植体施以Ⅲ类牵引。

双牙弓前突伴有牙列拥挤或安氏Ⅱ类、Ⅲ类错骀畸形病例的矫治，在矫治设计中除了按上述方法消除前牙前突，还要同时考虑拥挤和磨牙关系的矫治。矫治方法可参考牙列拥挤、安氏Ⅱ类及Ⅲ类各种畸形矫治方法进行。

五、双颌前突的诊断和矫治

双颌前突多由遗传因素导致，口内检查磨牙位置关系为中性，前牙覆骀覆盖基本正常，X 线头影测量 SNA 角、SNB 角均大于正常值，ANB 角正常或稍增大，上下颌切牙突距大于正常，上下颌切牙倾斜度可以增大也可以正常，通过以上检查和 X 线头影测量分析可确诊双颌前突。

对双颌前突患者的治疗，在恒牙期早期一般采用牙代偿来掩饰颌骨前突的矫治方法，通常在上下颌牙列同时对称性拔牙（多为第一前磨牙），缩短上下颌前段牙弓（内收上下颌前牙）的牙弓长度，来掩饰骨骼发育畸形。治疗的手段是采用固定矫治器，因为固定矫治器不仅能够有效控制前牙的内收、牙根的平行，还能通过对切牙施加转矩，有效地改善牙槽骨的前突状态。一般对于轻、中度双颌前突患者，单独使用固定矫治器矫治多能获得较好的效果及患者满意的面型。对于较严重的病例，牙的代偿可以获得比较满意的咬合关系，但面容的改善常不足，而对于更严重的患者并且具有明显遗传倾向的病例，则应该待成年后考虑正畸－正颌联合的方法，如局部截骨术（segmentalosteotomy）等进行矫治，正畸治疗的目的是改善牙齿美观及咬合，而外科矫治对骨骼的畸形及侧貌的改善具有重要作用，最终通过正畸－正颌联合治疗达到完美的矫治效果。

▶案例展示

患者，女，34 岁。

诊断：安氏Ⅰ类错骀畸形；双牙弓前突。

治疗计划：拔牙矫治，拔除 14、24、34、44，采用直丝弓矫治器矫治（图 8-6）。

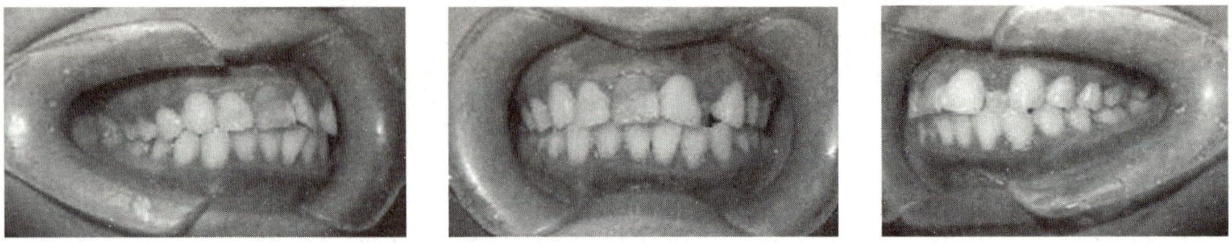

A

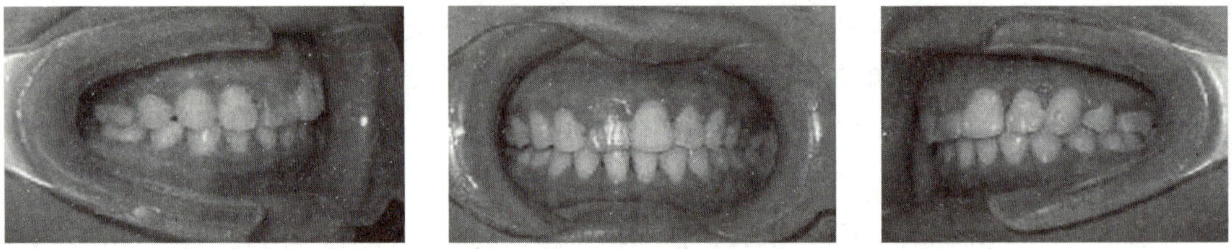

B

图 8-6　矫治前后口内像

A. 矫治前；B. 矫治后。

第三节　前牙反殆

前牙反殆可有个别前牙反殆及多数前牙反殆。个别前牙反殆是一个症状，常合并牙列拥挤。多数前牙反殆指三个以上的上颌前牙与对颌牙呈反殆关系，是一种错殆的类型。前牙反殆时，磨牙关系多为近中，称为安氏Ⅲ类错殆；少数情况下磨牙关系为中性。磨牙关系不同，前牙反殆的严重程度也有差别，但治疗原则是相通的。本节主要讨论磨牙关系为安氏Ⅲ类的前牙反殆。

一、病因

（一）遗传因素

前牙反殆具有明显的家族遗传史，研究证明无论是骨性还是非骨性前牙反殆，都受到遗传和环境的双重影响。因此在临床中，不可以通过简单询问家族史来诊断患者前牙反殆的类型及评估预后，而是需要综合分析父母的殆型、骨型和家族资料，才能为临床提供有价值的参考。遗传导致的前牙反殆多为骨性反殆，具有明显的家族史，颜面畸形严重。

（二）环境因素

导致前牙反殆的环境因素包括先天因素和后天因素。

1. 先天因素　多为母体妊娠期疾病所致。唇腭裂患者常表现为前牙或全牙弓的反𬌗，这是由于上颌裂隙的存在，影响上颌生长所导致的上颌发育不足。

2. 后天因素　全身性疾病如垂体功能亢进、佝偻病可导致颌骨发育不足，前牙反𬌗、开𬌗，磨牙近中关系。一些呼吸道疾病如扁桃体肥大，由于炎症的慢性刺激，下颌需前伸，呼吸道才能通畅，久而久之，也可导致前牙反𬌗并伴有下颌前突。

乳牙期及替牙期局部障碍也可形成前牙反𬌗。①上颌前牙先天缺失或外伤早失：上颌侧切牙先天缺失时，上颌牙弓长度缩短，出现前牙反𬌗。②乳牙早失：上颌乳牙早失可以导致牙槽骨因为缺失功能性刺激，发育不足，出现前牙反𬌗。此外，上下颌多数乳磨牙早失，后牙区失去咀嚼功能，患儿为了获得比较良好的功能性咬合，常需要前伸下颌用切牙咀嚼，久而久之，形成功能性下颌前突，前牙反𬌗。③乳牙滞留：乳牙滞留时，继生恒牙不能在正常位置萌出，常错位萌出，例如，上颌乳前牙的滞留，可以导致恒前牙从腭侧萌出，导致前牙反𬌗。④乳尖牙磨耗不足：因为饮食结构的变化，食物的性状越来越精细，导致乳尖牙磨耗不足，常高出牙弓𬌗平面，当咬合时，因为尖牙早接触而引起咬合创伤性疼痛，下颌为避开𬌗干扰而引起下颌前伸，逐渐形成功能性下颌前伸，前牙反𬌗。

各种不良习惯也可导致下颌前伸形成前牙反𬌗。①不良的哺乳姿势导致吮吸功能异常：卧位哺乳或者奶瓶的位置不佳，婴儿需要过度前伸下颌才能吮吸，长期则使翼外肌功能亢进，使下颌处于前伸位置，导致前牙反𬌗。②吮咬上唇、吮示指：都会导致下颌前伸形成前牙反𬌗。③伸舌头习惯：伸舌带动下颌向前，引起下颌前突，前牙反𬌗。

二、临床表现

前牙反𬌗多数情况下涉及6个上颌前牙，有时可为4个上颌前牙。上颌前牙常有不同程度的拥挤，下颌前牙较少出现拥挤，磨牙关系可以是中性，但多数为近中。由于牙𬌗关系异常，咀嚼效能减低。上颌发育不足，下颌发育正常（图 8-7），或者上颌发育正常，下颌发育过度（图 8-8），上下颌间关系异常，表现为Ⅲ类骨面型；有时上下颌前牙会出现代偿，表现为上颌中切牙唇向倾斜，下颌前牙舌向倾斜。

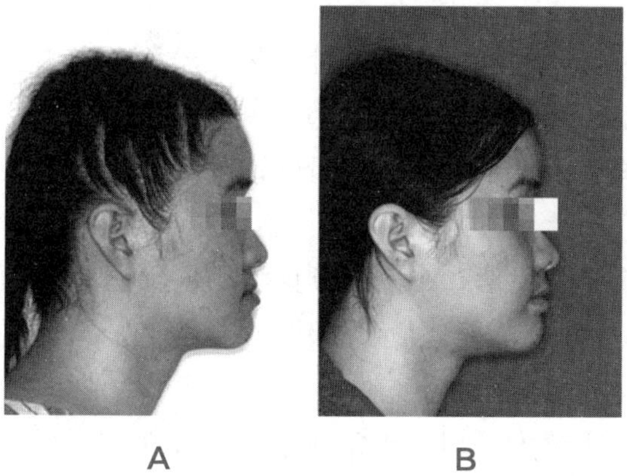

A　　B

图 8-7　上颌发育不足患者

A. 矫治前；B. 矫治后。

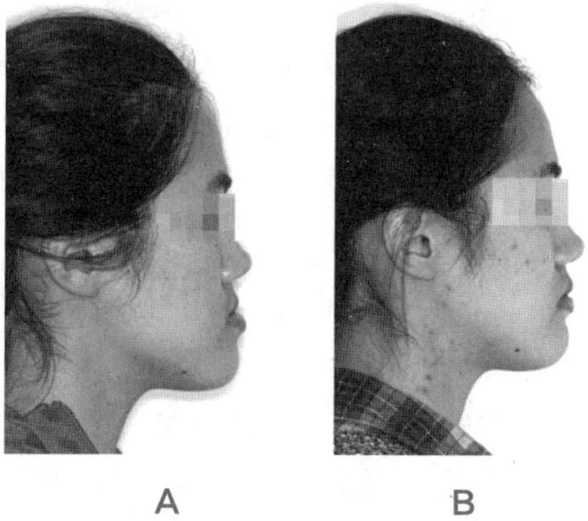

A　　B

图 8-8　下颌发育过度患者

A. 矫治前；B. 矫治后。

三、诊断

（一）分类

前牙反𬌗按照致病机制可分为骨性、功能性、牙性前牙反𬌗。

1. 骨性前牙反𬌗 是由于上颌骨发育不全（上颌后缩），或下颌骨发育过度（下颌前突），或二者结合，导致前牙反𬌗、磨牙近中关系。骨性前牙反𬌗又称为真性Ⅲ类错𬌗或真性下颌前突，矫治难度大，严重者需要正畸－正颌联合治疗。

2. 功能性前牙反𬌗 根据Moyers的观点，凡后天获得、神经－肌肉参与、下颌向前移位所形成的安氏Ⅲ类错𬌗，称为功能性Ⅲ类错𬌗或假性Ⅲ类错𬌗，其所伴有的下颌前突症状称为功能性或假性下颌前突。功能性前牙反𬌗上下颌骨大小往往正常，咬合干扰和早接触是诱发其前牙反𬌗的主要原因，手推下颌可退至切对切，患者自己也可以后退下颌。单纯功能性反𬌗一般仅在乳牙期或替牙期存在，治疗效果好，预后较佳。

3. 牙性前牙反𬌗 是指由于替牙异常，或个别牙早失，或位置异常而导致的牙齿移位，磨牙多为Ⅰ类咬合关系，前牙可以为反𬌗或对刃，颌骨颜面基本正常，矫治容易，预后良好。

（二）鉴别诊断

前牙反𬌗的鉴别诊断主要是区别骨性和非骨性前牙反𬌗，后者包括牙性与功能性前牙反𬌗，明确畸形的分类，直接关系到治疗方法、治疗时机的选择和预后。

1. 家族史 骨性前牙反𬌗一般都有家族史，但并不是所有的骨性前牙反𬌗都有家族史，因此家族史只能作为鉴别骨性和非骨性前牙反𬌗的一个参考指标。

2. 下颌的功能性移位 功能性错𬌗常有下颌的功能性移位，也就是说牙尖交错位时，前牙为反𬌗关系，此时面型为凹面型，而在息止颌位时，下颌可以后退至前牙切对切，此时面型明显改善，变为Ⅰ类面型，也就是直面型，功能性下颌移位越大，治疗越容易，预后也就越好。骨性前牙反𬌗往往没有下颌的功能性移位，下颌不能后退至切对切的关系，面型表现为明显的凹面型。不过，也有一些骨性患者下颌可以有少许的后退。

3. 咬合关系 主要是前牙覆𬌗覆盖、磨牙和尖牙关系、上下颌切牙的代偿。

（1）前牙覆𬌗覆盖：非骨性前牙反𬌗反覆盖较小，反覆𬌗较大；骨性前牙反𬌗反覆盖较大，反覆𬌗较小，甚至为开𬌗或有开𬌗趋势。

（2）磨牙和尖牙关系：骨性前牙反𬌗磨牙关系为近中关系；而功能性前牙反𬌗，在牙尖交错位时磨牙为近中关系，在息止颌位时为中性或近中关系；牙性前牙反𬌗时磨牙关系可为中性关系。尖牙关系与磨牙关系一样的变化，骨性前牙反𬌗尖牙关系为近中关系，非骨性前牙反𬌗尖牙关系可以是近中也可以是中性关系。

（3）上下颌切牙的代偿：骨性Ⅲ类前牙反𬌗有前牙的代偿存在，上颌前牙唇向倾斜，下颌前牙舌向倾斜，以代偿上下颌骨本身的畸形；而非骨性前牙反𬌗前牙一般没有代偿。

4. 颌骨关系差异 主要是X线头影测量项目之间的比较。

（1）下颌平面角：非骨性前牙反𬌗下颌平面角往往较为平坦，正常或稍低；骨性前牙反𬌗则下颌平面角较为陡峭，常为高角病例。

（2）ANB角：ANB < 0，为Ⅲ类骨面型，骨性前牙反𬌗。

（3）Wits 值：是上下颌牙槽点 A 和 B 点与殆平面垂线的距离，正常值为 1.0±1.5mm，为判断上下颌骨前后向位置关系的一个重要指标。Wits ＜ -1mm 或更小时，往往表现为Ⅲ类骨面型，值越负则Ⅲ类骨面型越明显。

四、矫治

微课：反殆的矫治

前牙反殆如果不尽早进行治疗，会随着生长发育逐渐加重，因此，前牙反殆的早期矫治尤为重要。早期矫治的原则是局部去除病因，阻断骨性畸形的发展，为骨骼的发育创造良好的环境，同时改善面型，增强儿童的自信心。恒牙期及成人的牙性前牙反殆矫治原则是通过改变牙齿的位置，即牙齿牙槽代偿，建立适当的覆殆覆盖关系，掩饰已存在的骨性畸形。在制订矫治计划时，要根据各方面收集到的资料分析患者的现状，评估治疗的难易程度，预测将来的发展。不同时期的患者矫治目的和方法各不相同，以下分别从乳牙期、替牙期及恒牙期分别来讲述。

（一）乳牙期矫治

乳牙期前牙反殆以牙性和功能性前牙反殆比较常见，颌骨畸形一般不明显，此期矫治目的在于恢复下颌正常的位置，解除前牙反殆，促进上颌骨发育，抑制下颌过度发育，防止面部畸形向严重程度发展。

早期进行预防性矫治，去除病因，包括纠正不良的哺乳习惯，防止下颌前伸；尽早消除不良口腔习惯，如吮示指、咬上唇等；治疗扁桃体肥大，保持口鼻腔呼吸道通畅；有替牙障碍者要早期对症治疗。

牙性乳牙期前牙反殆的矫治方法主要包括调磨乳尖牙、咬橇法、使用上颌殆垫式矫治器。功能性前牙反殆可以佩戴下颌连冠式斜面导板矫治器、FR3 功能矫治器。乳牙期前牙反殆的最佳矫治时间为 3～5 岁，疗程一般为 3～5 个月。如果是严重的骨性前牙反殆，需要配合使用口外力，矫治力量大，并且疗程也会长一些。

（二）替牙期矫治

替牙期是治疗前牙反殆最关键的时期。此期前牙反殆从整体上看是功能性与骨性的混合，因此要区别患者现有的错殆类型并预估前牙反殆的发展趋势。替牙期前牙反殆的治疗复杂而多变，治疗选择主要有以下几个方面。

1. 阻断性矫治　目的是矫治错位牙和下颌位置前移。在反殆解除后，由于消除了咬合干扰，下颌功能正常行使，有利于牙齿和颌骨及颞下颌关节的健康，防止骨性前牙反殆的发生和发展，避免畸形的加重，对恒牙期畸形的治疗也有帮助。矫治器可以选用上颌殆垫式矫治器，或功能性矫治器及简单的固定矫治器。

24 矫治器多用于矫治替牙期前牙反殆，为 2 个带环、4 个前牙托槽的矫治器，同时还可以配合三类颌间牵引，目的是矫正前牙反殆，同时尽可能地使后牙关系改为中性。

2. 生长引导　多适用于功能性前牙反殆和骨性前牙反殆，功能性前牙反殆与乳牙期治疗相同。对于骨性前牙反殆，通过佩戴矫治器刺激上颌骨周围骨缝生长，抑制下颌向前下生长进行矫治。矫治器可以选用前方牵引装置、头帽颏兜等。

（三）恒牙期矫治

恒牙期前牙反𬌗主要以牙性、骨性为主，通过牙齿位置改变建立覆𬌗覆盖，代偿补偿骨骼畸形，从而达到矫治目的。恒牙期早期可采用生长矫治刺激上颌骨发育或 / 和抑制下颌骨发育。对于轻中度骨性畸形，采用固定矫治器进行掩饰性治疗，以牙代偿骨骼的不调（图 8-9）。对于严重的骨性畸形，成人可做正畸 – 正颌联合治疗。

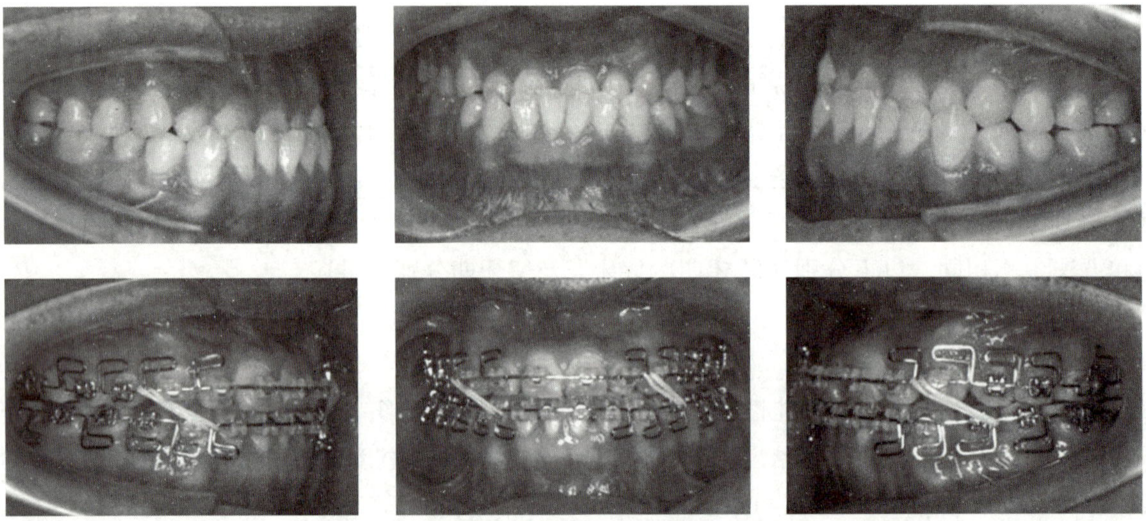

图 8-9　掩饰性治疗骨性前牙反𬌗

五、保持

简单前牙反𬌗矫治后不需要保持。替牙期有骨性前牙反𬌗倾向的患者矫治后要定期复查，观察颌骨生长与𬌗的发育，处理出现的牙列拥挤，并在进入生长快速期前使用一段时间的矫形力控制生长。对于恒牙期病例，口外力对颌骨的作用有限，口内常规保持即可。

▶案例展示

患者，女，16 岁。

诊断：安氏 I 类错𬌗畸形；前牙反𬌗。

治疗计划：拔牙矫治，拔除 14、24、34、44，采用直丝弓矫治器矫治（图 8–10）。

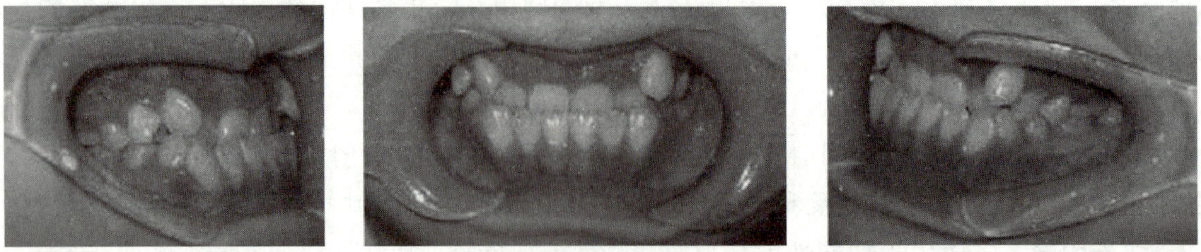

A

图 8-10　矫治前后口内像

A. 矫治前；B. 矫治后。

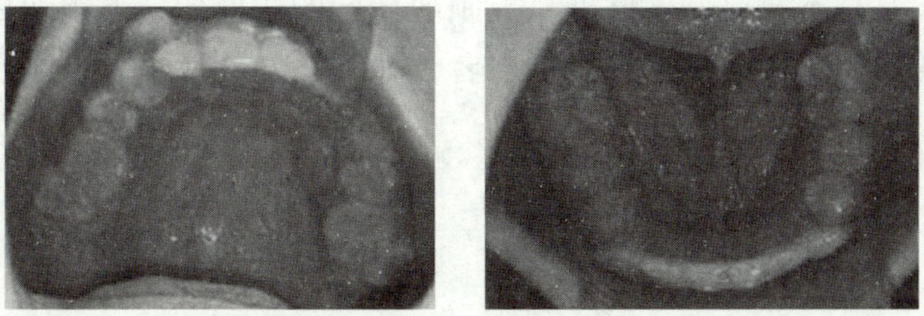

A（续图）

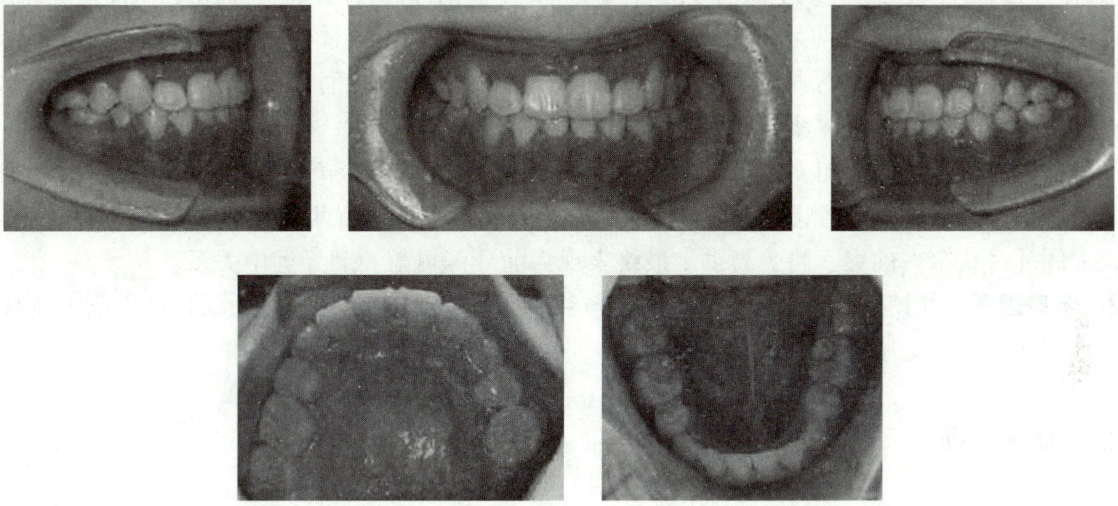

B

图 8-10 （续图）

第四节　前牙深覆盖

前牙深覆盖包括牙、牙弓、颌骨及颜面的前后关系不调，磨牙可表现为远中关系，也可表现为中性关系，多为远中关系，是临床上较常见的错𬌗畸形之一。前牙深覆盖不仅发病率较高，而且对患者的颜貌和功能影响往往较严重。因其形成机制较为错综复杂，也是正畸诊断中的难点。

一、病因

（一）遗传因素

牙齿的大小、数目、位置均会受到遗传因素的影响。有学者研究表明，安氏Ⅱ类错𬌗患者上下颌前牙比、后牙比、全牙比均小于安氏Ⅰ类和安氏Ⅲ类错𬌗患者，说明安氏Ⅱ类错𬌗患者的上颌牙齿相对于下颌牙齿偏大并且不成比例。此外，上颌前牙区的额外牙、下颌切牙区先天性缺牙也可导致前牙深覆盖。严重的安氏Ⅱ类骨性错𬌗畸形患者，如下颌发育过小、上颌发育过大，也受遗传因素的影响。

（二）环境因素

1. 局部因素

（1）口腔不良习惯：某些口腔不良习惯。如长期吮拇指、咬下唇及舔上颌前牙，对颌上颌前牙长期施以唇向的压力，最终可导致上颌前牙的唇向倾斜，下颌前牙的舌向倾斜、拥挤，从而造成深覆盖。

（2）替牙障碍：下颌乳前牙早失，可使下颌牙弓前段变短，导致前牙覆盖增大。此外，牙齿萌出顺序异常，如上颌第一磨牙早于下颌第一磨牙萌出，或上颌第二磨牙早于下颌第二磨牙萌出，均可造成远中错𬌗，使前牙呈深覆盖。

（3）鼻咽部疾病：如慢性鼻炎、腺样体肥大等可造成上气道狭窄从而形成口呼吸习惯。长期的口呼吸习惯导致上颌前牙唇侧和上颌后牙腭侧失去正常肌压力，而两侧颊肌被拉长压迫上颌牙弓，可形成上颌牙弓狭窄、前突、腭盖高拱。最终表现为前牙深覆盖、磨牙远中关系。

2. 全身因素 如钙磷代谢障碍、佝偻病等全身性疾病，肌肉及韧带张力弱，可引起上颌牙弓狭窄，上颌前牙前突和远中关系。

二、临床表现

（一）颜面部特征

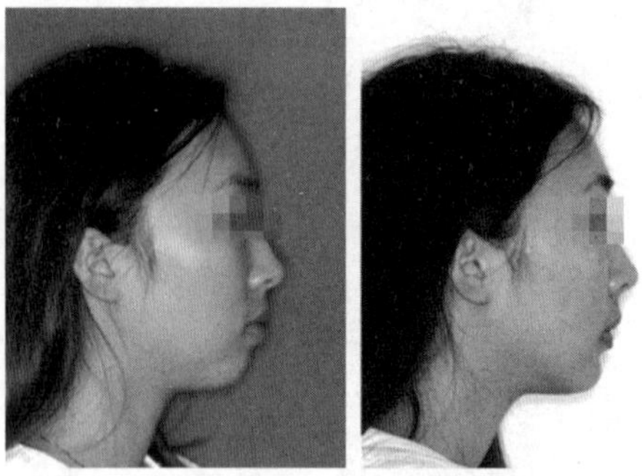

A　　B

图 8-11　颏后缩患者

A. 矫治前；B. 矫治后。

1. 凸面型 由于上颌或上颌前牙及上唇前突，侧面观面型多为突面型，临床常称为Ⅱ类面型。

2. 面下 1/3 变短 多数安氏Ⅱ类错𬌗畸形患者均表现为下颌后缩、后旋。前伸下颌后，侧面大多都有所改善（如 8-11）。

3. 唇部肌张力不足 前牙深覆盖多表现为上唇前突、下唇卷缩外翻、上下唇在自然状态下往往不能自主闭合，由于上颌前牙缺乏唇肌力控制而发生唇倾，严重者伴有露龈笑。

4. 颏后缩 由于下颌发育不足，位置靠后，安氏Ⅱ类错𬌗畸形患者的颏位置多后缩，前牙深覆盖患者颏部多不明显。

（二）颌骨形态位置

前牙深覆盖患者与正常患者相比，颅颌面结构特征为上颌前突，下颌后缩；下颌中切牙相对𬌗平面的唇向倾斜度增大，上颌牙弓前移，上面高增大。

（三）咬合关系

1. 前牙关系 上颌切牙常表现为唇倾，下颌前牙多表现为拥挤，或者可能会有间隙，下颌切牙的位置可以表现为唇倾或舌倾，从而导致下唇习惯性陷入上颌切牙舌侧。覆𬌗通常变大，甚至深覆𬌗，表现为下颌切牙过长，咬合曲线变陡。

2. 磨牙关系　磨牙通常为远中关系，严重时可表现为完全远中关系，上颌第一磨牙的近中颊尖咬合在下颌第二前磨牙与第一磨牙之间。

根据上颌切牙切端到下颌前牙唇面的水平距离，正常覆盖在 3mm 以内，深覆盖可分为三度。①Ⅰ度深覆盖：＜ 5mm。②Ⅱ度深覆盖：5～8mm。③Ⅲ度深覆盖：＞ 8mm。

三、诊断

前牙深覆盖按其病因机制可分为牙性、功能性和骨性。

（一）牙性前牙深覆盖

牙性前牙深覆盖主要是由上下颌前牙的位置或数目异常造成的，磨牙关系一般呈中性；常见于替牙期及恒牙期，上下颌骨之间及颅面关系一般较为正常，治疗比较简单，矫治效果较好。

（二）功能性前牙深覆盖

功能性前牙深覆盖是由于神经肌肉反射异常导致的下颌功能性后缩。异常的神经肌肉反射可以是口腔不良习惯引起的，也可以是𬌗因素导致的。例如，当上颌牙弓尖牙间和后牙间宽度不足时，下颌在牙尖交错位时被迫处于后退位，形成磨牙远中关系、前牙深覆盖，而姿势位时的下颌位置正常。一般上下颌基骨大小正常，不存在发育不足，当下颌前伸至中性磨牙关系时，上下颌牙弓矢状向关系基本协调，面型明显改善，此型深覆盖多数预后良好。

（三）骨性前牙深覆盖

骨性前牙深覆盖主要是上下颌骨发育异常导致的，包括大小、形态、相对位置关系的异常等所产生的错𬌗，使下颌骨相对于上颌骨处于远中位置，形成远中错𬌗。

功能性和骨性前牙深覆盖比单纯牙性前牙深覆盖多见，在临床中，应根据家族史、个人史及患者的健康状况，分析产生前牙深覆盖的病因、发生机制，再根据牙、𬌗、颌面的检查和 X 线头影测量分析得出前牙深覆盖的类型，将两者进行综合分析，最终得出正确的诊断。

四、矫治

微课：深覆盖的矫治

（一）替牙期的早期矫治

1. 去除病因　尽早消除各种口腔不良习惯，及时治疗引起前牙深覆盖的相关疾病，如佝偻病、口鼻呼吸道疾病等。

2. 处置前牙畸形　主要根据畸形的临床表现，采用不同方法，尽早去除咬合干扰，阻断不利的唇颊习惯，创建有利于下颌运动及生长的口腔环境。

（1）上颌前牙区额外牙导致的前牙深覆盖，应尽早拔除额外牙，用片段弓或附有双曲唇弓的可摘矫治器关闭间隙，从而减少前牙突度，改善深覆盖。

（2）上颌前牙唇向错位导致间隙者，可采用局部片段弓关闭间隙或戴用附有双曲唇弓的可摘矫治器内收前牙，关闭间隙。

（3）下颌前牙舌向错位所引起的深覆盖，如果上颌牙弓正常，下颌前牙舌向错位合并拥挤的患者，应先去除不良的诱因，再采用片段弓矫治或戴用附双曲舌簧的可摘矫治器唇向开展间隙，排齐下颌牙弓前段，从而与上颌前牙建立正常的覆盖关系。

（4）对上颌尖牙间牙弓宽度不足导致深覆盖的患者，可采用带有分裂簧或螺旋扩弓器的㕵垫式矫治器扩大上颌牙弓以利于导下颌向前。

3. 及时引导颌骨向正常方向生长 对于功能性Ⅱ类错㕵及轻中度骨性Ⅱ类错㕵前牙深覆盖患者，早期采用功能性矫治器进行矫形治疗可以改变口颌系统软硬组织的异常生长，引导颌骨向正常方向生长。临床中常采用功能性矫治器如肌激动器、FR2 功能调节器等，刺激下颌骨生长，或戴用口外弓抑制上颌骨生长，从而矫治前牙深覆盖，恢复正常的咬合关系。

（二）恒牙期早期的矫治

前牙深覆盖形成的机制不同，则矫治方法不同。

1. 牙性前牙深覆盖 牙性深覆盖多由于上颌前牙唇倾或者下颌前牙舌倾所致。对于上颌牙列有间隙的患者，关闭间隙，内收前牙，纠正深覆盖。对于上下颌牙列没有拥挤或轻度拥挤并伴有上颌前牙唇倾的患者，可以通过口外弓等装置远中移动磨牙，产生间隙，然后内收上颌前牙矫治深覆盖。必要时也可采取拔除两个上颌第二前磨牙来减少前牙深覆盖。对于上下颌前牙均有唇倾，并且伴有牙列拥挤的患者，通常采用拔牙的方法进行矫治。一般拔除两个上颌第一前磨牙、下颌两个第一或第二前磨牙，内收前牙纠正深覆盖，此方法还可以调整磨牙关系。

2. 功能性前牙深覆盖 对于由于牙㕵原因如尖牙宽度不足或者个别牙错位引起的功能性下颌后缩患者，可以通过正畸的手段，去除不良的牙㕵因素，促使下颌前移恢复到正常的位置，从而矫治深覆盖。

3. 骨性前牙深覆盖 对于上颌轻中度前突的患者，可以通过拔除上颌第一前磨牙，通过强支抗，尽量内收上颌前牙，通过牙齿的移动来代偿骨骼畸形，从而矫治前牙深覆盖。对于重度上颌前突的患者，上颌明显过度发育，患者畸形严重，一般建议患者观察生长发育，成年后行正颌手术治疗，以取得良好的牙列和颌骨畸形的矫治效果。

对于轻、中度下颌后缩患者，由于下颌发育不足，患者又处于生长发育期，有些患者甚至是处于生长发育高峰期，可以采用功能性矫治器如双㕵垫矫治器、肌激动器、Herbst 矫治器、FR2 功能调节器等，该类矫治器可刺激、促进下颌向前生长，对多数Ⅱ类错㕵前牙深覆盖的矫治均能起到很好的作用。甚至一些简单的功能性矫治器如上颌斜面导板矫治器、固定斜面导板等，也能收到不错的矫治效果。

对于下颌严重发育不足患者，也是尽量采用功能性矫治器，刺激下颌向前生长。不能解决问题时，就在成年后进行正颌手术治疗。

（三）成年期的矫治

1. 正畸矫治 在生长期和恒牙期早期尚未进行正畸治疗的前牙深覆盖患者，成年期仍然可以寻求进一步的正畸治疗，深覆盖成年期的常规正畸矫治仅适用于牙性及中度骨性畸形的患者，采用牙代偿方法，通常拔除上颌第一前磨牙，下颌不拔牙，尽量利用拔牙间隙内收上颌前牙，矫治深覆盖。对年龄较大，牙周条件差的患者，应以恢复及保障功能为主，由于成人合作程度高，治疗目标明确，受生长发育等不确定因素影响小，同样可以取得非常好的治疗效果。

2. 正畸 - 正颌联合治疗 对严重骨性Ⅱ类前牙深覆盖的成年患者，严重影响容貌及功能者，为达到形态与功能重建，应选择正畸 - 正颌联合治疗。骨性Ⅱ类前牙深覆盖行外科手术的目的是解决上下颌骨矢状向、垂直向及水平向关系不调。术式的选择与错𬌗的骨性特征有关。

▶案例展示

患儿，女，10 岁。

诊断：骨性 / 牙性Ⅱ类错𬌗；前牙深覆盖。

矫治计划：双期矫治，待牙齿萌出后，拔除 14、24、34、44（图 8-12）。

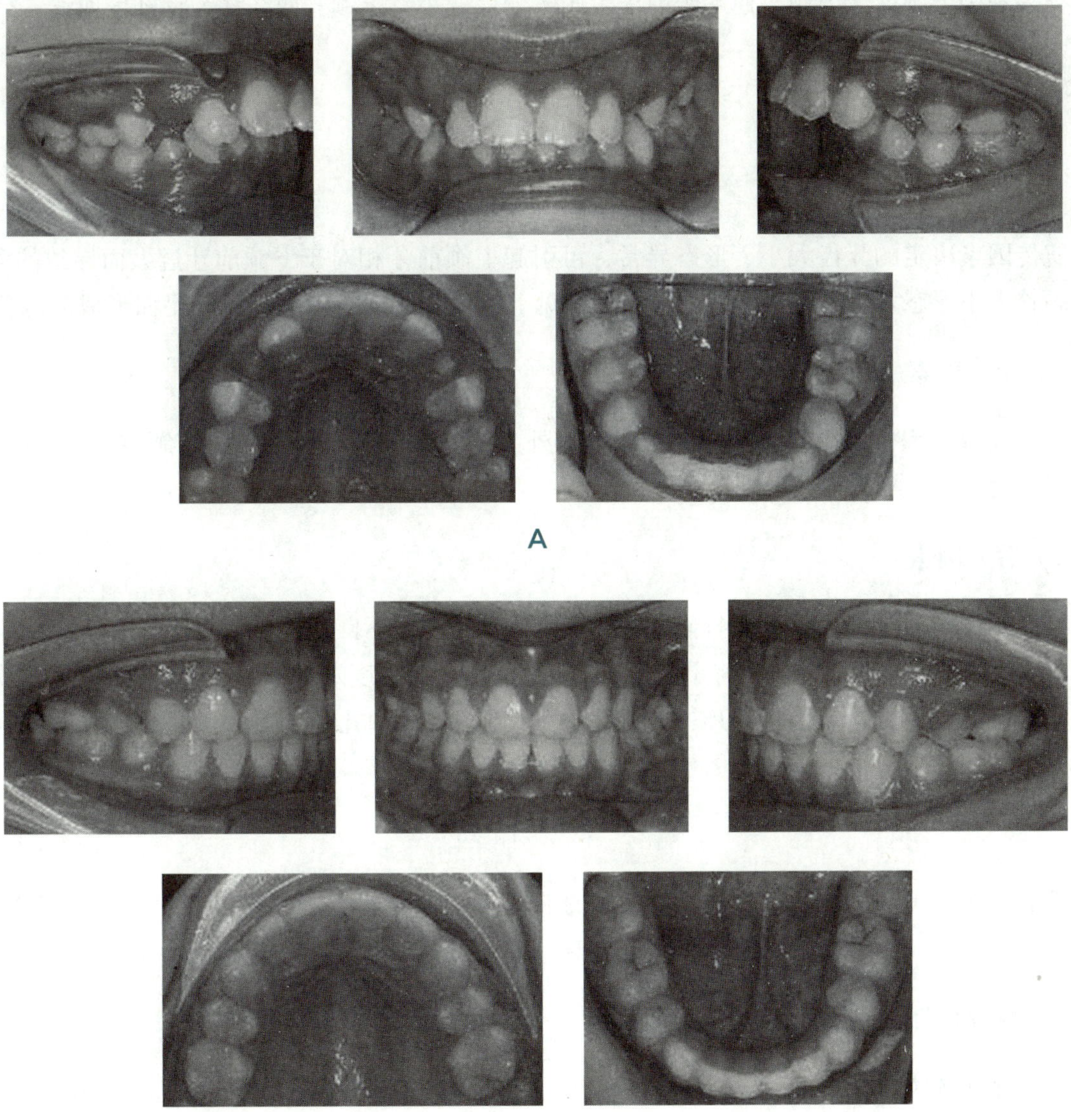

A

B

图 8-12　矫治前后口内像

A. 矫治前；B. 矫治后。

第五节　深覆𬌗

深覆𬌗是上下颌牙弓及颌骨垂直向发育异常所致的错𬌗畸形，主要表现为上颌前牙切缘覆盖下颌前牙牙冠唇面 1/3 以上或下颌前牙切缘咬合于上颌前牙舌面切 1/3 以上。

深覆𬌗患者磨牙关系多数为安氏Ⅱ类关系，安氏Ⅱ类 1 分类表现为深覆盖合并深覆𬌗，安氏Ⅱ类 2 分类表现为上颌前牙内倾，使下颌前牙舌倾，覆盖变小，上颌𬌗曲线多为反补偿曲线。

一、病因

（一）遗传因素

由遗传因素决定的牙齿大小、形态异常，可引起上颌前牙相对于下颌前牙过大而导致的深覆𬌗，或上下颌骨大小形态发育不调导致的深覆𬌗。常见上颌发育过度、下颌发育不足而形成的深覆𬌗。

（二）先天因素

牙胚在发育过程中，由异常环境因素导致额外牙的发生，引起深覆盖，下颌前牙失去垂直方向的咬合限制而伸长，导致深覆𬌗。

（三）后天因素

1. 全身因素　在儿童时期，全身慢性疾病等所致颌骨发育不良，后牙牙槽高度发育不足、后牙萌出不足，导致下颌逆时针旋转，而前牙正常继续萌出，前牙槽高度发育相对过度，从而导致深覆𬌗。

2. 局部因素　主要是口腔不良习惯（咬下唇、紧咬牙习惯）和乳牙期及替牙期障碍所导致的深覆𬌗。

二、临床表现

安氏Ⅱ类 1 分类深覆𬌗的临床表现详见前牙深覆盖。本部分主要讲述安氏Ⅱ类 2 分类深覆𬌗的临床表现。

（一）侧貌特征

1. 侧面面型较好　安氏Ⅱ类 2 分类错𬌗畸形患者，上下颌骨发育较好，颏部发育比较明显，下颌角区域丰满，咬肌发达，前面观呈短方面型。由于鼻部、颏部发育较好，故大多数患者软组织侧貌较好。

2. 面下 1/3 微缩较短　由于深覆𬌗使得面下 1/3 高度变短，多数安氏Ⅱ类 2 分类患者均表现为下颌后缩，面下 1/3 较短。

3. 上牙拥挤，上唇肌张力不足　表现为上颌切牙内倾，前牙浅覆盖，深覆𬌗。一般而言，安氏

Ⅱ类2分类患者上颌很少出现前突，故上下唇多能自然闭合。但上唇不足的患者可表现为弧形唇，上唇向下闭合较困难。

4. 颏部发育较好　安氏Ⅱ类2分类患者颏部的骨组织和软组织多发育良好，从而部分代偿了下颌发育不足及位置靠后对美观的影响。

（二）颌骨大小、形态、位置

深覆𬌗的患者上下颌骨一般发育较好，颏部发育正常。全口曲面体层片显示下颌角锐厚，下颌体下缘较平。侧位片示下颌平面角变小，多为水平生长型。上下颌中切牙角增大，因前牙呈闭锁𬌗，下颌常处于功能性远中位，下颌前伸及侧方运动受限。

（三）咬合表现

前牙深覆𬌗患者表现为上颌前牙内倾，前牙覆盖变小，小于3mm，有时可为0～1mm（图8-13）。此外，还有部分患者上下颌前牙拥挤、内倾，呈严重闭锁𬌗，甚至下颌前牙咬伤上颌前牙舌侧或上颌前牙咬在下颌前牙唇侧龈组织，引起创伤性龈炎、急性或慢性牙周炎，严重时可造成牙槽骨的吸收及牙松动。

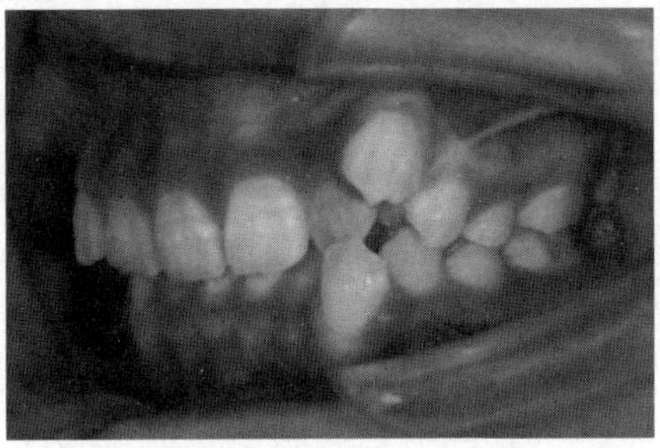
图8-13　内倾型深覆𬌗

磨牙关系：由于上颌限制下颌发育，使下颌被迫处于远中位置，磨牙呈远中关系；仅为牙弓前段不调的患者，磨牙关系也可呈中性关系，上下颌牙弓长度均减小。

咬合曲线：由于上颌牙弓补偿曲线和下颌牙弓Spee曲线呈相反的弧形，使下颌前伸及侧方运动受阻。

（四）牙及牙弓的表现

上颌切牙牙长轴直立或内倾。常见上颌中切牙内倾，上颌侧切牙唇倾，上颌前牙拥挤，下颌切牙内倾并伴有拥挤。

由于切牙的内倾造成上下颌牙弓长度变短，上下颌牙弓呈方形；下颌牙弓Spee曲线曲度增大变陡峭，上颌牙弓因切牙内倾，补偿曲线常表现为反向。

三、诊断

临床上将深覆𬌗分为以下三度。

Ⅰ度深覆𬌗：上颌前牙牙冠覆盖下颌前牙牙冠唇面的1/3～1/2，或下颌前牙切缘咬合于上颌前牙舌面切端1/3～1/2之间。

Ⅱ度深覆𬌗：上颌前牙牙冠覆盖下颌前牙牙冠唇面1/2～2/3，或下颌前牙切缘咬合于上颌前牙舌面切端1/2～2/3之间或舌隆突处。

Ⅲ度深覆𬌗：上颌前牙牙冠覆盖下颌前牙牙冠唇面2/3以上，甚至要在下颌前牙唇侧龈组织处，或下颌前牙切端咬合于上颌前牙舌侧龈组织或硬腭黏膜上。

根据深覆𬌗形成的机制不同，临床上将其分为牙性和骨性两类。

（一）牙性

上、下颌前牙及前牙槽发育过度，后牙及后牙槽高度发育不足；上颌前牙长轴垂直或内倾，下颌前牙有先天性缺牙或下颌牙弓前段牙拥挤所致的下颌前段牙弓变短；磨牙关系可为中性𬌗、轻度远中𬌗或远中𬌗关系；面下 1/3 高度减小，头侧位片显示主要为牙长轴及牙槽的问题；颌骨的形态、大小基本正常，面部畸形多不明显。

（二）骨性

骨性前牙深覆𬌗不仅存在上下颌前牙内倾、前牙及前牙槽发育过度、后牙及后牙槽高度发育不足的问题，同时伴有颌骨与面部的畸形。X 线头影测量显示 ANB 角增大，后、前面高比超过 65%，下颌平面角减小，下颌升支过长，下颌呈逆时针旋转生长型。切牙内倾的深覆𬌗患者常伴有上、下颌牙列的拥挤。

微课：深覆𬌗的矫治

四、矫治

（一）早期预防性矫治

深覆𬌗的早期预防性矫治主要包括口腔不良习惯的消除，如吮指、吮颊、不良吞咽、咬下唇等。若出现轻微的错𬌗畸形，应进行早期阻断性矫治（详见第七章）。

（二）恒牙期早期的矫治

深覆𬌗的矫治原则主要是根据前后牙和牙槽的情况而定，压低前牙及前牙牙槽高度，或升高后牙及后牙牙槽的高度，进而打开咬合。

1. 牙性深覆𬌗 治疗原则是纠正上颌切牙长轴内倾，抑制上下颌切牙的生长，促进后牙及后牙槽的生长。常用上颌平面导板式可摘矫治器纠正上下颌切牙正常的覆𬌗、覆盖关系。对于上颌前牙牙长轴内倾的患者，可在内倾的上颌前牙舌侧设计双曲舌簧，推舌倾的上颌切牙向唇侧，舌簧上附平面导板。在矫治上颌切牙内倾的同时，去除闭锁𬌗，让下颌及下颌切牙向唇侧调整，待上颌切牙长轴内倾及深覆𬌗改正后，再根据下颌的情况采取可摘或固定矫治器的治疗，以排齐下颌前牙，改正下颌切牙内倾和曲度过大的 Spee 曲线。

2. 骨性深覆𬌗 应先矫治内倾的上颌前牙，解除闭锁𬌗，再刺激后牙及后牙槽的生长，抑制前牙及前牙槽的生长，使颌面部正常发育。可使用附前牙平面导板及舌簧的可摘矫治器或固定矫治器进行矫治。若使用固定矫治器，应先粘接上颌托槽以矫治内倾的上颌切牙长轴，解除上下颌的闭锁。若覆𬌗较深，可同时在上颌切牙舌侧做一小平面导板，使后牙伸长，刺激后牙牙槽生长，带入小平导，下颌可自行向前调整。待上颌切牙的长轴矫治后，闭锁解除，再粘接下颌托槽，排齐下颌前牙并矫治 Spee 曲线曲度。如果磨牙为远中关系，可进行Ⅱ类颌间牵引。

（三）成年期的矫治

成年深覆𬌗患者通常合并有牙周创伤及关节病，因此，首先应先治疗牙周疾病至稳定期后，才能进行正畸治疗，有颞下颌关节病变者在正畸治疗中要多加关注。正畸治疗首先进行上颌治疗，排齐牙齿后，直接采用直径 0.36mm 的多曲唇弓唇向开展内倾的上颌前牙。然后再使用高弹性弓丝排齐上颌牙后，选择性采用J形钩或上颌前庭沟种植体压低上颌前牙，打开咬合后，再粘接下颌矫治器，排齐下颌牙列，必要时进行颌间二类牵引，调整磨牙关系为中性。

特别严重的骨性深覆殆患者打开咬合、改正深覆殆的难度很大，必要时应采用正畸－正颌联合治疗。

▶案例展示

患者，女，22岁。

诊断：安氏Ⅰ类错殆畸形；前牙深覆殆。

矫治计划：解决前牙深覆殆，采用直丝弓矫治器矫治，预留12、22修复空间，择期修复（图8-14）。

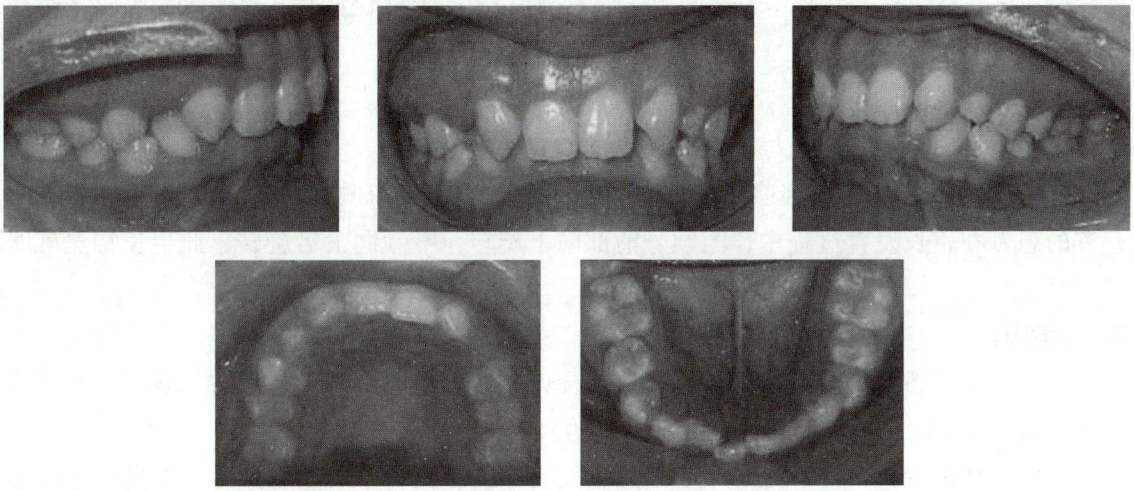

A

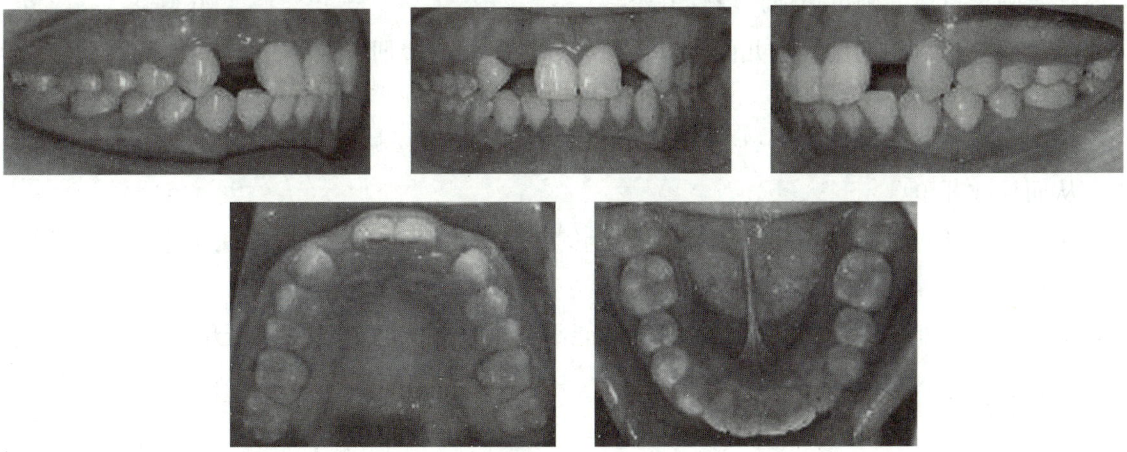

B

图8-14　矫治前后口内像

A. 矫治前；B. 矫治后。

第六节　其他错𬌗畸形

一、开𬌗

开𬌗是牙－牙槽或颌骨垂直向上的发育异常。临床上主要表现为前牙－牙槽或颌骨高度发育不足，后牙－牙槽或颌骨高度发育过度，或两者皆有的前牙开𬌗；开𬌗患者常伴有形态、功能及面容的障碍，直接影响患者的心理状态，甚至影响患者的社会生活。因此，能及时地预防、诊断及治疗开𬌗具有深远的社会意义。开𬌗在人群中的发病率约为 6%，是正畸临床中常见的复杂且治疗后易复发的一类错𬌗畸形。

（一）病因

1．遗传因素　开𬌗为多基因遗传。多位学者对开𬌗的遗传学研究发现，有的开𬌗患者有家族遗传史，有的患者在生长发育过程中，上颌骨前部向上旋转，下颌向下后旋转，此生长特点可能与遗传有关。

2．环境因素

（1）口腔不良习惯：如吐舌习惯，可造成前牙区呈梭形开𬌗，与舌的形态一致。此外，吮指习惯、伸舌吞咽习惯、咬物习惯等均可造成前牙开𬌗。

（2）后区磨牙位置异常：常见磨牙萌出过度及后牙区牙槽骨垂直发育过度。多见于下颌第三磨牙前倾或水平阻生，其萌出力推下颌第二磨牙向𬌗方，使其𬌗平面升高而与其余牙齿无接触，若患者还同时伴有吐舌习惯，则可形成广泛性开𬌗。

（3）佝偻病：严重的佝偻病患儿由于骨质疏松，在下颌升降肌群的作用下使其下颌骨发育异常，形成仅少数后牙接触的广泛性开𬌗。

（4）颞下颌关节疾病：髁突良性肥大、外伤等所致的关节疾病改变了髁突及下颌骨生长的速度和方向，从而导致开𬌗。

（5）医源性开𬌗：临床中由于对错𬌗畸形的诊断、矫治计划或矫治力的使用等不当，造成支抗丧失，后牙伸长前倾等造成的开𬌗。

除以上常见因素外，内分泌疾病如甲状腺功能不全、垂体疾病等也可导致开𬌗。

（二）临床表现

严重开𬌗患者呈长面型，面下 1/3 过长，面宽度减小；腭盖高拱；前牙开𬌗或磨牙开𬌗；咀嚼功能及语音功能显著降低，表现为发音不清，前牙开𬌗无法切断食物，后牙开𬌗咀嚼效率明显降低。

（三）诊断

根据病因机制不同，开𬌗分为牙性和骨性两类。

1. 牙性开殆　指牙－牙槽垂直关系异常，即前牙萌出不足，前牙槽高度发育不足和/或后牙萌出过度，后牙槽高度发育过度，上下颌骨发育基本正常，面部无明显畸形。

2. 骨性开殆　主要表现为下颌骨发育异常，下颌支短、下颌角大、角前切迹深、下颌平面角大，腭平面、殆平面、下颌平面三个平面离散度大，Y 轴角大，下颌向后、下旋转，后、前面高比小于 62%，面下 1/3 过长，严重者呈长面综合征表现，可伴有前牙及牙槽的代偿性增长。

（四）矫治

通常牙性开殆比骨性开殆容易治疗，并且预后也较好。矫治开殆的原则就是尽早去除病因，尽可能抑制或消除致病因素，根据开殆的机制、患者的年龄，采取适合的矫治方法，压低后牙及后牙槽，升高前牙及前牙槽，从而达到解除或改善开殆的目的。

1. 早期矫治

（1）牙性开殆：导致开殆的不良习惯应早发现早消除，防止向严重错殆畸形发展，常用的矫治器有活动矫治器加舌屏舌刺、腭刺。

（2）骨性开殆：去除病因，积极开展生长改良治疗，常采用的矫治器包括后牙殆垫配合颏兜进行口外垂直牵引，口内殆垫应做得高一些，以便高效传递垂直牵引力，刺激下颌的生长。

2. 成年期治疗

（1）牙性开殆：表现为牙齿萌出不足为主，治疗中可以通过前牙垂直牵引，促进前牙牙槽发育，实现前牙覆殆的增加来纠正开殆。

（2）前牙牙槽发育不足的开殆：可以通过减数治疗前牙内收后的伸长来恢复覆殆。

（3）后牙牙槽过长引起的开殆：矫治设计以压低后牙为主。可以选择多曲方丝弓矫治技术、减数后牙或者种植支抗矫治技术。

（4）严重骨性开殆：前下面高过大，唇闭合困难者，可以结合正畸外科手术治疗。

二、后牙锁殆

后牙锁殆可单侧发生，也可双侧发生，常见于上下颌第二磨牙，根据上下后牙的颊舌向位置关系，锁殆可以分为正锁殆和反锁殆。

（一）病因

1. 牙性因素　个别牙锁殆，可因个别乳磨牙早失、滞留或恒牙胚位置异常，以致恒牙错位萌出而造成，常发生于第一前磨牙区。后牙段的拥挤也可能导致后牙锁殆的发生，多见于上下颌第二磨牙的正锁殆。

2. 功能性因素　多因一侧多数乳磨牙重度龋损或早失，不得不用对侧后牙单侧咀嚼，日久废用侧逐渐形成深覆盖，进一步发展而成为多数后牙正锁殆。

3. 骨性因素　常由于上颌牙列基骨水平向过宽和/或下颌牙列基骨过窄导致，同时还可伴有上下颌骨的矢状向不调。

（二）临床表现

后牙正锁殆的主要表现为下颌后牙的颊尖及其颊斜面咬合于上颌后牙舌尖及其舌斜面的舌侧，

相应上下颌后牙𬌗面无接触（图 8-15）；后牙反锁𬌗的主要表现为下颌后牙的舌尖及其舌斜面咬合于上颌后牙颊尖及其颊斜面的颊侧，相应上下颌后牙𬌗面无接触。并且，后牙反𬌗基本上都伴有不同程度的颞下颌关节症状。

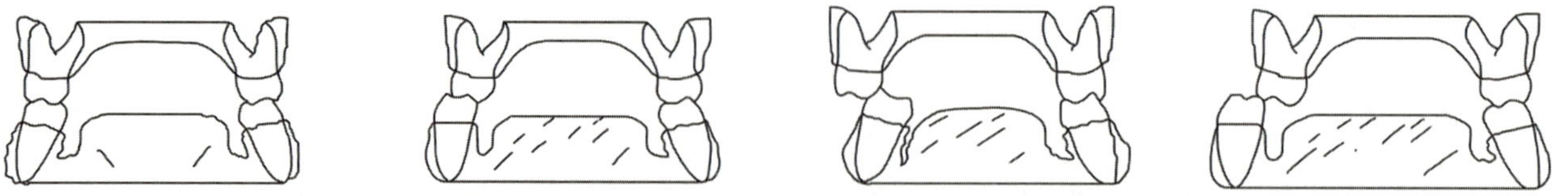

A　　B　　C　　D

图 8-15　后牙正常𬌗、后牙反𬌗、后牙正锁𬌗及后牙反锁𬌗示意

A. 后牙正常𬌗；B. 后牙反𬌗；C. 后牙正锁𬌗；D. 后牙反锁𬌗。

（三）矫治

1. 个别前磨牙和第二磨牙正锁𬌗的矫治　个别前磨牙正锁𬌗一般可以通过常规的固定矫治器所产生的颌内牙移动或者上下颌牙列间的交互牵引进行矫治（图 8-16）；第二磨牙正锁𬌗的矫治方法同前磨牙，需要注意的是对上下颌牙列的垂直向控制，以防在矫治上下颌牙列水平向问题时引发垂直向的问题。种植体支抗的应用可以有效矫治锁𬌗，并且可以防止矫治后锁𬌗牙的伸长。

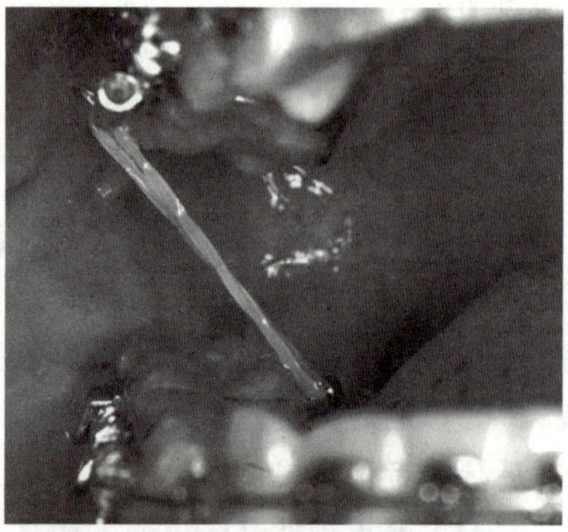

图 8-16　颌间交互牵引

2. 反锁𬌗的矫治　后牙反锁𬌗的矫治原则、方法与后牙正锁𬌗相同，只是在矫治力学设计上正好上下相反。

考试知识点总结　　**本章小结**

协和云课堂……　拓展练习及参考答案

（刘雅琨　席海盟）

第九章　正畸治疗中的口腔健康维护

教学课件

微课：正畸治疗中的口腔健康维护

学习目标

素质目标

具备口腔保健意识，正确看待正畸矫正和口腔卫生健康之间相辅相成的关系。

知识目标

（1）掌握：牙釉质脱矿和牙周组织炎症的临床表现及好发部位。

（2）熟悉：口腔卫生保健的措施。

（3）了解：牙釉质脱矿和牙周组织炎症的治疗方法。

能力目标

能够根据临床表现辨别出牙釉质脱矿及牙周组织炎症。

案例导入

【案例】

某患者因牙列不齐、拥挤进行牙齿正畸治疗。其口腔卫生较差，在矫正牙齿期间出现牙齿表面白垩色斑块，个别牙齿在白垩色斑块的基础上甚至出现牙齿硬度降低、硬组织缺损的情况。出现缺损的牙齿冷热敏感不适。同时出现牙龈红肿，刷牙及咬物时牙龈出血，甚至牙龈包裹正畸附件。

【问题】

1．患者口腔出现这些问题的原因是什么？

2．如果不采取有效措施会引起什么更严重的后果？

3．如何避免这类口腔问题的出现？

·核心知识拆解·

随着生活水平的提高，人们对于颜面部的美观要求也越来越高，尤其是生长发育期的青少年。此外，随着矫治技术的不断发展，矫治疗效也得到不断改善。但矫治器戴入后，因为口腔环境的改变，口腔健康问题也随之出现，如果忽视这些问题，同时未加以预防，就会出现牙釉质脱矿、牙龈炎症反应及牙周组织的改变等不良影响。如果在正畸治疗过程中对于口腔健康的重要性有足够的认识并采取有效的预防措施，则可以避免以上口腔健康问题的发生。这些有效的预防措施包括医师对患者的口腔健康教育与监督，患者自身口腔卫生的有效维护、不良饮食习惯的纠正，正畸医师的规范操作等。

一、正畸治疗中的口腔健康常见问题

（一）牙釉质脱矿

1. 病因

（1）正常情况下，牙釉质会处于脱矿与再矿化的动态平衡。当牙齿所处环境改变，如粘接托槽等正畸附件，牙齿的某些部位不易清洁，并且自清洁能力下降，则会出现菌斑的堆积，细菌产酸，脱矿速度加快，脱矿与再矿化的平衡被打破就会出现白垩色表现。随着饮食结构的改变，甜、黏的食物增加，碳酸饮料等的长期饮用都会促进牙齿的脱矿过程。正畸治疗过程中，正畸附件的应用过于复杂，托槽粘接时粘接剂清除不彻底等情况，使患者维持口腔卫生的难度增加。

（2）口腔存在自清洁功能，上颌前牙距离唾液腺开口较远，菌斑产生的酸性物质不易被唾液冲刷和缓冲，并且喝饮料时酸性物质最先侵蚀上颌前牙，而下颌前牙距离唾液腺开口较近，以上这些都是导致上颌前牙较下颌前牙更容易出现牙釉质脱矿的原因。

（3）唾液腺分泌功能出现问题，如唾液分泌量减少、分泌的唾液过于黏稠，则对于菌斑中的酸性物质冲刷及缓冲作用较弱。这类患者在治疗之前就可以发现口内多颗牙齿出现龋坏，甚至在牙齿的光滑面也出现龋洞和牙体硬组织缺损。

2. 发病情况及好发部位 研究表明，正畸患者牙釉质脱矿的发病率达 50% 以上，主要以轻度脱矿为主，严重者会出现牙釉质的缺损，随着矫治时间的延长，脱矿的发生率增加，程度也会越加严重。采取有效措施如坚持刷牙、含漱液漱口等则会有效降低脱矿的发生率。随着隐形矫治的兴起，口腔卫生的维护相对容易，脱矿的发生率进一步降低，但若不能有效保持口腔清洁，仍然会发生牙釉质的脱矿。

托槽龈方和托槽周围的釉质容易发生脱矿；上颌牙齿较下颌牙齿更容易出现脱矿，上颌前牙最容易出现，其中侧切牙发病率最高。口腔卫生较差的患者还会出现多数牙的牙釉质脱矿。由于刷牙方式的影响，有时会出现右侧牙齿脱矿较左侧更加明显。正畸治疗过程中正畸附件应用越多、越复杂，口腔卫生越难以保持，则脱矿越容易出现。

3. 临床表现 在临床中可见长期饮用碳酸饮料及口腔卫生不佳的患者在牙齿唇（颊）面会有形态不规则的白垩色斑块，为牙釉质脱矿表现（图 9-1）。在正畸治疗过程中，由于口腔卫生维护的难度增加，在牙齿唇（颊）面、颈部及托槽周围也会出现牙釉质的脱矿。脱矿部位硬度较正常釉质明显降低，白垩色斑块形成后如不能采取有效措施则斑块部位会出现釉质缺损，进一步发展可能会累及牙髓。

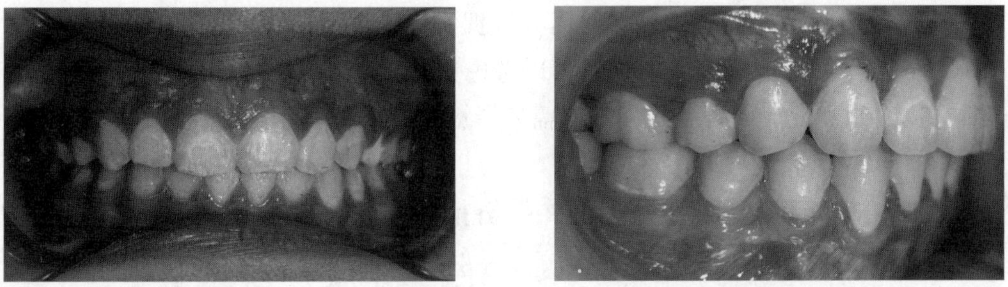

A　　　　B

图 9-1　牙釉质脱矿

A. 中切牙唇面牙釉质脱矿；B. 侧切牙唇面牙釉质脱矿。

牙釉质脱矿形成以后，若采取有效措施如加强口腔卫生的维护、拆除托槽改变口腔环境则白垩色斑块会出现不同程度的再矿化表现。但再矿化的过程缓慢，主要表现为白垩色颜色变浅，边缘更加模糊。脱矿的牙釉质很难恢复到原有牙釉质的状态。

4. 治疗　初期牙釉质脱矿可以使用再矿化的方法来促进釉质再矿化，脱矿较严重时可以使用渗透树脂进行修复。当因脱矿出现严重牙体组织缺损时需要及时充填治疗。

（二）牙周组织炎症

1. 病因　菌斑滞留是导致牙周组织炎症的直接原因。固定矫治器粘接以后，口腔卫生维护的难度加大，菌斑滞留，牙龈受刺激出现牙龈红肿等龈炎表现。研究表明正畸治疗过程中发生的牙周组织炎症、组织破坏的程度与口腔卫生的好坏直接相关。

2. 发病情况及好发部位　在口腔卫生保持不佳的患者中，基本都存在不同程度的龈炎，约半数以上的青少年患者在正畸治疗中出现龈炎。国外临床调查数据显示，约有 10% 的患者发生了牙周组织的破坏，表现为附着丧失。龈炎较重的患者在没有采取有效改善措施的情况下，存在发展为牙周炎的可能。

后牙较容易发生牙周组织炎症，且程度更重。可能与正畸附件距离牙龈较近且清洁难度更大相关。上下颌前牙区也是龈炎的好发部位。龈乳头增生、红肿是较为常见的表现。

3. 临床表现　由于患者在牙齿正畸过程中不能有效维护好口腔卫生，导致牙龈等软组织长期受炎性刺激，则会出现牙周组织的炎症表现，最常见的是龈炎，主要表现为牙龈增生、肿胀、触碰出血，严重时甚至会出现包裹托槽的情况（图 9-2）。当牙龈肿胀、易出血情况出现时，患者维持口腔卫生的难度增加，意愿进一步下降，则会进一步增加龈炎的严重程度。一般在出现龈炎以后，若能改善口腔卫生状况，则龈炎会逐渐消失。若炎症持续存在，则可能会发展为牙槽骨的退缩等牙周组织的破坏。

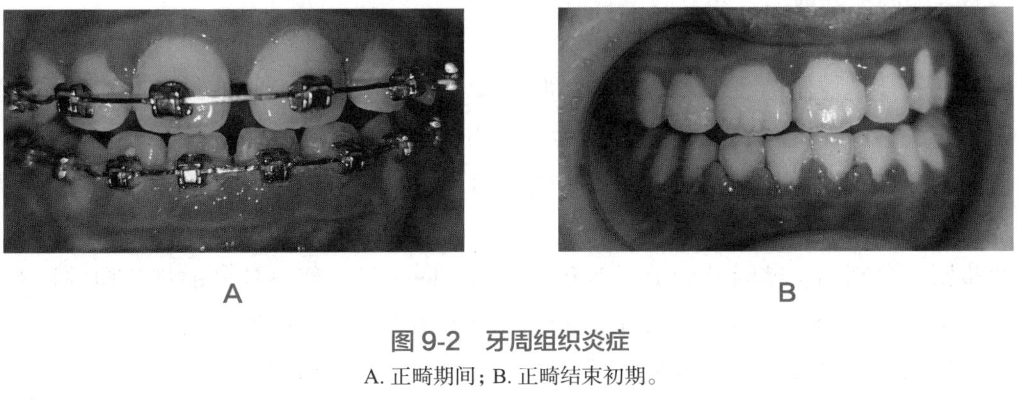

A　　　　B

图 9-2　牙周组织炎症

A. 正畸期间；B. 正畸结束初期。

4. 治疗 出现龈炎甚至牙周组织破坏时需要根据实际情况适时调整矫正进度。必要时需要暂停矫正进行系统牙周治疗。当牙龈肿胀明显时可以考虑去除部分矫正装置，待牙龈肿胀减轻再继续治疗。出现严重牙周组织炎症，附着丧失明显时需要考虑是否终止矫正治疗。

二、正畸治疗中的口腔健康教育和卫生保健措施

临床治疗中，脱矿的牙齿在口腔卫生改善的情况下存在一定程度的再矿化，但过程缓慢，并且很难恢复到脱矿之前的状态，若脱矿进一步加重则会出现牙体硬组织缺损甚至累及牙髓。龈炎一般在口腔环境改变如拆除托槽，并且口腔卫生改善之后恢复，但若已出现牙周附着的丧失则一般不可逆。因此，在开始正畸治疗前做好预防，出现问题后积极采取措施及时进行治疗是十分必要的。

（一）口腔健康教育

正畸过程中，口腔健康问题尤为重要，若出现严重牙齿脱矿或严重牙周组织炎症则需要暂停治疗，待问题解决后再继续治疗。对于口腔卫生持续无法改善的患者，则在综合考虑后可能需要终止正畸治疗。因此，口腔健康教育至关重要。

对即将开始正畸治疗的患者进行系统的口腔健康教育，播放严重牙釉质脱矿及龈炎的患者照片，使患者在思想上加以重视。对重视程度不够的患者需要反复讲解口腔健康的重要性，以及牙釉质脱矿的危害、引起牙龈炎的原因及预防的方法。在每次复诊时临床医师需要重点关注口腔健康状况，可以要求患者在正畸复诊时现场刷牙，并且对刷牙方法加以指导。可以要求患者反复刷牙，直到达到卫生标准。

年龄较小，理解能力偏低的患儿则需要取得患儿家长的理解与配合，协助患儿保持口腔卫生。

患者的饮食习惯需要加以引导，减少高糖、黏性、过硬食物的摄入，也需要减少食物摄入的频率，两餐之间尽量不吃零食，吃完后需要尽快刷牙。睡前刷完牙后不再进食任何食物，养成良好的饮食习惯。

（二）口腔卫生保健措施

1. 正畸治疗前的准备工作 在正式开始正畸治疗之前需要对口腔健康情况进行系统的评估和全面的检查。口腔卫生较差的患者需要进行全口牙齿的洁治和刮治，消除龈炎。若存在一定程度的附着丧失则需要进行系统的牙周治疗，牙周病变稳定之后再开始正畸治疗。对龋坏的牙齿进行充填，对存在牙髓病变的患牙提前进行完善的根管治疗。

2. 正畸治疗过程中菌斑的控制

（1）刷牙：刷牙是控制菌斑、预防牙釉质脱矿及牙周组织炎症最有效的方法。首先需要教会患者正确的刷牙方法，如改良 Bass 刷牙法。因为口腔内存在较多正畸附件，刷牙难度较大，可以教会患者正确使用间隙刷、电动牙刷，或者使用正畸专用牙刷。在口内戴有矫治器的情况下，刷牙方法与平时刷牙会有所不同，因为牙齿唇面被托槽、弓丝等正畸附件分为上下两部分，因此刷牙齿唇面时需要分两步刷。分别刷正畸附件的上半部和下半部，同时尽可能将牙刷的刷毛伸进托槽与弓丝之间的部位，清除托槽周围的菌斑、软垢等。牙刷的刷头要小，刷毛硬度要适中，刷牙的力度不能过小。为了给患者展示更直观的刷牙效果，可以使用菌斑指示剂来指导患者刷牙。对于戴有活动矫治

器或隐形矫治器的患者，在保证口腔卫生清洁的同时也要对矫治器进行清洁处理，可以使用牙刷和牙膏每天进行刷洗处理。

（2）专业清洁：患者口腔卫生状况需要实时监测，根据口腔实际情况对患者牙周进行定期维护，如定期全口洁治、牙周基础治疗等。

（3）应用药物治疗：当患者牙周出现明显炎症且患者牙周健康难以有效维护时，可以局部使用药物辅助治疗，如含漱复方氯己定含漱液，可以有效改善牙周状况。

菌斑控制贯穿整个正畸治疗过程，需要医师和患者的共同配合。医师需要实时监测口腔卫生状况，给予患者反馈，监督、指导患者进行菌斑控制，当出现牙周问题时适时调整矫治进程。

3. 氟化物的应用　应用氟化物可以防止牙釉质脱矿，并且可以促进脱矿牙体的再矿化。可以使用含氟牙膏和含氟漱口液清洁牙齿，用含氟凝胶定期涂擦牙面，也可以使用能释放氟离子的玻璃离子粘接剂粘接带环或托槽等。

4. 规范正畸临床操作　正畸过程中，正畸医师需要时刻考虑如何才能减少牙釉质脱矿和牙周组织炎症的发生。例如，在粘接正畸附件过程中，控制酸蚀剂的酸蚀面积；粘接托槽后，及时去除托槽周围多余的粘接剂；尽可能使用体积小、利于清洁的正畸附件等，帮助患者有效控制菌斑。

三、矫治器的维护

（一）活动矫治器的维护

1．在使用活动矫治器矫治错𬌗畸形时，医师应首先教会患者正确的佩戴和取下方法，注意避免损伤口腔软硬组织，告知其矫治器出现异常的表现。

2．患者每天保持口腔卫生的同时需要保持矫治器的清洁，可以用牙刷蘸取牙膏用清水刷洗矫治器，去除矫治器表面的食物残渣等。

3．患者清洁矫治器时不可使用有机溶剂擦拭，不可用沸水烫洗。

4．矫治器长时间不戴时需要用冷水浸泡，矫治器出现损坏无法继续佩戴或者丢失时需要及时联系医师。

（二）固定矫治器的维护

1．患者不可随意调整固定矫治器各个附件或装置，若出现异常需要及时联系正畸医师。

2．为了避免矫治器的附件出现脱落，患者不可进食过硬、过黏、不易啃咬的食物。

3．若出现矫治器附件脱落、变形、移位或者划伤口腔组织等情况，需要及时联系正畸医师进行调整。

▶知识拓展

戴用固定矫治器的饮食禁忌

（1）过硬的食物：猪蹄、坚果、硬糖、牛肉干、糖葫芦、鸡爪等，这些食物很可能会损坏矫治器附件，增加牙齿负担，延长矫治疗程。

（2）过黏的食物：口香糖、年糕、糯米糍等，这些食物容易导致正畸托槽脱落，增加口腔清洁难度，从而导致牙釉质脱矿与牙周组织炎症的发生。

（3）需要啃咬的食物：苹果、梨、排骨等，啃咬过程中会对正畸附件施加过大力量而致正畸附件的变形和脱落，从而使正畸矫正无法顺利进行。

考试知识点总结

本章小结

协和云课堂…… 拓展练习及参考答案

（范兴涛）

第十章 矫治后的保持

教学课件

微课：矫治后的保持

学习目标

素质目标

具备较强的责任心，帮助患者正确认识与理解矫治后保持的必要性。

知识目标

（1）掌握：保持器的种类。

（2）熟悉：正畸矫治后进行保持的必要性。

（3）了解：预防复发的方法。

能力目标

能制作矫治后常用的保持器，能进行矫治后保持的科普教育。

案例导入

【案例】

患儿，女，14岁。上颌牙列重度拥挤，下颌前牙中度拥挤，高角，前牙Ⅱ度深覆盖、Ⅱ度深覆𬌗，右侧磨牙关系为轻度远中关系，左侧磨牙关系为轻度远中关系，13、23唇向高位。医师制订的正畸方案为：14、24、35、45拔牙矫正，同时上颌制作横腭杆加强支抗，控制面高。经过26个月的矫治，牙齿排列整齐，今日拆除横腭杆及口内其他矫治器，予以保持。

【问题】

1. 患者上、下颌适合哪种保持器，原因是什么？
2. 保持的常规医嘱有哪些？

错𬌗畸形经过积极的矫治后，牙齿或颌骨的位置都发生了改变。发生改变的牙齿和颌骨都有退回到原有位置的趋势，因此保持在正畸矫治计划中的作用尤为重要，如果不重视保持，难以维持良好的矫治效果。

一、保持的必要性

（一）新的肌动力平衡尚未建立

在错𬌗畸形矫治前，唇、颊、舌及口周肌处于一种与错𬌗畸形相适应的肌动力平衡状态。正畸治疗改变了异常的牙齿、牙弓和颌骨的位置，破坏了原有的肌动力平衡，新的肌动力平衡尚不能立刻建立而需要一定的时间。同时，新的肌动力平衡还可能受到旧的肌动力平衡的影响，因此呈现不稳定状态，可导致错𬌗畸形的复发。

（二）牙周膜纤维张力尚未恢复平衡

错𬌗畸形在矫治过程中，牙齿的牙周韧带间隙增宽，牙周纤维束扭曲变形，尤其是扭转牙更加明显。牙齿移动到新的位置后，牙周组织的最终改建往往需要 6 个月至 1 年的时间方可完成，越隔纤维的改建会更加缓慢。因此，在牙周膜纤维张力未恢复平衡前需要进行有效的保持。

（三）𬌗的平衡尚未建立

在矫治过程中，由于改变了上下颌牙、牙弓或颌骨的位置，上下颌牙的牙尖斜面建立了新的𬌗关系。但是这种𬌗关系是不稳定的，需要通过一定时间的自然咬合磨耗或人工调𬌗手段使新的𬌗平衡保持长期稳定。

（四）口腔不良习惯未消除

口腔不良习惯会造成肌动力不平衡因素，对于存在口腔不良习惯的错𬌗畸形患者，在矫治结束后要注意对口腔不良习惯的彻底消除，以保持矫治效果的稳定性。

（五）生长型可能影响矫治效果

在生长发育期，机体的可塑性强，可以充分利用生长发育期进行畸形的矫治。矫治后机体也会有对原有生长型表达的趋势，可能会影响矫治效果。在制订保持计划时，应有针对性地进行保持方法和保持时间的设计。

（六）第三磨牙的萌出

有的研究发现上下颌第三磨牙的萌出与上颌前突、下颌前突、前牙拥挤等的复发有关，而有的研究却认为无关。在这个问题上虽然还存在一定争论，但我们在制订矫治和保持计划时，需要综合评估第三磨牙对矫治效果的影响，进而考虑第三磨牙是否需要拔除、何时拔除较好。

二、影响保持的因素

（一）牙齿的大小、形态和数目

当牙齿大小、形态和数目异常时，上下颌牙齿宽度比例失调，会影响上下颌正常咬合关系的建立，从而影响保持。

（二）牙齿的邻接关系

良好的邻接关系能抵抗来自咬合及各个方向肌肉所施加的压力，有利于保持。矫正后如果某个牙齿存在邻接关系不良，可影响到整个牙弓的稳定性。

（三）𬌗关系的平衡

𬌗关系的平衡对维持牙齿和牙弓的稳定性尤为重要。广泛的牙尖交错𬌗是最稳定的咬合关系。在矫治过程中要注意调整𬌗关系，在矫治后避免形成尖对尖的关系、早接触等。

（四）牙弓的大小与基骨的关系

牙弓的大小与基骨相适应时矫治效果才能稳定。如果矫治后，牙弓大于基骨，牙齿位于基骨之外，此时矫治效果是不稳定的，很容易复发。

（五）牙周软、硬组织的健康状况

牙齿的支持依靠牙周膜和牙槽骨。牙周膜纤维连接牙骨质和牙槽骨壁，如果牙齿受力过大，牙周膜内的代谢发生紊乱，影响牙齿矫治后的保持。对于牙周病患者，牙龈萎缩、牙槽骨吸收、牙槽骨的致密度不同程度降低，均不利于牙齿矫治后的保持。

（六）髁突的位置

在矫治过程中，如果下颌位置发生了改变，需要髁突和关节窝的改建来适应新的下颌位置，如果髁突回到矫治前的位置，就会导致错𬌗畸形的复发。

（七）肌功能状态

恢复咀嚼肌、颜面肌和舌肌的正常功能，使其内外压力协调，有利于保持牙齿位置和咬合关系的稳定，从而达到保持矫治效果、防止错𬌗畸形复发的目的。

（八）超限矫治

牙齿过矫正是一种预防复发的手段，尤其是对扭转牙、过高牙、过低牙的矫治，过矫正可以减少复发的可能性。但是机体组织器官的可塑性是有一定生理限度的，如果超过这个限度，治疗就会失败。在制订治疗计划时应考虑到其生理限度。

三、保持的方法

为了使牙和颌骨稳定于矫治后的特定位置，保持良好的临床矫治效果，一般需要戴用保持器进行保持防止复发。

（一）保持器应具备的条件

1. 尽可能不妨碍各个牙齿的正常生理活动。
2. 对于处在生长期的牙列，不能妨碍牙颌的正常生长发育。

3．对咀嚼、发音等口腔功能及美观的影响不大。

4．便于清洁，不易引起牙齿龋蚀或牙周组织的炎症。

5．结构简单，容易调整，摘戴方便，不易损坏。

（二）保持器的种类及应用

1．活动保持器（removable retainer）

（1）霍利（Hawley）保持器标准型：是历史最悠久的活动保持器，为 Hawley 于 1920 年设计，由双曲唇弓、磨牙上一对单臂卡环及树脂基托组成（图 10-1）。双曲唇弓与前牙轻轻接触，单臂卡环发挥良好的固位作用，基托可以做成较为舒适的马蹄形。这种保持器可以使牙齿小量移动，通过调节双曲唇弓来关闭前牙的少量间隙；也可用于关闭多带环固定矫治器所致的牙间隙。

（2）改良 Hawley 保持器Ⅰ型：其与 Hawley 保持器标准型的区别在于将固位装置改为箭头卡环，双曲唇弓的连接体不再从双侧尖牙与前磨牙之间的𬌗外展隙跨过，而是将唇弓远中的钢丝焊接在箭头卡环的颊侧（图 10-2），此型保持器有利于拔牙间隙关闭后的保持。

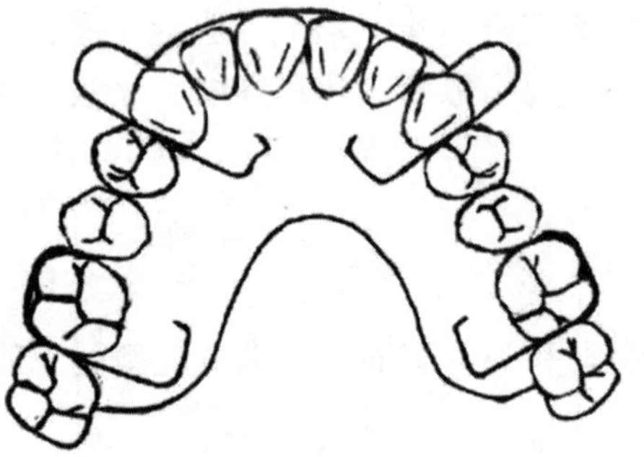

图 10-1　Hawley 保持器标准型

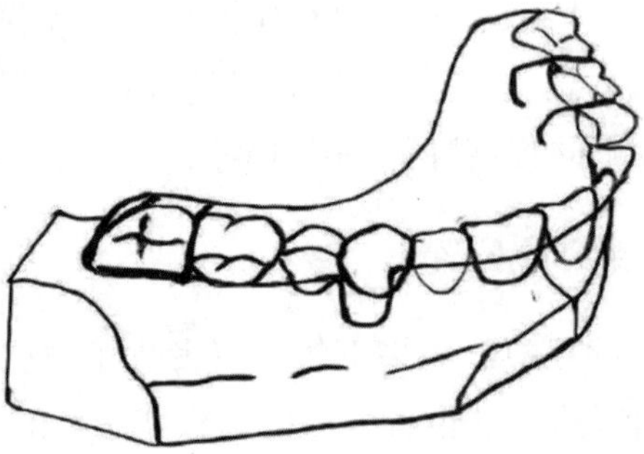

图 10-2　改良 Hawley 保持器Ⅰ型

（3）改良 Hawley 保持器Ⅱ型：对于咬合较紧的拔牙病例，矫治过程中往往多数牙齿会发生移动，矫治后用此型保持器较好。该保持器由上下颌树脂基托及一个包埋于牙弓两侧最后磨牙远中面基托内的长双曲唇弓组成（图 10-3）。唇弓在牙弓的两侧各弯制一个垂直曲，通过调节唇弓的垂直曲即可使保持器获得固位，双曲唇弓无越过咬合面的部分。

（4）改良 Hawley 保持器Ⅲ型：适用于初诊时尖牙唇向错位矫治后的保持。该矫治器由唇弓、固位卡环和树脂基托组成。它的特点是唇弓通过侧切牙和尖牙之间由唇侧进入舌侧，并由尖牙卡环来控制尖牙的位置，同时又可提供良好的固位作用（图 10-4）。

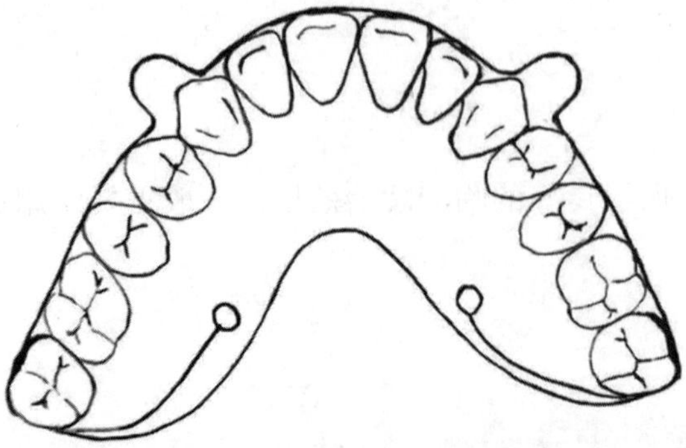

图 10-3　改良 Hawley 保持器Ⅱ型

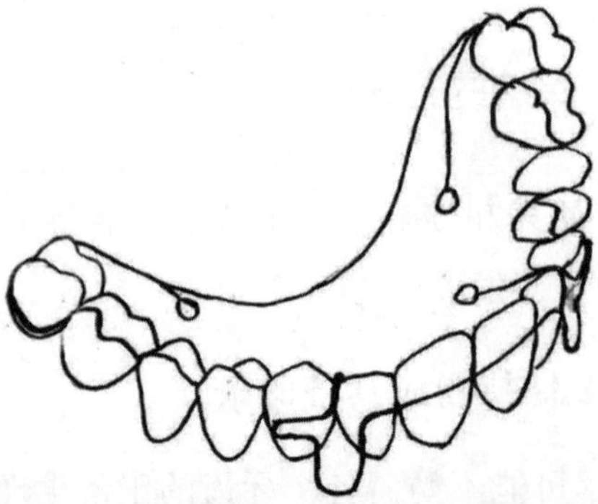

图 10-4　改良 Hawley 保持器Ⅲ型

(5)Hawley 保持器的其他改良型：对于深覆殆患者，在 Hawley 保持器标准型的基础上在上颌前牙的腭侧基托处设计一个平面导板，使下颌的切牙轻微接触平面导板，有利于矫治后的保持；对于安氏Ⅱ类错殆畸形患者，若在 Hawley 保持器标准型的基础上在上颌前牙的腭侧基托处设计一个斜面导板，使下颌前牙轻微接触斜面导板，有利于矫治后的保持。

(6)牙齿正位器(positioner)：由凯瑟琳(Kesling)设计，适用于有一定生长潜力的患者矫治后的保持。它由天然橡胶或弹性树脂制作，将上下颌牙列连成一体，覆盖所有牙冠。保持期间建议患者白天至少戴用 4 小时，且每天晚上戴用，有利于咬合关系及牙位的稳定。

(7)负压压膜保持器：由 1mm 或 1.5mm 厚的透明树脂膜片经热压成型机压制而成，覆盖所有牙冠，用于矫治后的保持，有利于咬合关系及牙位的稳定，保持效果良好，外形美观，体积小，目前应用较为广泛(图 10-5)。但负压压膜保持器由于膜片较薄和受材质的影响，长期戴用易出现裂纹或局部断裂。

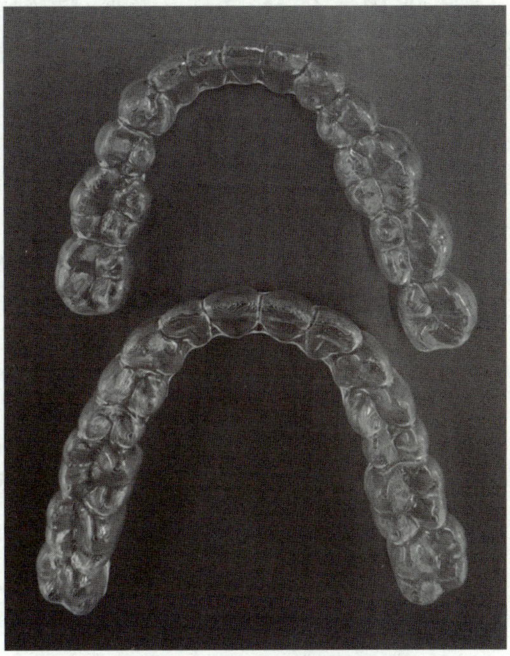

图 10-5 负压压膜保持器

▶**知识拓展**

戴负压压膜保持器的常规医嘱

负压压膜保持器戴用时间越长，矫治效果越稳定，最初的 6～12 个月内，每天除了进食、刷牙外，其他时间均需佩戴；此后 6 个月，只需每天晚上戴用；再后 6 个月，隔日晚上戴用，如此逐渐减少保持器的戴用时间。平日喝水无须摘取保持器，水温避免过烫，以免保持器变形；不要喝带颜色的饮料，以免矫治器着色影响美观；喝牛奶前最好摘取保持器，防止产菌腐蚀牙齿。负压压膜保持器随着戴用时间的推移，可能出现不同程度的磨损或裂纹，若影响保持效果应及时重新制作保持器。外出进食时要随身携带小盒，将保持器放入盒中，以免丢失；保持器用牙刷涂抹牙膏后进行清洁，用凉水冲洗，请勿用开水烫洗，以免变形；3 个月左右可以复查一次，以检查佩戴保持器的效果是否良好。

(8)功能性保持器(functional retainer)：Anderson 最早把功能性矫治器改良为功能性保持器。功能性矫治器多用于处于生长发育期的患者，此类患者矫治结束后机体尚有生长潜力，可佩戴功能性保持器直到生长发育期基本结束为止，以保持稳定的矫治效果。

2. 固定保持器(fixed retainer) 与活动保持器相比，使用固定保持器时，患者不用自行摘戴，从而减小患者因不配合戴用保持器对保持的不利影响。固定保持器可用于需长期保持的患者，其保持效果稳定、可靠。

（1）固定舌弓或唇弓：需要在两侧第一磨牙带环上焊接与牙齿舌面或唇面接触的舌弓或唇弓，用于维持牙弓长度或宽度；也可在两侧尖牙上制作带环，然后焊接唇弓或舌弓。临床上固定舌弓比唇弓常见。

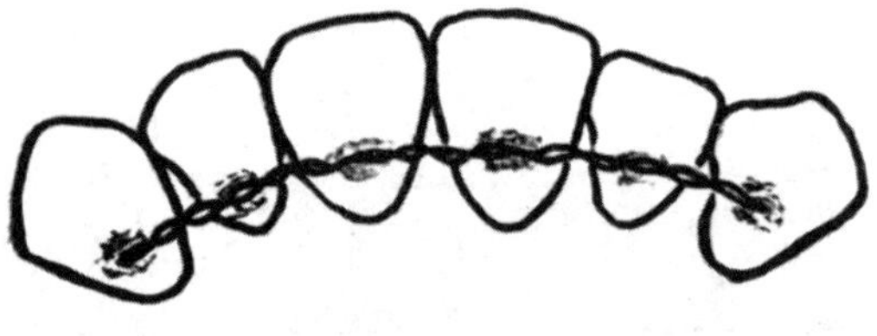

图 10-6　粘固式前牙舌侧固定保持器

（2）粘固式前牙舌侧固定保持器：早期制作舌侧固定保持器的材料主要是不锈钢丝，现在多用麻花丝制作粘固式前牙舌侧固定保持器（图 10-6），麻花丝弹性较好，降低了钢丝的刚性。麻花丝不规则的表面能够提高其与粘固材料之间的固位力。

（3）针对上颌中切牙间隙矫治后的固定保持器：主要用于上颌中切牙间隙矫治后的长期保持。制作时取一段长短合适的麻花丝，既允许中切牙有一定的生理动度，又能保持中切牙的位置，将其预弯使之与上颌中切牙舌侧贴合，将其粘接在两中切牙腭侧不影响咬合处。

（三）保持期限

由于患者的年龄、健康状况，错㕮畸形的病因、类型及程度，矫治方法和矫治持续的时间等多种因素不同，保持所需要的时间也有较大的差别，不同的学者对此提出了从不保持到永久保持的各种建议。

由于正畸治疗完成后复发趋势可能始终存在，所以一般情况下正畸矫治完成后要求进行一年半至两年的保持。患者在最初的 6～12 个月，白天晚上都戴用保持器；此后 6 个月，只每天晚上戴用；再后 6 个月，隔日晚上戴用。如此逐渐减少保持器的戴用时间，直至牙齿稳定，不需要再戴保持器为止。在临床上根据具体情况而定，若患者年龄小、矫治时间短、错㕮畸形程度轻等可适当缩短保持期限；而成年患者、遗传性错㕮、扭转牙等则应适当延长戴用保持器的时间。

四、复发的预防

错㕮畸形的患者在矫治结束后，牙齿和颌骨都得到了较大的改善，但是牙齿和颌骨仍然有退回到原有状态的趋势，称为复发。为了有效预防复发，根据患者的具体情况可采用以下预防复发的方法。

1. 牙齿过矫正　对于扭转牙、前牙深覆㕮或开㕮的患者，有必要进行过矫正以减少矫治后的复发。

2. 早期矫治　早期矫治可以充分利用患者的生长发育潜力，在矫治过程中机体的生物学反应和改建能力较强，有利于矫治效果的稳定。

3. 切断牙颈部周围纤维　扭转牙矫治后通常会复发，可以通过切断扭转牙牙颈部周围的纤维来防止复发。

4. 永久性保持　有些病例延长戴保持器的时间也不能防止复发，如畸形钉状侧切牙、上颌中切牙间隙、严重扭转牙及恒牙缺失等，临床上可采取固定或可摘修复体作为永久性保持器进行永久保持。

5. 正颌外科 有些严重的骨性错𬌗畸形，往往需要正畸配合正颌外科手术治疗，如下颌前突畸形的颌骨切除。

6. 口腔不良习惯破除 对于因口腔不良习惯导致错𬌗畸形的患者，必须消除口腔不良习惯，才能建立新的形态与功能平衡体系。

考试知识点总结

本章小结

协和云课堂…… 拓展练习及参考答案

（宋双荣）

第十一章　实　　训

实训一　正畸患者的检查和病历书写

【目的和要求】

掌握口腔正畸患者的临床检查方法和正畸专科病历的书写。

【实训内容】

1. 正畸患者的临床检查方法。
2. 面部和口内照相技术。
3. 正畸常用 X 线片分析。
4. 正确书写正畸专科病历。

【实训用品】

一次性口腔器械盘、手套、正畸专用相机、正畸临床常用 X 线片、铅笔等。

【方法和步骤】

一、正畸的临床检查方法

1. 一般情况

（1）姓名、性别、出生年月日、通讯地址、电话、就诊日期等。

（2）主诉：患者就诊的主要目的和要求。了解患者最迫切需要解决的问题。

（3）现病史：与主诉疾病有关的病史，如乳恒牙替换情况，有无口腔不良习惯如吮指、咬唇、咬指甲、吐舌、口呼吸等。

（4）既往史：患者是否有全身性疾病，有无过敏史。同时询问哺乳方式、外伤、拔牙史等。

（5）遗传史：询问直系亲属的牙齿有无类似的畸形，判定是否有遗传因素。

2. 颜面的检查 正面观和侧面观观察正面高比例、面中线、对称性，判断面型是直面型、凸面型还是凹面型等。

3. 颞下颌关节检查 有无弹响、疼痛和开口受限，开口度和开口型检查。

4. 口内检查 检查牙的发育阶段和牙齿健康情况，牙弓和牙弓关系，唇系带位置是否过低、舌系带是否过短等，舌体大小、形态有无异常，黏膜有无病变。

5. 模型检查 对模型进行拥挤度分析、Bolton 比分析和殆曲线测量。

二、面部和口内照相技术

1. 面部照相 包括正面像、正面微笑像、侧面像和45°侧面像。

2. 口内像 一般包括正面咬合像，左右侧面咬合像，上下殆面像以及前牙覆殆、覆盖像，用于显示牙的位置、牙体、牙周、牙弓形态及咬合情况。正面咬合像是为了观察前牙的咬合状态，应水平位置投照。左右侧面咬合像是为了观察牙列侧面的咬合关系，特别是第一磨牙的咬合关系，应让患者咬合于正中殆位，用侧方拉钩尽量将口唇向后方牵引，使第一磨牙暴露。拍摄上下殆面像时，应在最大开口位时进行，使用反光板进行拍摄。

三、正畸临床常用 X 线片

1. 牙片 显示牙体、牙根、牙周及根尖周情况等。

2. 咬合片 显示额外牙、埋伏牙的位置等。

3. 颞下颌关节开闭口位片 用于观察髁突、关节窝和关节结节的形态结构及关节间隙情况。必要时进一步做体层摄影、关节造影、动态 X 线录像及 CT 检查。

4. 全口曲面体层片 可全面观察全口牙齿和牙列、上下颌骨及牙周情况。

5. 手腕部 X 线片 判断患者是否处于生长发育期，为临床选择最佳矫治时机和矫治方案提供依据。

6. 头颅侧位片 通过对牙、面各标志点描绘出一定的线角进行测量分析，了解骨性、牙性和软组织问题。

7. 头颅正位片 判断面部的对称性。

8. CBCT 照片 观察埋伏牙的形状与位置等。

实训二 X 线头影测量分析

【目的和要求】

掌握常用标志点的定位、常用的平面及测量项目。

【实训内容】

1. X 线头影测量的常用标志点、常用平面。
2. 绘制描绘图，测量常用的角、线距等项目。

【实训用品】

头颅侧位片、硫酸描图纸、铅笔、橡皮、三角尺、量角器、看片灯等。

【方法和步骤】

1. 根据头颅侧位片在硫酸描图纸上定点

（1）蝶鞍点（S）：蝶鞍影像的中心点。
（2）鼻根点（N）：鼻额缝的最前点。
（3）耳点（P）：外耳道的最上点。
（4）颅底点（Ba）：枕骨大孔前缘的中点。
（5）Bolton 点（Bo）：枕骨髁突后切迹的最凹点。
（6）眶点（O）：眶下缘之最低点。
（7）翼上颌裂点（Ptm）：翼上颌裂轮廓的最下点。
（8）前鼻棘（ANS）：前鼻棘之尖。
（9）后鼻棘（PNS）：硬腭后部骨棘之尖。
（10）上牙槽座点（A）：前鼻棘与上牙槽缘点间的骨部最凹点。
（11）上中切牙点（UI）：上中切牙切缘之点。
（12）上中切牙根尖点（UIA）：上中切牙根尖之点。
（13）髁顶点（Co）：髁突的最上点。
（14）关节点（Ar）：颅底下缘与下颌髁突颈后缘的交点。
（15）下颌角点（Go）：下颌角的后下点。
（16）下牙槽座点（B）：下牙槽突缘点与颏前点间的骨部最凹点。
（17）颏前点（Po）：颏部最突点。
（18）颏下点（Me）：颏部最下点。
（19）颏顶点（Gn）：颏前点和颏下点的中点。
（20）D 点：下颌体骨性联合之中心点。
（21）下切牙点（LI）：下中切牙切缘之点。
（22）下中切牙根尖点（LIA）：下中切牙根尖之点。
（23）额点（G）：软组织额部的最前突之点。
（24）软组织鼻根点（Ns）：软组织侧面上相应的鼻根点。
（25）鼻下点（Sn）：鼻小柱和上唇的连接点。
（26）上唇突点（UL）：上唇最突之点。

（27）上唇缘点（UL'）：上唇皮肤与黏膜的衔接点。

（28）下唇缘点（LL'）：下唇皮肤与黏膜的衔接点。

（29）下唇突点（LL）：下唇最突之点。

（30）软组织颏前点（Pos）：软组织颏部最前点。

（31）软组织颏下点（Mes）：软组织颏部最下点。

（32）咽点（K）：软组织颈部与咽部的连接点。

2. 描绘常用的测量平面

（1）前颅底平面（SN）：由蝶鞍点和鼻根点的连线组成。

（2）眼耳平面（FH）：由耳点和眶点连线组成。

（3）腭平面（ANS-PNS）：前鼻棘 ANS 与后鼻棘 PNS 的连线。

（4）Bolton 平面：由 Bolton 点与鼻根点（N）连线组成。

（5）𬌗平面（OP）：解剖𬌗平面、功能𬌗平面和上颌𬌗平面。

（6）下颌平面（MP）：下颌平面的确定方法有三种，即：通过颏下点与下颌角下缘相切的线；下颌角点与颏顶点间的连线；下颌下缘最低部的切线。

（7）下颌升支平面（RP）：下颌升支及髁突后缘的切线。

（8）面平面（N-Po）：鼻根点和颏前点的连线。

（9）Y 轴（Y axis）：由蝶鞍点（S）和颏顶点（Gn）的连线组成。

3. 对常用的测量项目进行测量

（1）SNA：由蝶鞍中心点、鼻根点和上牙槽座点所构成的前下角，表示上颌骨相对于前颅底的位置关系。

（2）SNB：由蝶鞍中心点、鼻根点和下牙槽座点所构成的前下角。表示下颌骨相对于前颅底的位置关系。

（3）ANB：由上牙槽座点、鼻根点和下牙槽座点所构成的角。此角为 SNA 角和 SNB 角的差值，此角表示上下基骨间的相互位置关系。

（4）下颌平面角（MP-FH）：眶耳平面和下颌平面的夹角。用于评价下颌旋转方向、面高及面型。

（5）𬌗平面角（FH-OP）：眶耳平面和𬌗平面的夹角，代表𬌗平面的斜度。

（6）$\underline{1}$-NA 角：上中切牙长轴与 NA 连线的交角。表示上中切牙倾斜度，正常值为（24±6）°。

（7）$\underline{1}$-NA 距：上中切牙缘至 NA 连线的垂直距离。表示上中切牙突度，正常值为（4±2）mm。

（8）$\overline{1}$-NB 角：下中切牙长轴与 NB 连线的交角。表示下中切牙倾斜度，正常值为（32±6）。

（9）$\overline{1}$-NB 距：中切牙缘至 NB 连线的垂直距离。表示下中切牙突度，正常值为（7±3）mm。

（10）$\underline{1}$-$\overline{1}$（角）：上下中切牙长轴的交角。用以评价中切牙突度。

（11）Po-NB（mm）：颏前点至 NB 连线的垂直距离。分析颏部的发育量。

4. 常用测量分析方法

（1）Wits 分析法：是 Jacobson 于 1975 年提出的一种线距测量分析法，用于评估上下颌骨矢状向相互关系，避免 SN 平面和 N 点变异给上下颌骨前部相互关系的测量带来的影响。具体分析方法如图 11-7。Wits 分析中的基准平面是功能平面（OP），通过从 A 点、B 点分别向功能𬌗平面做垂线，得到 Ao 点、Bo 点，测量 Ao-Bo 的距离，即为 Wits 值。

（2）Tweed 分析法：Tweed 在 1946 年推荐设计了一种侧面三角形分析法。下中切牙长轴延长线、眶耳平面和下颌平面相交组成 Tweed 三角，构成的三个角如下。① FMA，由眶耳平面和下颌平面组成的交角。② FMIA，由下中切牙长轴和眶耳平面组成的交角。③ IMPA，由下中切牙长轴和下颌平面组成的交角。Tweed 认为下中切牙的唇舌向倾斜角度与颜面美学关系紧密，他认为 FMIA 为 65°是建立良好侧貌的条件。

实训三　活动矫治器的制作

【目的和要求】

掌握常用活动矫治器的结构和制作方法。

【实训内容】

1. 活动矫治器的结构。
2. 活动矫治器的制作方法。

【实训用品】

标准模型，0.5mm、0.8mm 和 0.9mm 不锈钢丝，梯形钳，三德钳，红蓝铅笔，蜡刀，酒精灯，红蜡，分离剂，自凝粉液等。

【方法和步骤】

1. 箭头卡环

（1）功能：主要用于第一磨牙，也可设计在乳磨牙、前磨牙、切牙或尖牙上。主要是利用卡环横臂梁（卡环体部）连接的两个类似箭头的突起卡抱在基牙颊侧近远中倒凹处，起固位作用。

（2）制作方法与要点：①弯制前，在石膏模型上，用雕刻刀在弯制的磨牙或前磨牙颊面的近远中邻间隙龈乳头区，沿牙面刻去 0.5mm 的石膏。②取直径为 0.8mm 的不锈钢丝一段，在钢丝中部，长度约短于颊面近远中宽度，用铅笔在钢丝的中段做记号，两记号间将是箭头卡的横臂梁，然后用梯形钳沿记号将钢丝两端弯向同一方向，使之形成两个略小于 90°的卡环桥部。③在距两内角顶 2 ～ 3mm 处，用钳子将钢丝向反方向弯曲 180°，形成两个箭头。④最后用尖头钳将近远中两末端钢丝沿基牙的近远中𬌗外展隙及舌外展隙至舌侧组织面，形成连接体，连接体离开模型组织面 0.5mm。

2. 单臂卡环

（1）功能：不锈钢丝沿牙冠唇颊侧牙颈部弯成形状如“C”形的卡环臂，跨过殆面后形成连接体埋入基托内，是一种临床常用的卡环。用于磨牙、前磨牙，有时也用于切牙、尖牙或乳磨牙。起固位作用。

（2）制作方法与要点：①弯制前用雕刻刀在模型基牙上修整颊侧颈缘线。②取直径 0.9mm 的不锈钢丝，其一端磨圆钝，用钳子先将钢丝末端弯入邻间隙内约 0.5mm，将钢丝从牙齿颊侧弯制成合适的弧度，形成与颈部贴合的卡环臂。③将钢丝在邻间隙处弯向颊外展隙，沿殆外展隙，舌外展隙到舌侧组织面，形成离组织约 0.5mm 的连接体。

3. 邻间钩

（1）功能：用于邻接关系良好的第一、第二前磨牙间或前磨牙与磨牙之间，起固位作用，也可用于前牙。利用卡环的钩状末端，在两邻牙的楔状隙处钩住邻接点下方，增强矫治器固位力。

（2）制作方法与要点：①先用雕刻刀将石膏模型颊侧两牙的邻接点下方龈乳头处修去 0.5 ～ 1.0mm 的石膏。②常用直径 0.9mm 的不锈钢丝弯制。取一段钢丝，钢丝尖端磨圆钝后，用梯形钳将钢丝尖端弯成弯钩，或钢丝尖端加焊银呈小球状，尖端卡入两牙接触点龈方。③再沿唇颊外展隙、殆外展隙至舌腭侧形成埋入基托内的连接体。

4. 双曲舌簧

（1）功能：用于舌腭侧错位牙，可推其向唇颊侧移动。双曲应形成平行平面，且与被矫治牙的牙长轴垂直，置于被矫治牙的舌面隆突处。

（2）制作方法与要点：①牙石膏模型舌侧颈缘处刻一深为 0.5 ～ 1.0mm 的沟，用于放置双曲舌簧的第一个曲。②常用直径 0.5mm 的不锈钢丝弯制。取一段不锈钢丝，用细丝钳先弯制第一个曲，弧度要与牙颈缘线一致，长度与牙近远中宽度基本相同或稍短。③再用细丝钳在远中舌侧边缘回弯形成第二个曲，两个曲的转折处圆钝，不能形成锐角。④平行的双曲弹簧弯制后，用梯形钳将钢丝在平面向下弯形成连接体。连接体的末端弯成小圈或者波浪线，并离开黏膜约 0.5mm，埋入基托内。

5. 矫治器形成　将石膏模型上制作基托和殆垫部位涂上分离剂，使用红蜡将固位装置和功能附件固定在石膏模型上，连接体离开组织面 0.5mm。调拌自凝树脂，处于稀糊期时，分层涂塑，将固位装置和双曲舌簧连接在一起。

6. 打磨抛光　待自凝树脂凝固后取下矫治器，打磨抛光，活动矫治器制作完成（图 11-1）。

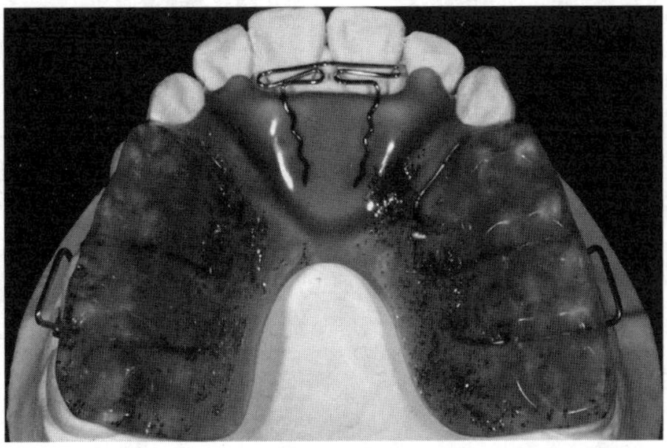

图 11-1　上颌活动矫治器

实训四　上颌平（斜）面导板矫治器的制作

【目的和要求】

掌握平（斜）面导板的结构和制作方法。

【实训内容】

1．平（斜）面导板的功能。
2．平（斜）导板的制作方法。

【实训用品】

标准模型、0.9mm 不锈钢丝、梯形钳、三德钳、红蓝铅笔、蜡刀、酒精灯、红蜡、分离剂、自凝粉液等。

【方法和步骤】

1. 卡环或邻间钩　起到固位作用，若为固定平（斜）导，可将包埋导板中的钢丝焊接到后牙带环上固位。具体制作方法同活动矫治器。

2. 基托　在上前牙腭侧基托前缘增厚，平导平面远中达尖牙远中，且与殆平面平行；斜导面与殆平面约成 45°斜面。当下前牙咬合到导板时，后牙颌面分开 1.5 ～ 2.0mm。

3. 矫治器形成　将石膏模型上制作基托部位涂上分离剂，用红蜡将固位装置和功能附件固定在石膏模型上，连接体离开组织面 0.5mm。调拌自凝树脂，处于稀糊期时，分层涂塑。

4. 打磨抛光　待自凝树脂完全凝固后，取下矫治器，打磨抛光，完成制作过程（图 11-2、图 11-3）。

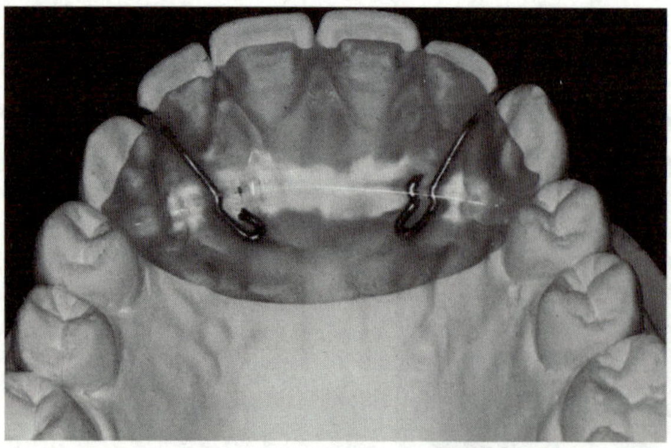

图 11-2　平面导板

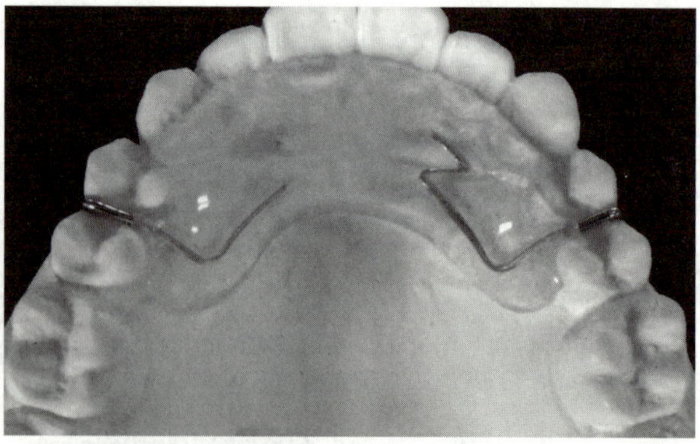

图 11-3　斜面导板

实训五 横腭杆及南西腭托的制作

【目的和要求】

掌握横腭杆及南西（Nance）腭托的组成、制作方法和步骤。

【实训内容】

横腭杆和 Nance 腭托的制作方法和步骤。

【实训用品】

三德钳、酒精灯、蜡勺、石膏调拌刀、梯形钳、记号笔、成品带环、上颌模型、直径 1.0mm 的不锈钢丝、红蜡片、银合金片、钢丝切断钳、焊媒、焊枪、磨头、打磨机等。

【方法和步骤】

1. 试戴成品带环，制取印模及灌注石膏模型 在石膏模型上制备出第一磨牙的带环空间，按不同型号试戴带环，试戴完成后制取印模，将带环转移到印模上，为了减少焊接时石膏的热传导，提高焊接部位的温度，可以在灌注模型前在带环腭侧内面滴蜡或者放一小团棉花。然后灌注石膏工作模型，注意灌注时减少振动，以免带环移位。工作模型上的带环腭侧可以进行打磨粗化处理，增加焊接强度。

2. 弯制横腭杆及 Nance 腭托连接体部分（分开弯制或整体弯制）

（1）采用直径 1.0mm 的不锈钢丝弯制横腭杆，可以在腭中缝处先弯出 U 形曲，曲可以朝近中也可以朝远中。然后顺着腭黏膜的表面向两侧延伸至第一磨牙的腭侧带环处弯折钢丝，便于焊接。

（2）用同一种钢丝弯制带环和腭托之间的连接部分，腭托部位弯成 U 形或 W 形，防止腭托转动或移位。腭托及腭杆均需离开黏膜 0.5 ～ 1mm，避免压迫黏膜，同时避免钢丝暴露于自凝树脂外。

3. 固定、焊接 可以使用油泥或石膏等固定钢丝，避免使用遇热融化的蜡等固定。在需要焊接的部位涂焊媒，但需要注意避免焊媒进入带环内。取适量的银合金片，器械夹住银合金片接触焊接部位。使用焊枪外焰加热银合金片，使其融化后完成焊接。

4. 铺装自凝树脂 调拌自凝树脂，铺设腭托，注意避免出现气泡和钢丝外漏。腭托不可过大、过厚，避免影响患者舒适度。

5. 打磨，抛光 待自凝树脂硬化后取下横腭杆及 Nance 腭托，打磨抛光，完成制作。

实训六　直丝弓托槽的定位和粘接

【目的和要求】

掌握直丝弓托槽的定位和粘接方法。

【实训内容】

1. 托槽在牙面上的正确定位。
2. 托槽的粘接方法。

【实训用品】

石膏模型、直丝弓托槽、氧化锌糊剂、铅笔、探针、镊子等。

【方法和步骤】

1. 托槽的定位　直丝弓矫治器用临床冠中心来确定托槽位置。临床冠中心是临床冠长轴和牙冠水平面的交点。用铅笔在牙齿近远中线上画一条纵线，在纵线上标出中点，通过中点画出与牙长轴垂直的水平线，中点即为临床冠中心。

2. 粘接剂备用　将氧化锌调制成糊状备用。

3. 粘接托槽　直接将托槽粘接至牙面的方法为直接粘接法。取适量氧化锌糊剂涂于托槽底板，将托槽粘接在牙面上后，稍加压，用探针去除多余的粘接剂，可稍调整托槽位置，将托槽槽沟、颊面管中心点与临床冠中心点重合，注意托槽翼上标志点应放在牙齿的远中龈方。粘接剂开始固化后，则不能移动托槽的位置。按照同样方法将其他托槽粘接于石膏模型上。

实训七　霍利保持器的制作

【目的和要求】

掌握霍利（Hawley）保持器的结构和制作方法。

【实训内容】

Hawley 保持器的制作方法。

【实训用品】

Hawley 保持器模型、上下颌石膏模型、直径 0.7 ～ 0.9mm 的不锈钢丝、梯形钳、三德钳、切断钳、红蓝铅笔、蜡刀、酒精灯、红蜡片、自凝牙托水、自凝牙托粉、调拌杯、分离剂、毛笔、技工打磨机、磨头等。

【方法和步骤】

1. 了解 Hawley 保持器的结构　根据 Hawley 保持器模型或结合 Hawley 保持器的图片，了解其主要结构。

2. 制作 Hawley 保持器

（1）用红蓝铅笔画出单臂卡环、双曲唇弓及基托的位置。用雕刻刀修整双侧第一磨牙石膏模型的颊侧颈缘线，以增强单臂卡环与基牙的卡抱固位作用。

（2）用直径 0.8mm 或 0.9mm 的不锈钢丝在双侧第一磨牙上弯制单臂卡环，卡环的游离端位于第一磨牙的近中。

（3）用直径 0.7mm 或 0.8mm 的不锈钢丝弯制双曲唇弓，水平部分置于石膏模型前牙唇面颈 1/3 与中 1/3 交界处，弧度与前牙一致。U 形曲宽度是尖牙宽度的 1/2 ～ 2/3，双曲要圆滑，离开模型约 0.5mm，避免产生黏膜压痛。钢丝经尖牙和第一前磨牙之间转向腭侧形成连接体，连接体离开模型约 0.5mm。

（4）用毛笔在石膏模型上均匀地涂布一层分离剂。涂布范围比所画的基托范围略大一些。

（5）将单臂卡环的卡环臂及双曲唇弓的水平部和双曲部位用蜡在模型的唇颊侧进行固定。

（6）调拌自凝树脂，注意水、粉比例要适宜。于稀糊后期开始分层涂塑于模型上制作树脂基托，使基托厚度均匀约为 2mm，将各连接体包埋好。在面团期内完成基托外形的修整。

（7）待树脂完全凝固后，从模型上将保持器取下，进行打磨、抛光、完成制作。

实训八　负压压膜保持器的制作

【目的和要求】

掌握负压压膜保持器的制作方法。

【实训内容】

1. 负压压膜保持器的作用特点。
2. 负压压膜保持器的制作方法。

【实训用品】

托盘、藻酸盐材料、石膏、调刀、橡皮碗、真空成型机、1.00mm 厚的模片、剪刀、砂石针、台式牙钻、磨头等。

【方法和步骤】

负压压膜保持器由弹性塑料制成，覆盖所有牙冠，有利于咬合关系和牙位的稳定，外形美观，应用广泛。其制作步骤如下。

1. 取印模 印模要求包括所有牙列和牙槽、移行皱褶、唇颊系带和腭盖等解剖特征，要准确、清晰。患者的𬌗面应与地面平行，患者的口唇与医师手臂高低一致。然后根据患者牙弓大小、形态选择托盘，托盘与牙弓内外侧间应留有 3 ～ 4mm 间隙。取适量藻酸盐印模材料和水，调拌均匀后置于托盘内。取印模时，医师站在患者的右前方，右手持带有印模材料的托盘，左手手指牵拉患者口角，旋转方式将托盘放入口内，托盘柄正对面部中线，使托盘逐步就位，并做软组织塑形。用双手保持托盘稳定，材料凝固后取出。

2. 灌石膏 在盛有适量水的橡皮碗中，缓慢加入石膏，比例约为 1∶2，用石膏调刀调拌均匀，在振荡器上使石膏缓慢地沿印模边缘流入，直至填满全部牙齿。待石膏模型固定后修整模型。

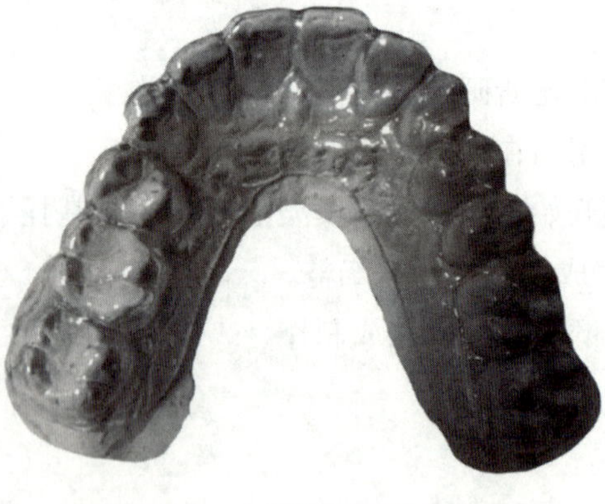

图 11-4　上颌负压压膜保持器

3. 上机 在真空成型机上放置模片，移至加热处。将石膏模型平放到真空成型机的真空吸盘上，调整𬌗面与地面平行。

4. 加热 用真空机加热器对模片加热，待其凹陷 2cm 左右，将其下移到模型上至完全到位。

5. 抽吸 用真空成型机抽吸 15 ～ 20 秒后将加热器移开。

6. 修剪 剪刀修剪掉多余的模片，或用车针直接将其磨下。

7. 抛光 抛光负压压膜保持器边缘，制作完成（图 11-4）。

（刘　洋　范兴涛　宋双荣）

参考文献

[1] 陈扬熙. 口腔正畸学——基础、技术与临床 [M]. 北京：人民卫生出版社，2012.

[2] 傅民魁，林久祥. 口腔正畸学 [M]. 2版. 北京：北京大学医学出版社. 北京：2019.

[3] 李巍然. 口腔正畸学 [M]. 3版. 北京：北京大学医学出版社，2021.

[4] 廖建宏. 口腔正畸学 [M]. 2版. 南京：江苏凤凰科学技术出版社，2018.

[5] 林久祥. 口腔正畸学 [M]. 2版. 北京：人民卫生出版社，2022.

[6] 施洁珺. 口腔正畸学. [M]. 3版. 北京：科学出版社，2022.

[7] 叶玲，赖文莉. 口腔正畸学实验教程 [M]. 北京：人民卫生出版社，2023.

[8] 张锡忠，张林坤，李泽. 口腔正畸学 [M]. 2版. 北京：北京科学技术出版社，2020.

[9] 赵志河. 口腔正畸学 [M]. 7版. 北京：人民卫生出版社，2020.

[10] 左艳萍，杜礼安. 口腔正畸学 [M]. 4版. 北京：人民卫生出版社，2021.